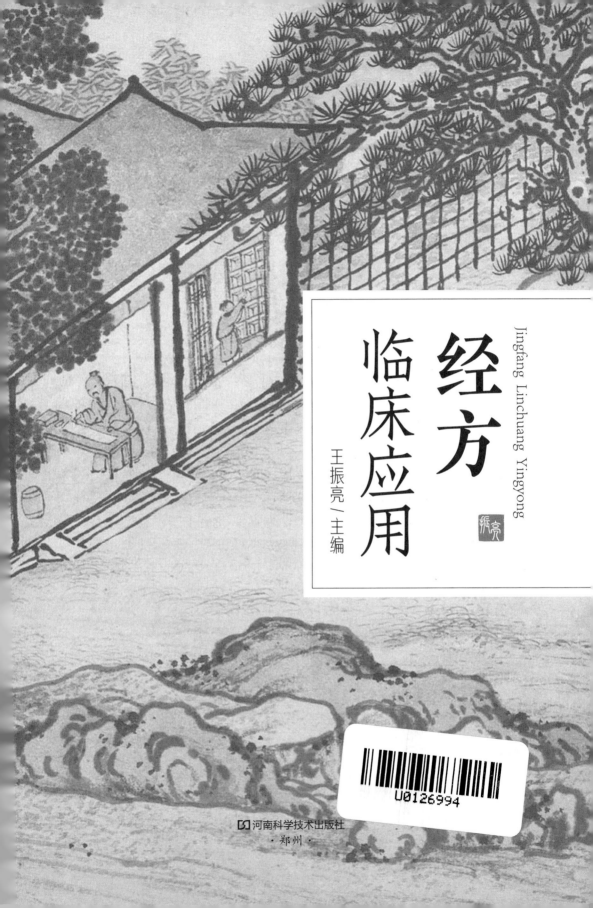

经方
临床应用

Jingfang Linchuang Yingyong

王振亮／主编

河南科学技术出版社
·郑州·

图书在版编目（CIP）数据

经方临床应用 / 王振亮主编. —郑州：河南科学技术出版社，2022.4
ISBN 978-7-5725-0774-8

Ⅰ.①经… Ⅱ.①王… Ⅲ.①经方–临床应用 Ⅳ.①R289.2

中国版本图书馆CIP数据核字（2022）第047619号

出版发行：河南科学技术出版社
　　　　　地址：郑州市郑东新区祥盛街27号　　邮编：450016
　　　　　电话：(0371）65788613　　　65788629
　　　　　网址：www.hnstp.cn
策划编辑：高　杨
责任编辑：高　杨
责任校对：丁秀荣　牛艳春
整体设计：薛　莲
责任印制：朱　飞
印　　刷：河南文华印务有限公司
经　　销：全国新华书店
开　　本：720 mm×1 020 mm　1/16　　印张：24.25　　字数：409千字
版　　次：2022年4月第1版　　2022年4月第1次印刷
定　　价：78.00元

如发现印、装质量问题，影响阅读，请与出版社联系并调换。

《经方临床应用》编委会名单

主　编　王振亮

副主编（以姓氏笔画为序）

　　　　刘延鑫　李肇进　张　楠　谢忠礼

编　委（以姓氏笔画为序）

　　　　王植帅　刘紫微　刘道新　李晓冰

　　　　张广华　段　晓

前 言

关于经方，有两种不同的解释，一是指汉代以前临床医方著作及方剂的泛称，如《汉书·艺文志·方技略》曰："经方十一家，二百七十四卷。经方者，本草石之寒温，量疾病之浅深，假药味之滋，因气感之宜，辨五苦六辛，致水火之齐，以通闭结，反之于平。"这里所谓的"经方"，就是十一部古籍中所记载的方剂。二是指张仲景《伤寒杂病论》（《伤寒论》及《金匮要略》）所记载的方剂，是相对于宋、元之后的时方而言。现在医学界普遍认为的经方，就是张仲景著作的方剂，本书所谓经方即指此而言。

经方药简力专，经过两千年的锤炼，临证使用得当，犹竿影相随，桴鼓之应。然其理奥，其义幽，其用博，其据幻，若神龙首尾，难窥全貌，致使医家临证数载，苦心孤诣，仍蒙蒙昧昧，难得要领。笔者深感于此，遂在 40 年研习《伤寒论》和《金匮要略》基础上，结合自己的临床体会，力求探掘仲景奥旨，希望能彰明经方眼目。

通览仲景圣作，其认识疾病凡八纲、六经、脏腑辨证，且蕴含病因、方证、营卫气血、三焦等思想，方剂也有 280 首之多。尽管仲景学术浩瀚无垠，博大精深，然其临证分析疾病，皆以探求病机为要旨；遣方用药，则直捣疾病"巢穴"。故识别病机，是运用好经方的首要前提；方机对应，则乃经方收功的根本保证。而识别并概括病机的第一步，就是抓主症。"抓主症，明病机，方机对应"实为使用经方的有效步骤。从此思路出发，我们按照类方原则，将经方归类分析，首先在"组成用法"中，从基础知识角度阐释经方的组成及使用方法；在"主治方义"中，分析经方的配伍意义和主治证候；在"类证辨析"中，对病机相近的经方方证进行鉴别，以利临床精准使用；在"临床应用"中，概括了古今对经方的运用，收集现代研究成果，并列出各方的现代适用病种；在"应用要点"中，则列出经方的主症（病机眼目）和适用病机。经方是《伤寒论》和《金匮要略》方剂的综合，为方便读者检索原著内容，在"主治方义"下，列出了原文条目，如"下利身疼痛，须先温里后解表者（91、372、十七·36）"，其中的"91、372、十七·36"，指本内容在《伤寒论》的第91条、372条、《金匮要略》第十七篇的第36条有论述。

关于方剂用量，我们以仲景原著为准；这里需要说明的是，由于原药量和现代计量的折算学界争议较大，而中华中医药学会仲景学说分会推荐的标准为：1斤等于240克，1两等于15克，1升等于200毫升，1合等于20毫升，1寸等于2.32毫米，1尺等于23.2毫米；但临床使用经方的实际用量，多遵循明代李时珍所谓的"古之一两，今用一钱""古之一升，即今之二合半也"之说，即一两折合3克，一升折合60毫升至80毫升。至于读者临床应用经方时如何掌握具体用量，笔者的意见是，要根据疾病具体情况，合理进行加减使用，这也符合仲景"随症治之"的精神。

此书撰写过程中，我们参阅了古代先贤和近现代国内外医学著作和期刊，因篇幅所限，不能一一列出，深感遗憾，特致以深深的谢意。

研究中医经典，弘扬仲景学术，乃仁者见仁智者见智之事，故本书挂一漏万处在所难免。若读者阅后自感能执简驭繁，豁然开朗，实为我们撰写本书的幸事，也是我们的愿望。还望诸君指正。

王振亮

2020年4月20日

目 录

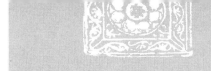

第一章　桂枝汤类方

桂枝汤为《伤寒论》开篇第一方，也是《伤寒论》与《金匮要略》中使用频次最多的方剂，柯韵伯指出："此方（桂枝汤）为仲景群方之冠，乃滋阴和阳、解肌发汗、调和营卫之第一方也。"而原书中桂枝汤的加减方更是多达29首，为名副其实的"群方之冠"。仲景通过桂枝汤及其加减，示人辨证论治与遣方用药，需灵活变化，不必拘于一方一药。

桂枝汤以桂枝为君，芍药为臣，生姜、甘草、大枣为佐使。然加减方中，桂枝可去（桂枝去桂加茯苓白术汤），芍药可去（桂枝去芍药汤），大枣可去（桂枝芍药知母汤），甘草可去（黄芪桂枝五物汤），生姜亦可去（当归四逆汤），只需对证，无不可去之药。加减方的主治更是包罗万象：解表（桂枝汤）、温里（桂枝加附子汤）、补虚（桂枝新加汤）、泻实（桂枝加大黄汤）、散寒（当归四逆加吴茱萸生姜汤）、清热（芪芍桂酒汤），不一而足。总之，通过对桂枝汤类方的学习，可以学习到张仲景随症灵活遣方用药的诊治思路。

第一节　桂枝汤

【组成用法】

> 桂枝三两（去皮）　芍药三两　甘草二两（炙）　生姜三两（切）
> 大枣十二枚（擘）

上五味，㕮咀三味，以水七升，微火煮取三升，去滓。适寒温，服一升。服已须臾，啜热稀粥一升余，以助药力。温覆令一时许，遍身漐漐微似有汗者益佳，不可令如水流漓，病必不除。若一服汗出病差，停后服，不必尽剂；若不汗，更服依前法；又不汗，后服小促其间，半日许令三服尽。若病重者，一日一夜服，周时观之；服一剂尽，病症犹在者，更作服；若汗不出，乃服至二三剂。禁生冷、黏滑、肉面、五辛、酒酪、臭恶等物。

【主治方义】 ①适用于太阳中风，发热，汗出，恶风，脉缓者（12、13、95）。②太阳伤寒发汗后，余邪未尽，半日许复烦，脉浮数，不宜再峻汗者（57）。③太阳病外证未解，或发汗不解而复下之，或误下后，脉浮，其气上冲，表证未解者（15、44、45）。④太阳病，初服桂枝汤，病重药轻，反烦不解，宜先针再药者（24）。⑤脏无他病，营卫失调，自汗出者（53、54）。⑥伤寒虽不大便，而小便清，知不在里，仍在表者（56）。⑦伤寒汗下后，心下痞而恶寒，表未解者（164）。⑧阳明经证，脉迟，汗出多，微恶寒，表未解者（234），或烦热汗出则解，又如疟状，日晡所发热而脉浮虚者（240）。⑨太阴病，脉浮者（276）。⑩下利身疼痛，须先温里后解表者（91、372、十七·36）。⑪霍乱吐利止，而身痛不休者（387）。⑫妊娠恶阻，阴脉小弱，其人渴，不能食，无寒热（二十·1）。⑬产后风（二十一·8）。

本方为解肌祛风、调和营卫而设。桂枝辛温、通阳散寒；芍药酸苦微寒、益营敛阴。桂芍相配，于解肌中寓敛汗之意，和营中有调卫之功。生姜辛散、温胃止呕，佐桂枝以发汗通阳；大枣甘缓，助芍药以敛汗护阴；甘草调和阴阳，既可佐桂枝辛甘发散，以祛在表之邪，又可助芍药酸甘化阴，以和在内之营、调和诸药。

此外，根据方后语，服用桂枝汤后，应喝热粥，这既可助药力发汗，又可益胃气以资汗源。服药后，还应加盖衣被避风寒，以利于发汗。但发汗应微似有汗为佳，不可令如水淋漓。汗出病解，余药可不必再服。若不汗出，应当继续服药，并可缩短服药时间，以促汗出，以汗出病解为度。

【临床应用】

（一）古代应用

《伤寒附翼》：此为仲景群方之魁，乃滋阴和阳，调和营卫，解肌发汗之总方也。凡头痛发热，恶风恶寒，其脉浮而弱，汗自出者，不拘何经，不论中风、伤寒、杂病，咸得用此发汗。若妄汗妄下，而表不解者，仍当用此解肌。如所云头痛、发热、恶寒、恶风、鼻鸣、干呕等病，但见一症即是，不必悉具，唯以脉浮自汗为主耳。……愚常以此汤治自汗、盗汗、虚疟、虚痢，随手而愈。

《医宗金鉴》：但知仲景用桂枝汤治伤寒，而不知仲景用桂枝汤治虚劳也。若知桂枝汤治虚劳之义，则得仲景心法矣。

（二）现代应用

1. 内科疾病

（1）感冒：桂枝汤具有调和营卫的功能，因此本方治疗风湿性心脏病反复感冒、风寒感冒、产后感冒、经期感冒、夏日贪凉饮冷致感冒、空调综合征等。本方加黄芪、白芥子、姜半夏为主方，可以治疗流感（流行性感冒）；风寒偏重者，加荆芥、防风；风寒外束过甚，咳痰不爽，并有气急者，加麻黄、枳实；挟湿偏重者，加白术、泽泻、茯苓、苏叶等；伴有咳嗽者，加款冬花。本方加附子，治疗老年体弱感冒；加藿香、苍术，治疗感冒挟湿。

（2）发热：本方加味可治疗阴血亏虚、营卫不和、风邪乘袭所致的手术后发热，以及病久正虚、营卫失和的低热。对于偏阳气虚，平时常冷，微有低热者，以桂枝汤加入党参、黄芪或当归之类。

（3）本方加减可治疗顽固性哮喘、过敏性鼻炎、慢性荨麻疹等。

（4）慢性胃炎以加味桂枝汤为主，如腹痛泄剧者加白术、茯苓；泄泻不甚加神曲、木香；兼呕者加陈皮、半夏。

（5）用本方治疗心律失常、病毒性心肌炎、慢性肺源性心脏病（肺心病）、冠心病、慢性心功能不全等疾病。

（6）用本方治疗自汗、多汗者，可获得满意疗效。此外，本方还治疗营卫先虚，湿邪侵袭之黄汗。

（7）本方加减还治疗多种痛证，包括项痛、胸背痛、肩臂痛、胃脘痛、腹痛、胁痛、腰膝痛、足跟痛、睾丸痛，以及单纯性皮肤痛、肌肉痛、偏头痛等。

2. 妇产科疾病

（1）本方加味治疗妊娠恶阻，屡试屡验。其脾胃虚弱者加砂仁、白术、党参、茯苓；肝气犯胃者加苏叶、黄连、龙胆草；痰浊上泛者加砂仁、半夏、茯苓。此外，用本方治疗妊娠反应，一般服用该剂，不仅能缓解妊娠反应症状，又利于胎儿的生长发育。

（2）本方加当归、川芎，可用于试胎。凡月事中止不久、无法断为妊娠者，投以本方，大抵服药3贴后，有孕者少腹常觉跃动，非孕者则无此征象。

（3）其他：以桂枝汤为主随症加减，治疗寒凝气滞血瘀、情志不畅、肝郁气滞、冲任失调的闭经；本方加减还治疗外阴瘙痒、痛经兼感冒、早孕反应、绝经前后诸症，以及产后、异位妊娠术后、人工流产术后等发热。

3. 儿科疾病 包括发热（包括疳积发热、哮喘发热、乳蛾发热、乳积发热等）、厌食症、喘息性支气管炎、小儿遗尿、小儿多动症、小儿阴茎硬结症、小儿地图舌、小儿夜游症等。

4. 外科疾病

（1）本方加木香、陈皮，治疗阑尾炎，效果显著。

（2）本方治疗静脉曲张性溃疡、创伤继发感染、烫伤等。

（3）本方加赤芍、黄酒可治疗冻疮。寒重局部痒痛甚者加麻黄、细辛；气虚神疲者加生黄芪；阳虚畏寒者加附子、细辛，并重用桂枝至 20 克；血瘀重者加丹参、红花；溃烂者兼用麻油调马勃粉外敷。还治疗寒冷性多形红斑、慢性溃疡、下肢静脉曲张、睾丸痛等。

（4）伤科常见的颈、肩、腰腿痛属太阳经筋病者，凡因风寒湿邪、瘀滞经络，或因经筋伤损，造成营卫失调，气血不和之颈肌劳损、肩挫伤、腰椎病、坐骨神经痛、腰臀筋膜劳损、梨状肌综合征、骨关节炎、慢性滑膜炎等，均可用本方加减治疗。

5. 其他疾病 本方加减可以治疗偏瘫、类风湿性关节炎、复发性口腔溃疡、白细胞减少、先天性肌强直、白癜风、末梢神经炎、畏光羞明、甲亢（甲状腺功能亢进症）、大动脉炎等。

【应用要点】

1. 抓主症 本方主症为发热、自汗、恶风、头痛、苔薄白、脉浮缓，其次为鼻鸣、干呕。

2. 明病机 本方证与麻黄汤证相比，偏于太阳中风表虚，本方应用极广，无论伤寒或杂病，凡病机具有卫阳受伤，营气虚寒，或在里之阴阳不和，在外之营卫失调等，均可化裁运用。

第二节　桂枝加葛根汤

【组成用法】

> 葛根四两　麻黄三两（去节）　芍药二两　生姜三两（切）
> 甘草二两（炙）　大枣十二枚（擘）　桂枝二两（去皮）

上七味，以水一斗，先煮麻黄、葛根，减二升，去上沫，内诸药，煮取三升，去滓。温服一升。覆取微似汗，不须啜粥，余如桂枝法将息及禁忌。（臣亿等谨按：仲景本论，太阳中风自汗用桂枝，伤寒无汗用麻黄，今证云汗出恶风，而方中有麻黄，恐非本意也。……此云桂枝加葛根汤，恐是桂枝中但加葛根耳。）

【主治方义】　适用于太阳中风，发热汗出而兼项背强几几证（14）。

桂枝汤能解肌祛风，调和营卫，加葛根，既可加强解肌祛风的作用，又可疏通经脉的凝滞；且能升腾津液，以滋润筋脉的拘谨，则项背强几几自然可愈。

【类证鉴别】　本方证与葛根汤证俱可见项背强几几，但前者汗出属表虚，后者无汗为表实。

【临床应用】

（一）古代应用

《伤寒总病论》：桂枝加葛根汤通治柔痉。

《圣济总录》：桂心汤（即本方）治四时伤寒初觉。

（二）现代应用

1. 内科疾病

（1）用本方治疗痢疾毒血症、上呼吸道感染、喘息性支气管炎、传染性肝炎、外科感染性疾病及酒精皮肤过敏等。

（2）颈型颈椎病、椎–基底动脉型颈椎病、神经根型颈椎病等，疗效显著。

（3）本方加川芎、丹参、降香、汉三七（冲服），治疗高血压、冠心病、心绞痛。

（4）治疗糖尿病合并神经炎，出现肢端麻木、活动不利、皮肤黯黑等，本方加黄芪、黄连、地龙、威灵仙。

（5）本方加味还用于老年痴呆、雷诺综合征、中风后遗症之肢体活动受限、药物性皮疹、药物性肝损害等。

2. 儿科疾病

（1）本方加炒扁豆、木瓜、车前子（布包入煎）、马齿苋，治疗婴幼儿秋季腹泻伴身发低热者。

（2）加西洋参（另煎兑入）、麦门冬、升麻、蝉蜕，治疗小儿气阴不足之疹出不透者。

3. 外科疾病 本方加减可以治疗病毒性痉挛性斜颈及颞下颌关节炎等面部疾患。

4. 眼科疾病 本方去生姜，白芍易赤芍，加茺蔚子、僵蚕、蒺藜、菊花，治疗视神经萎缩、视网膜中央动脉栓塞、视网膜血管痉挛所致中心性视网膜炎有良效。

【应用要点】

1. 抓主症 本方证以项背强几几为主症，其次伴有发热、汗出、恶风寒、脉浮缓等。不仅表虚津伤者为其适应证，就是心脑血管疾病、风中经络病、指端麻木症亦可应用。

2. 明病机 本方证病机为营卫不和、经输不利，属于表虚证。

第三节 桂枝加附子汤

【组成用法】

> 桂枝三两（去皮） 芍药三两 甘草三两（炙） 生姜三两（切）
> 大枣十二枚（擘） 附子一枚（炮，去皮，破八片）

上六味，以水七升，煮取三升，去滓。温服一升。本云桂枝汤，今加附子，将息如前法。

【主治方义】 用于发汗后遂漏不止，恶风寒，四肢拘急疼痛，屈伸不便，而小便难（20）。

【临床应用】

（一）古代应用

《备急千金要方》：治产后风虚，汗出不止，小便难，四肢微急，难以屈伸者。即本方，附子用二枚。

《叶氏录验方》：救汗汤（即本方），治阳虚自汗。

（二）现代应用

1. 内科疾病

（1）本方治疗多汗症，阳虚者重用附子，津伤甚者重用芍药，兼发热则减附子用量，糖尿病伴多汗证属阳虚多汗者均可应用。

（2）以此方加瓜蒌、薤白，治阳虚冠心病胸痛。

2. 妇产科疾病 本方加减治疗带下、更年期综合征、产后发热、产后痹证。

3. 儿科疾病 本方加减可以治疗小儿心肌炎,证属心阳不振,见心悸、怔忡、恶寒、自汗、脉弱、舌淡苔少而润者。

4. 外科疾病

（1）用本方治疗寒冷性荨麻疹、烫伤属表虚阳陷者,以及缠腰火丹之水疱疔属于阳虚气弱、搭背疮脓水淋漓不尽者。

（2）对腰椎间盘突出症,腰椎椎管狭窄症,坐骨神经痛等,凡属湿胜而表阳虚者,用本加黄芪、当归、白术、威灵仙、乌梢蛇等可收到良好效果。

5. 其他疾病 本方还可以治疗寒疝、鼻衄、慢性头痛、小儿遗尿、阳虚盗汗、低热、不寐、卧则欲尿、动热静冷、性功能减退、结缔组织未分化病、鼻䘌等。

【应用要点】

1. 抓主症 以恶风、汗漏不止、四肢微急、难于屈伸、小便难为主症,兼有发热,或脉浮大而虚。本证汗漏不止与白虎汤证之大汗出不同,后者属阳明里热,必有高热、烦渴等症。

2. 明病机 本方证属误汗伤阳（初损少阴肾阳）,表证未解,如阳气进一步损伤,其证则可完全转为少阴病。

第四节 桂枝去芍药汤

【组成用法】

桂枝三两（去皮） 甘草二两（炙） 生姜三两（切）
大枣十二枚（擘）

上四味,以水七升,煮取三升,去滓。温服一升。本云桂枝汤,今去芍药,将息如前法。

【主治方义】 用于误下以后,心胸阳气受挫,表邪内陷,出现脉促、胸满等症（21）。

误下后,心胸阳气虽然受伤,但仍能抗邪,故胸虽满而脉反促。桂枝配甘草辛甘化阳,以温心胸之阳气;生姜、大枣调和营卫,务使陷入之邪由胸出表,得以外解。去芍药之义,因其酸收,而反掣桂枝之肘。此乃治阳而远阴之义,陈恭溥谓为"保胸阳,宣卫阳之方也"。

【临床应用】 用本方治疗外感咳嗽,可加杏仁、瓜蒌根等。对心脏病伴胸闷、短气、咳喘者有效。本方合麻黄附子细辛汤用于治疗恶性肿瘤，可解决患者临床症状，改善生活质量。

【应用要点】

1.抓主症 以胸满，脉促或虚微，畏寒，苔薄白为主症，兼有恶风寒、发热、汗出或不汗出。（也可不兼表证）

2.明病机 本方证属心阳不振，或兼营卫不调。

第五节 桂枝去芍药加附子汤

【组成用法】

> 桂枝三两（去皮） 甘草二两（炙） 生姜三两（切）
>
> 大枣十二枚（擘） 附子一枚（炮，去皮，破八片）

上五味，以水七升，煮取三升，去滓。温服一升。本云桂枝汤，今去芍药，加附子，将息如前法。

【主治方义】 用于误下后，心胸阳气受挫，而又见阳虚微恶风寒之证（22）。

本方是在桂枝去芍药汤的基础又加上附子。误下后，脉促胸满，阳气虽力争，然已虚，故又见恶寒之证。故加附子以温经扶阳。

【临床应用】 本方加羌活、独活、细辛、川芎寒袭肌表之肢体冷痛；加蜀椒、吴茱萸、党参、半夏、厚朴，治疗中阳不振、冷饮蓄胃引发脘胀冷痛呕逆；加麻黄、细辛、半夏、茯苓，治疗肺寒咳喘，饮凌心悸，口吐痰涎。

【应用要点】

1.抓主症 以胸满、恶寒重、脉微为主症。

2.明病机 本方证以心胸阳气虚而不振较重为主，同时内涉少阴阳虚。

第六节 桂枝麻黄各半汤

【组成用法】

> 桂枝一两十六铢（去皮） 芍药 生姜（切） 甘草（炙）
>
> 麻黄（去节）各一两 大枣四枚（擘） 杏仁二十四枚（汤浸，
>
> 去皮尖及两仁者）

上七味，以水五升，先煮麻黄一二沸，去上沫，内诸药，煮取一升八合，去滓。温服六合。本云桂枝汤三合，麻黄汤三合，并为六合，顿服，将息如上法。

【主治方义】 用于太阳病八九日不解，病如疟状，发热恶寒，热多寒少，一日二三次发，面色发红，阳郁不伸而周身发痒（23）。

本方取桂枝汤、麻黄汤各三分之一剂量，属于小汗之法。桂枝汤合麻黄汤，取两方之长，弃两方之短，使之疏解肌表，发散小邪，达到刚柔相济、邪去而不伤正。

【临床应用】

（一）古代应用

《兰台轨范》：治伤寒向愈，脉微缓，恶寒身痒。

（二）现代应用

1.内科疾病

（1）本方可用于偏虚感冒及正虚津亏之太阳伤寒。风湿性心脏病合并外感、末梢神经炎合并外感、因感冒而诱发鼻炎及过敏性鼻炎者均可用本方取效。

（2）本方治疗内耳病，以眩晕、耳聋、耳鸣为主症者。

（3）疟疾初起：用本方治疗疟疾初起，发热与恶寒时间相等者。

（4）本方还治疗病态窦房结综合征。

2.妇产科疾病 本方合玉屏风散，可以治疗产后发热、产后瘾疹、产后感冒。

3.外科疾病 本方乃治身痒之祖方，风寒久羁皮里膜外，肌肉之间，卫气不得发越者，用此方宣肺气，开毛窍，使邪自表而解，因此，本方可用于湿疹、荨麻疹、神经性皮炎、皮肤瘙痒症等多种皮肤痒症。

【应用要点】

1.抓主症 本方证以发热恶寒，热多寒少，一日二三发，无汗，形如疟，兼有面赤，身痒，或烦躁，口渴，脉浮而不甚紧，苔薄白。即既有麻黄汤证，又有桂枝汤证，但均较原方证轻。

2.明病机 本方证为太阳表证久延，微邪郁滞，正气已衰。属病邪稽留较久，郁而不得解，但病邪不重，若用麻黄汤发汗嫌其峻烈，用桂枝汤解肌又嫌其太缓，故而在桂枝汤中麻黄、杏仁，并轻其量。

第七节 桂枝二麻黄一汤

【组成用法】

> 桂枝一两十七铢（去皮）　芍药一两六铢　麻黄十六铢（去节）
> 生姜一两六铢（切）　杏仁十六个（去皮尖）　甘草一两二铢（炙）
> 大枣五枚（擘）

上七味，以水五升，先煮麻黄一二沸，去上沫，内诸药，煮取二升，去滓。温服一升，日再服。本云：桂枝汤二分、麻黄汤一分，合为二升，分再服。今合为一方。将息如前法。

【主治方义】 用于服桂枝汤大汗出后，寒热如疟，一日二三度发（25）。

此证已经大汗，正气已虚，故取桂枝汤三分之二，解肌以调营卫；又寒热似疟而邪未尽解，故取麻黄汤三分之一，用以发表祛邪。

【临床应用】

（一）古代应用

《伤寒论类方》：此与桂枝麻黄各半汤意略同，但此因大汗出之后，故桂枝略重，而麻黄略轻。

（二）现代应用

本方既可用于外感已汗，但邪在太阳之表，仍持续发热，邪势尚盛者；又可用于外感发汗后如疟状者。亦可用于顽固性荨麻疹、风寒湿痹、寒性哮喘等。

【应用要点】

1. 抓主症 以大汗出后，寒热如疟，一日再发为主，脉数。

2. 明病机 本方证属正气略虚，微邪恋表之证，与桂枝麻黄各半汤证一致，但病情更轻，邪气更微，故减弱疏表开闭之力，即使桂枝麻黄各半汤亦嫌开散太过，因此以本方调和营卫，微汗散邪，寓发汗于解肌和营之中为最宜。

第八节 桂枝二越婢一汤

【组成用法】

桂枝（去皮） 芍药 麻黄 甘草（炙） 各十八铢 大枣四枚（擘）
生姜一两二铢（切） 石膏二十四铢（碎，绵裹）

上七味，以水五升，煮麻黄一二沸，去上沫，内诸药，煮取二升，去滓。温服一升。本云：当裁为越婢汤、桂枝汤，合之饮一升。今合为一方，桂枝汤二分，越婢汤一分。

【主治方义】 用于太阳病日久不解，发热恶寒，热多寒少，而脉由紧变弱，寒欲化热者（27）。

本方是桂枝汤与越婢汤合方，但剂量较小。取桂枝和麻黄小发其汗，以散在表之邪；加石膏之辛凉清泄，以解郁遏之热。证因"热多寒少"，故小汗中须佐以辛凉为佳。

【临床应用】 本方用于治疗感冒及其他热性病，症见寒热如疟、热多寒少、口渴等；还可用于慢性肾炎。本方合玉屏风散，治疗过敏性鼻炎、感冒后低热不退、经行感冒、荨麻疹等均有休作有时、遇寒而发或加重及兼夹里热特点。

【应用要点】

1.抓主症 以寒热如疟，热多寒少为主，兼有心烦、口渴不多饮、脉由紧变弱。

2.明病机 本方证病机为太阳病表邪未透，里有郁热，表邪已衰，症情轻微。

第九节 桂枝去桂加茯苓白术汤

【组成用法】

芍药三两 甘草二两（炙） 生姜（切） 白术 茯苓各三两
大枣十二枚（擘）

上六味，以水八升，煮取三升，去滓。温服一升。小便利则愈。本云：桂枝汤，今去桂枝，加茯苓、白术。

【主治方义】 用于水结于中，经气阻于外，而见头项强痛、翕翕发热、无汗、心下满微痛、小便不利等症（28）。

水气内停，使膀胱气化不利，用茯苓、白术健脾利水；芍药、大枣、甘草调和营卫，并能解除上腹部的痉挛疼痛。使经气通畅，则诸症可除。

【临床应用】

1.内科疾病

（1）本方治疗外感、流感发汗后或泻下后尚有表证者（如微热，头痛），或心下满微痛、小便不利者。也治疗低热患者，有翕翕发热、小便不利等。另用于发热伴有尿血者、水停阳郁之腰背痛。

（2）本方治疗癫痫病伴有心下按之软，小便不利而涩。

（3）本方治疗病毒性乙型肝炎，症见低热、头项强直、恶心口苦、小便不利。

（4）本方治疗不仅限于心下微痛，若发则剧痛、下痢、呕吐、心下有振水音、小便不利者，亦可应用。

2.外科疾病 本方对痰饮内停型颈肩综合征有较好的临床疗效。

【应用要点】

1.抓主症 以发热、恶风寒、无汗、头项强痛、心下满微痛、小便不利、苔白、脉浮缓为主。

2.明病机 此方乃仲景为治疗水郁阳抑而设，其病理根源在于小便不利，故以利小便解阳郁为主。

第十节　桂枝加厚朴杏子汤

【组成用法】

> 桂枝三两（去皮）　甘草二两（炙）　生姜三两（切）
> 芍药三两　大枣十二枚（擘）　厚朴二两（炙，去皮）
> 杏仁五十枚（去皮尖）

上七味，以水七升，微火煮取三升，去滓。温服一升。覆取微似汗。

【主治方义】 用于素有喘疾而病太阳中风，症见气喘、发热、汗出、恶风、脉浮缓，或太阳病误下，表邪未解，而致微喘者（18、43）。

【临床应用】

1. 内科疾病

（1）本方可用于急性支气管炎、喘息性支气管炎、慢性支气管炎急性发作等，凡具有桂枝汤证而肺气失宣、胸满喘咳、有表证者，均可选用。也用于喉源性咳嗽、变异性哮喘、支气管哮喘、过敏性哮喘等。

（2）用本方加前胡、僵蚕，治疗重症腺病毒肺炎（用辛凉苦寒药热不解，因营卫不通，寒邪闭肺而致者），一剂得微汗，体温渐退，热降喘平，营卫得和。后以射干麻黄汤理肺开郁，以厚朴生姜半夏甘草人参汤加味调和肺胃。

（3）本方对于急性心力衰竭有较好疗效；加苏子、葶苈子，治疗风湿性心脏病左心力衰竭应手取效。

2. 儿科疾病　本方用于小儿气管炎、支气管肺炎，证属太阳中风兼喘、自汗兼喘、心悸兼喘者。

【应用要点】

1. 抓主症　本方证以发热、汗出、恶风寒、气喘，苔薄白，脉浮缓为主症，兼有咳嗽，咳吐白痰。

2. 明病机　本方证病机为营卫不调、肺气不利，其喘多由肺之宿痰壅阻所致。

第十一节　桂枝加芍药生姜各一两人参三两新加汤

【组成用法】

> 桂枝三两（去皮）　芍药四两　甘草二两（炙）　人参三两
> 大枣十二枚（擘）　生姜四两

上六味，以水一斗二升，煮取三升，去滓。温服一升。本云：桂枝汤，今加芍药、生姜、人参。

【主治方义】　用于太阳病误汗，损伤营血，而身体疼痛，脉沉迟无力（62）。

桂枝汤加重芍药用量以滋营血；重用生姜，使药力外走体表而止痛；增加人参益气养营而扶正。

【临床应用】

1. 内科疾病

（1）本方生姜易炮姜，加肉豆蔻、白术、炒扁豆，治疗肠寒痉挛、脾虚腹泻。加白术、当归、海螵蛸、浙贝母、白及，治疗里虚中寒之胃溃疡、十二指肠溃疡。

（2）本方治疗老人伤风、产后伤风等感冒。

（3）用本方加减治疗冠心病心绞痛、心动过缓，效果良好。

2. 妇产科疾病　本方加艾叶、川芎、吴茱萸、巴戟天，治疗妇人血虚经少、宫寒不孕及小腹冷痛者。

3. 其他疾病　本方治疗阴阳易之为病者，还治疗风湿性关节炎、颈椎病、腰腿疼痛、不安腿综合征。

【应用要点】

1. 抓主症　本方证以身疼痛，脉沉迟为主症，兼有恶寒、发热、汗出等。

2. 明病机　本方证为营卫两伤，经脉失养。

第十二节　桂枝甘草汤

【组成用法】

> 桂枝四两（去皮）　　甘草二两（炙）

上二味，以水三升，煮取一升，去滓。顿服。

【主治方义】　用于太阳病发汗过多，伤及心阳，见叉手自冒心、心下悸、欲得按的心阳不足之证。（64）

心为阳中之太阳，心阳不足，则心悸不安，故喜用手按，使外有所护则内悸稍安。桂枝入心助阳，甘草益气补中，二药相配，辛甘合化，则有温通心阳之功。心阳得复，则诸症自愈。

【临床应用】

（一）古代应用

《肘后备急方》：治疗寒疝来去，每发绞痛方，即本方加牡蛎。

《备急千金要方》：治口中臭。桂心、甘草各等分，上二味，末之，临卧以三指撮酒服，二十日香。

（二）现代应用

1.心血管系统疾病　本方加党参、黄芪，治疗窦性心动过缓；加生龙骨、生牡蛎、柏子仁，治疗窦性心动过速；加党参、黄芪、补骨脂、生地黄、柏子仁，治疗房室传导阻滞。本方加党参、黄芪、瓜蒌皮、郁金、橘络、柏子仁，治疗二尖瓣脱垂综合征。用本方治疗房室传导阻滞、心神经官能症。本方加肉桂，可以治疗原发性低血压。

2.自主神经功能紊乱　本方加党参、麦门冬、五味子、生龙骨、生牡蛎，可以治疗心之气阴两伤的自主神经功能紊乱。

【应用要点】

1.抓主症　本方证以心下悸动，或空虚或空悬感，脉微缓或结，苔白为主症，兼有短气，或略有心痛。

2.明病机　本方证属心阳不振。

第十三节　半夏散及汤

【组成用法】

半夏（洗）　桂枝（去皮）　甘草（炙）

上三味，等分，个别捣筛已，合治之。白饮和服方寸匕，日三服。若不能散服者，以水一升，煎七沸，内散两方寸匕，更煮三沸，下火，令小冷，少少咽之。半夏有毒，不当散服。

【主治方义】　本方主治风寒客于少阴，兼痰湿阻络之咽痛证（313）。

本方以半夏涤痰开结，桂枝通阳散寒，甘草补中缓急，故客寒挟痰之咽痛，非此莫效。

【临床应用】

（一）古代应用

《肘后备急方》：霍乱腹胀，半夏、桂枝等分为末，水服方寸匕。

《伤寒贯珠集》：半夏散及汤，甘辛合用，而辛胜于甘，其气又温，不仅能解客寒之气，亦能劫散咽喉郁之热也。

（二）现代应用

本方主要用于咽部疼痛或不适的治疗，也用于慢性咽炎、喑哑等，效果显著。但不可用于咽喉红、肿、痛的急性咽喉炎。

【应用要点】

1.抓主症 ①寒客少阴见症：咽虽痛但不红肿，苔白而滑润；②痰湿阻滞见症：气逆、痰涎多等。

2.明病机 本方证病机为风寒客于少阴,寒客于外,阳郁于内,兼痰湿阻络。

第十四节　小建中汤

【组成用法】

> 桂枝三两（去皮）　甘草二两（炙）　大枣十二枚（擘）
> 芍药六两　生姜三两（切）　胶饴一升

上六味，以水七升，煮取三升，去滓，内饴，更上微火消解。温服一升，日三服。呕家不可用建中汤，以甜故也。

【主治方义】 ①用于平素气血不足之人，伤寒之后，出现心中烦悸（102）；②伤寒，由于正气不足，土不培木，而见腹中拘急疼痛，阳脉涩，阴脉反弦者（100）；③用于虚劳里急等症（六·13）。

方中胶饴补虚养血、缓急止痛为主药。配桂枝、甘草能温中补虚；合芍药、甘草可缓急止痛；又以大枣、生姜健胃而和营卫。六药相配，使中焦之气得复，土能培木，则腹痛自止；气血得充，虚烦心悸得宁。

【临床应用】

（一）古代应用

《苏沈良方》：治腹中切痛。此药偏治腹中虚寒，补血，尤止腹痛。常人见其药性温平，未必信之。古人补虚只用此体面药，不须附子硫磺。承用此药，治腹痛如神。然腹痛按之便痛，重按却不甚痛，此只是气痛。重按愈痛而坚者，当自有积也。气痛不可下，下之愈甚，此虚寒证也。

《千金翼方》：当归建中汤，本方加当归。治产后虚羸不足，腹中疾痛不止，吸吸少气，或若小腹拘急挛痛引腰背，不能饮食。产后一月，日得服四五剂为善，令人强壮内补方。

《备急千金要方》：治肺与大肠俱不足，虚寒乏气，小腹拘急，腰痛羸脊百病方。

《证治准绳》：小建中汤治痢，不分赤白、久新，但腹中大痛者，神效。

《张氏医通》：形寒饮冷，咳嗽兼腹痛，脉弦者，小建中汤加桔梗，以提肺气之陷。寒热自汗加黄芪。

（二）现代应用

1. 内科疾病

（1）消化系统疾病：本方可用于消化不良、慢性胃炎、胃弛缓、胃下垂、胃或十二指肠溃疡、慢性肠炎、肠易激综合征、溃疡性结肠炎、血管神经性腹痛、慢性肝炎等。本方有益气润肠、养血润燥、温阳通便之功。加黄芪即黄芪建中汤，治疗虚证便秘；用本方治疗慢性乙肝有一定疗效；本方加白头翁汤，治疗虚证痢疾。

（2）发热类疾病：本方治疗病毒性肺炎，症见发热、咳嗽、咳痰、少气懒言、虚烦、大便干、舌淡苔白、脉虚数等；也可治疗肿瘤术后及放疗后，中气虚弱所致发热者；脾胃阳虚之发热（甘温除热）；瘰疬或肺结核轻症，见疲劳、低热、盗汗、肩酸微咳。另可治夏月腹泻、腹痛、发热，以此方加厚朴、茯苓、枳壳、车前子服之效佳。

（3）心血管系统疾病：本方治疗病毒性心肌炎及各种心律失常，如心动过速、期前收缩、心房颤动属心脾两虚所致心悸者。

2. 妇产科疾病 本方治疗更年期综合征、痛经、先兆流产、崩漏、恶露不绝、产后癫狂、产后发热、产后体虚、腹中疼痛等。

3. 儿科疾病 本方治疗小儿肠系膜淋巴结炎、小儿肠痉挛（脾胃虚寒型）等。如以柴胡建中汤治疗小儿虚寒性腹痛。

4. 其他疾病 可治疗神经衰弱、虚证眼疾、遗精、阴黄、遗尿、男性不育、贫血（属虚劳）或再生障碍性贫血、白塞综合征（狐惑病）、顽固性失眠（阴阳失和型）、慢性结膜炎、再发性呕吐、荨麻疹、田螺中毒等。治疗老人咳嗽时，加杏仁、贝母，有痰加橘红、半夏，气滞加厚朴、枳壳，中虚挟饮加神曲、砂仁。

【应用要点】

1. 抓主症 本方证表现为阴阳两虚，寒热错杂症，以腹中痛为主症兼有心悸而烦、虚怯少气、精神疲乏，或兼手足烦热、咽干口燥、四肢酸痛、梦遗失精、鼻衄里急、苔白润、脉涩或弦，或缓弱。

2. 明病机 本方证属脾胃不足，阴阳两虚。脾胃为营卫气血生化之源，脾胃不健，则营卫俱乏、气血不足、阴阳失调。方名建中，即培补后天之意。

第十五节　黄芪建中汤

【组成用法】

> 黄芪一两半　桂枝三两(去皮)　甘草二两(炙)　大枣十二枚(擘)
> 芍药六两　生姜三两(切)　胶饴一升

气短胸满者加生姜；腹满者去枣，加茯苓一两半；治疗肺虚损不足，补气加半夏三两。

【主治方义】　用于脾胃阴阳两虚而卫气偏虚之虚劳(六·14)。

本方是小建中汤加黄芪一两半而成。因脾胃虚弱，阴血阳气来源不足，可发生元阳衰惫、虚阳上浮和营养不足三种病情，表现出阴阳失调、寒温错杂的征象。偏于寒者，阳气失煦，阴血不能濡养内脏，则为里急腹中痛；偏于热者，阴虚内热，虚阳浮动，则为手足烦热、咽干口燥、衄血，多梦失精；而气血虚少不能濡养肌肉，则四肢酸疼，血不养心则为心悸；加之卫阳不足，气虚为甚，又可见倦怠少气、自汗恶风等症。故用小建中汤甘温培补中气，更加黄芪以补脾肺之气。共奏益气生津，补气固表止汗之功。

若痰湿停于肺中，肺气不降而生咳逆，则加半夏降逆涤痰；若寒湿凝于脾胃，运化失常，引起腹满而便不利，则加茯苓渗湿利小便。去大枣之甘，以防其滞腻。

【类证辨析】　黄芪建中汤与内补当归建中汤均以小建中汤为基础，或加黄芪，或加当归而成。均可用于诸虚劳损，身体虚羸的治疗。小建中汤用于阴阳两虚，气血不足，寒热错杂而以虚寒表现为主的病症，通过建立中气，达到从阴引阳，从阳引阴，使阴阳协调而寒热错杂诸症消失；黄芪建中汤在小建中汤的基础上加黄芪一两半，主治气血阴阳俱不足而以腹中拘急为主的病症，通过温中补虚以缓里急，故其温补作用略胜小建中汤一筹；内补当归建中汤是在小建中汤的基础上加当归四两而成，用于产后气虚血少，瘀血留滞少腹的病症，故除见有诸虚劳损外，更以少腹刺痛为主症，方中以当归为主药，加强养血补血、活血化瘀止痛作用，方后云"若无当归，以川芎代之"，即可证明此论。

【临床应用】

（一）古代应用

《太平惠民和剂局方》：治男人、女人诸虚不足，小腹急痛，胁肋䐜胀，脐下虚满，胸中烦悸，面色萎黄，唇口干燥，少力身重，胸满短气，腰背强痛，骨肉酸疼，行动喘乏，不能饮食，或因劳伤过度，或因病后不复，并宜服之。

（二）现代应用

1. 内科疾病

（1）消化系统疾病：用本方治疗胃溃疡或十二指肠溃疡经辨证属脾胃虚寒者疗效显著。又用本方合四逆汤，治疗胃轻瘫。也用于泄泻，症见大便清稀甚则完谷不化者。

（2）发热性疾病：以本方为基础加味治疗体虚卫阳不固、复感新凉之气所致阳虚感冒。本方用于治疗内伤发热，见体力日益减弱、胃不思纳、神情委顿、面色无华、畏寒发热，证属脾气不振、气血不足之内伤发热。

（3）虚劳病：治疗浸润型肺结核、恶性肿瘤化疗所致毒副作用，症见精神倦怠、纳差乏力、便溏腹痛、长期畏风伴虚汗者。也用于治疗胃黏液腺癌、胃吻合口癌复发、胃小弯腺癌等，可以延长癌症患者生存期。

2. 妇产科疾病 用于治疗盆腔炎、原发性痛经、不孕症、子宫内膜异位症等病因属中气虚寒、肝脾失调、气血匮乏者，也用于经前便血。

3. 儿科疾病 本方合苓甘五味姜辛汤，治疗小儿哮喘属脾胃阳虚、寒饮停肺者。

4. 其他疾病 本方加减治疗白细胞减少症、血小板减少性紫癜、类风湿性关节炎、脾肾阳虚型早期先兆流产、肌萎缩侧索硬化症、冷风性荨麻疹、化脓性中耳炎、慢性咽炎、卟啉症、贫血、心悸、汗证、水肿、阳虚便秘、瘘管、眩晕、失眠、黧黑斑、鼻衄、低血糖症。

【应用要点】

1. 抓主症 ①小建中汤证的表现：全身虚弱、腹部有挛急感、心悸、失眠、梦遗失精、健忘、四肢酸疼等；②脾胃虚寒见症：脘腹拘急而痛、痛势绵绵、喜温喜按、得食痛减等；③阳虚阴寒内生见症：四肢欠温、口中和而不渴、或渴喜热饮等。

2. 明病机 本方证与小建中汤证相比，偏于脾胃虚寒。其临床表现主要是面黄体瘦、饮食减少、脘痛绵绵、得食则减轻、喜温喜按。

第十六节　内补当归建中汤

【组成用法】

当归四两　桂枝三两　芍药六两　生姜三两　甘草二两
大枣十二枚

上六味，以水一斗，煮取三升，分温三服，一日令尽。若大虚，加饴糖六两，汤成内之，于火上暖令饴消；若去血过多，崩伤内衄不止，加地黄六两，阿胶二两，合八味，汤成内阿胶。若无当归，以川芎代之；若无生姜，以干姜代之。

【主治方义】　用于产后气血虚少，气滞血瘀所致产后腹痛（二十一·附）。

本方由小建中汤加当归组成。由于妇女产后气血虚少，又有脾胃虚弱不能生血，血海空虚，故虚羸不足。脾胃气虚故不能饮食，吸吸少气。气血虚少不利，不能温润下焦而出现少腹中急，挛痛引腰背，进而发展为气滞血瘀而腹中刺痛不止。方中当归和血养血，小建中汤辛甘化阳、酸甘敛阴，既可调和营卫，又可建中补虚。共奏养血补虚，和营止痛功效。若产后失血过多，或崩伤内衄，阴血大亏，可在方中加地黄、阿胶补血敛阴。

【类证辨析】　见"黄芪建中汤"一节。

【临床应用】

（一）古代应用

《千金翼方》：治产后虚羸不足，腹中疗痛不止，吸吸少气，或若小腹拘急挛痛引腰背，不能饮食，产后一月，日得服四五剂为善，令人强壮内补方。

《太平惠民和剂局方》：治妇人一切血气虚损，以及产后劳伤、虚羸不足、腹中疗痛、吸吸少气、少腹拘急、痛引腰背、时自汗出、不思饮食。

（二）现代应用

1.内科疾病　本方用于原发性低血压效佳。

2.妇产科疾病　用本方治疗经前腹痛属虚证者效果良好。加吴茱萸，治疗经后腹痛，症现月经量少、色淡，经净后少腹疗痛，得温热则稍缓，中医辨证为血虚有寒者最为适宜。本方可以促进剖宫产术后身体恢复。

【应用要点】

1. 抓主症　①小建中汤证的共同表现：腹部拘急而痛、手足烦热、咽干口燥、心悸、倦怠少气、自汗恶风等；②少腹寒凝血瘀见症：少腹刺痛、牵引腰背作痛等。

2. 明病机　本方证与小建中汤证相比偏于血虚血瘀，病位偏于少腹。其临床表现以少腹刺痛为主。

第十七节　桂枝去芍药加蜀漆牡蛎龙骨救逆汤

【组成用法】

> 桂枝三两（去皮）　甘草二两（炙）　生姜三两（切）　大枣十二枚（擘）
>
> 牡蛎五两（熬）　蜀漆三两（洗去腥）　龙骨四两

上七味，以水一斗二升，先煮蜀漆，减二升，内诸药，煮取三升，去滓。温服一升。本云：桂枝汤，今去芍药，加蜀漆、牡蛎、龙骨。

【主治方义】　用于伤寒误用火攻，损伤心阳，出现惊狂，卧起不安等症（112；十六·12）。

本方桂枝合甘草，辛甘以扶心阳之虚；生姜配大枣，补中益气兼和营卫；龙骨、牡蛎潜镇心神，定其惊狂；胸阳不振，则阴霾内生，痰浊之邪蒙蔽心窍，故用蜀漆之辛劫痰以开窍。

【临床应用】

（一）古代应用

《金匮要略论注》：此方治惊，乃治病中之惊狂不安者，非如安神丸、镇惊丸等之镇心为言也。

（二）现代应用

1. 内科疾病

（1）神经内科疾病：本方治疗神经衰弱、脑病、精神分裂症。

（2）消化系统疾病：本方治疗胃酸过多症，出现胃脘闷痛、嘈杂等。

2. 外科疾病　本方治疗烧伤、烫伤。

3. 其他疾病 可以治疗误施灸、煤气中毒、热射病、日射病等，对遗精、遗尿也有一定疗效。

【应用要点】

1. 抓主症 本方证以心悸、烦躁不安、惊狂、胸满、痰涎多、胸腹动悸、苔白润、脉虚数为主症。

2. 明病机 心阳虚衰、阳气浮散。

第十八节　桂枝加桂汤

【组成用法】

> 桂枝五两（去皮）　芍药三两　生姜三两（切）　甘草二两（炙）
> 大枣十二枚（擘）

上五味，以水七升，煮取三升，去滓。温服一升。本云桂枝汤，今加桂满五两。所以加桂者，以能泄奔豚气也。

【主治方义】 用于奔豚气，因烧针发汗，针处受寒，核起而赤，导致气从少腹上冲于心（117；八·3）。

本方中用桂枝汤加桂枝以温通心阳而制下焦水寒之气上逆，加重桂枝剂量者，使其平冲降逆，以泄奔豚于下。

【临床应用】

（一）古代应用

《伤寒论本旨》：相传方中或加桂枝，或加肉桂，若平肾邪，宜加肉桂；如解太阳之邪，宜加桂枝也。

（二）现代应用

1. 内科疾病 本方治疗癔病、神经官能症、膈肌痉挛、结肠过敏及心律失常等，只要见奔豚之症，自觉心胸不适而发生结代脉、心悸、憋闷、窒息等症状者可用此方。

2. 外科疾病 脑外伤性综合征：本方合小陷胸汤可以治疗血管神经性头痛、顽固性头痛、顽固性呃逆、自觉胸口发冷、虚寒型腹痛等。

3. 其他疾病 用本方治疗自主神经性癫痫、输卵管结扎术后诸症有一定疗效。

【应用要点】

1. 抓主症 以患者自觉有气从少腹上冲心胸，痛苦不堪，发作欲死，复还止为主症，可兼有恶寒、汗出等表证，亦可见四肢欠温、舌苔白而润、脉寸微、尺弦紧等心阳虚衰的表现。

2. 明病机 本方证为心阳虚衰、肾之寒水之气挟冲脉之气上逆。

第十九节 桂枝甘草龙骨牡蛎汤

【组成用法】

> 桂枝一两（去皮） 甘草二两（炙） 牡蛎二两（熬）
> 龙骨二两

上四味，以水五升，煮取二升半，去滓。温服八合，日三服。

【主治方义】 用于心阳虚而烦躁不眠，或见心悸、汗出等症（118）。本方用桂枝、甘草补心阳之虚，加牡蛎、龙骨以潜敛心神。

【临床应用】

1. 内科疾病

（1）心律失常：用本方治疗快速型心房纤颤、频发性早搏、窦性心动过速、房性心律失常、房室传导阻滞、病态窦房结综合征等。

（2）失精：用本方治疗梦遗、滑精、梦交等病情反复、久治不瘥。

2. 妇产科疾病 用本方治疗妇人带下，因久治不愈，阴液耗伤，进而阳也亏虚，带脉失约者，症见带下清稀、神疲乏力、面色㿠白、小腹冷痛、舌质淡、苔白、脉沉缓等。另外，本方治疗妊娠恶阻、更年期综合征、产后发热等。

3. 儿科疾病 用本方治疗小儿心脏病、小儿支气管哮喘、小儿注意力缺陷、多动症、小儿心悸、汗证、夜啼、尿频、小儿 β 肾上腺素受体功能亢进综合征。

4. 其他疾病 遗尿、失眠、老年中风等病症，凡属正虚为主、阴阳失调、营卫不和者，均可获异病同治之效。此外，用本方治疗甲状腺功能亢进症、震颤、雷诺综合征、前列腺炎、糖尿病合并汗证、癫痫发作出现肢体痉挛抽搐、过敏性鼻炎等疾病。

【应用要点】

1. 抓主症 心悸、烦躁不宁、苔白润、脉虚数等主症。

2. 明病机 本方证病机为心阳虚衰，阳气浮散。

第二十节　桂枝加芍药汤

【组成用法】

> 桂枝三两（去皮）　芍药六两　甘草二两（炙）　大枣十二枚（擘）
> 生姜三两（切）

上五味，以水七升，煮取三升，去滓，温分三服。本云桂枝汤，今加芍药。

【主治方义】　用于太阴脾家的气血不和而发生腹满时痛等症（279）。

本方即桂枝汤原方倍加芍药。芍药用量大于桂枝用量，则不治表而治里，故能调和脾胃气血阴阳的不和。

【临床应用】

1. 内科疾病

（1）消化系统疾病：用本方治疗慢性肠炎、细菌性痢疾、胃下垂、胃炎、腹膜炎、术后肠粘连等各种原因引起的腹痛，也用于功能性消化不良、结核性腹膜炎。用本方加黄芪，治疗十二指肠球部溃疡有效。

（2）雷诺病：本方加黄芪、当归、地龙、土鳖、细辛、附子、鸡血藤，可以治疗雷诺病。

（3）其他：本方治疗不安腿综合征、三叉神经痛。

2. 妇产科疾病　可用于产后乳房红肿胀痛。

【应用要点】

1. 抓主症　以发热、恶寒、自汗、腹满时痛、喜按、下利为主症，兼苔薄白、舌质淡红、脉弦细。

2. 明病机　本方证病机为太阳病误治、邪陷太阴、脾气受伤。

第二十一节　瓜蒌桂枝汤

【组成用法】

> 瓜蒌根二两　桂枝三两（去皮）　芍药三两　甘草二两（炙）
> 生姜三两（切）　大枣十二枚（擘）

上六味，以水九升，煮取三升，分温三服，取微汗。汗不出，食顷，啜热粥发之。

【主治方义】　用于柔痉（二·11）。

本方为桂枝汤加瓜蒌根而成，桂枝汤温通经脉，调和营卫，解肌祛邪；瓜蒌根甘寒润燥，味苦清热，具有清热生津，养筋润燥，舒缓筋脉之效。二者相配，共凑滋内解外，缓急止痉之功。本方特点，在解表和营卫之剂中，加入养阴通津液之品，俾风邪散，营卫和，津液通，筋脉濡，而痉亦自愈。

【临床应用】

（一）古代应用

《叶氏医案未刻本》：瓜蒌桂枝汤加杏仁，治形寒咳嗽。

（二）现代应用

1. 内科疾病

（1）多种肢体痉挛：如卒中后肢体痉挛、脊髓损伤术后肢体痉挛、下肢静脉曲张后肢体痉挛性瘫痪，用本方柔筋缓脉，效果良好；加黄芪、当归、葛根、川芎、鸡血藤，治疗产后筋脉挛急。

（2）糖尿病并发神经炎：本方加黄芪、黄连、麦门冬、威灵仙，治疗糖尿病并发神经炎。

（3）萎缩性胃炎：本方加沙参、莪术、丹参、核桃仁，治疗萎缩性胃炎。

（4）缺铁性贫血：本方去瓜蒌根加黄芪、当归、鸡血藤、仙鹤草、枸杞子，治疗缺铁性贫血。

2. 儿科疾病　本方还可用于小儿某些热病后抽搐症，对小儿素体不足、脾胃素虚、失于调治、化源不足、筋脉失养而见抽搐者，本方也能奏效。

3. 骨伤科疾病　本方对颈椎病有很好疗效。

【应用要点】

1. 抓主症　发热、头项强痛、汗出、恶风、身体强几几。

2. 明病机　本方证为外感风寒之邪、内因津液不足、伤及筋脉所致。

第二十二节 桂枝加黄芪汤

【组成用法】

> 桂枝三两　芍药三两　甘草二两　生姜三两　大枣十二枚
> 黄芪二两

上六味，以水八升，煮取三升，温服一升，须臾饮热稀粥一升余，以助药力，温服取微汗；若不汗，更服。

【主治方义】 ①用于营卫不和，湿郁卫表的黄汗证（十四·29）；②黄疸兼表证脉浮者（十五·16）。

本方即桂枝汤加黄芪组成。桂枝汤解肌调营卫，啜粥出微汗，再加黄芪走表逐湿，使阳郁得伸，则热可达，营卫调和。

【临床应用】

（一）古代应用

《外台秘要》：治风水，脉浮为在表，其人或头汗出，表无他病，病者但下重，从腰以上为和，腰以下当肿及阴，难以屈伸。

（二）现代应用

1.内科疾病 用本方治疗夏季气虚感冒，治疗反复呼吸道感染、过敏性鼻炎、糖尿病、多汗症及晨汗等。亦可用于放、化疗所致及原因不明之白细胞减少症。

2.儿科疾病 用本方治疗小儿汗证、鼻衄、感冒等具有营弱气虚表现者。

3.皮肤科疾病 本方在皮肤科亦应用较广泛，如治疗慢性湿疹、慢性荨麻疹、胆碱能性荨麻疹、泛发性神经性皮炎等。

【应用要点】

1.抓主症 本方证可见有汗出而黄，身热，且身热随汗出而减，身疼痛，腰以上必汗出，下无汗，腰髋弛痛，不能食。

2.明病机 本方证的病机为营卫失调，水湿郁滞，阳气被郁。

第二十三节 黄芪桂枝五物汤

【组成用法】

> 黄芪三两　芍药三两　桂枝三两　生姜六两　大枣十二枚

上五味，以水六升，煮取二升，温服七合，日三服。一方有人参。

【主治方义】

用于营卫气血俱虚，阳气不足，阴血涩滞，又感风寒而见肢体麻木不仁之血痹（六·2）。

本方为桂枝汤的变方，即用黄芪易甘草。因阳气不足而寸关脉微。外感风寒，故尺中脉小紧。血痹之证以肌肉麻痹为主，如邪重者，亦可发生疼痛，故曰如"风痹"状，而实非风痹关节流窜疼痛病症。方中黄芪益卫气之行；桂枝温经通阳，协黄芪达表，温通血脉；芍药通血脉而养阴血；生姜、大枣散风寒，补营血，调和营卫。诸药合用，有益气温经、调和营卫、通阳解表之功。妙在以黄芪易甘草，倍用生姜载黄芪以助卫阳而达表祛邪。方后注云："一方有人参"，是指营卫气血俱虚而甚者，可加用人参补之。

【类证辨析】

黄芪桂枝五物汤与桂枝加黄芪汤均是桂枝汤的变方。其中，桂枝汤去甘草加黄芪则为黄芪桂枝五物汤；桂枝汤加黄芪则为桂枝加黄芪汤。二方药物组成十分相近，但所治病证却不相同。黄芪桂枝五物汤用于营卫气血俱虚，又感风寒所致肢体麻木之血痹证，故重用黄芪以补营卫之虚，去甘草倍用生姜以助黄芪达表祛邪；桂枝加黄芪汤用于湿郁肌表，营卫不和，营阴失守的黄汗病症，故主以桂枝汤原方调和营卫，另加黄芪走表逐湿。

【临床应用】

（一）古代应用

《金匮要略方论本义》：在风痹可治，在血痹亦可治也。

（二）现代应用

1. 内科疾病

（1）外感疾病：本方多治疗气虚型感冒，合玉屏风散治疗营卫虚而感冒。治疗支气管炎，症见咳喘气促、肺炎后低热等。

（2）神经系统疾病：本方加味治疗多发性神经炎，其中感觉障碍者加当归、川芎；运动障碍甚者加附子、白术；营养功能障碍者加熟地黄、红花。

本方加减治疗化疗后所致的迟发型蓄积性外周神经毒性、臂丛周围神经损伤、周围性面神经麻痹、多发性硬化、糖尿病合并多发性神经炎、酒精性周围神经病变、尺神经麻痹、桡神经麻痹、小舞蹈病、吉兰－巴雷综合征（急性炎症性脱髓鞘性多发性神经病）、股神经卡压综合征、脱髓鞘性脊髓炎等。

（3）脑血管疾病：对于中风失语，一侧上下肢体活动不灵者，用本方加味，配合针刺治疗，取得较好疗效。本方对中风后肢体麻木、神经性及血管性头痛也有较好疗效。

（4）消化系统疾病：本方加味治疗胃溃疡、十二指肠溃疡、慢性胃炎有胃脘痛表现者，急性胃窦炎、慢性肝炎等。

（5）精神类疾病：用本方治疗精神分裂症偏执型、单纯型，狂躁抑郁性精神病抑郁状态（单相型），隐匿性抑郁症、原发性人格解体综合征。

2. 妇产科疾病　本方治疗痛经、月经后期、乳腺小叶增生、子宫内膜异位症、慢性盆腔炎、产后缺乳、产后关节痛、产后腰腿痛、产后尿潴留、产后遍身无汗等。

3. 骨伤科疾病　以本方为主，治疗四肢无力、肌肉萎缩，甚至肢体痿软不用者，疗效确切。又治疗不安腿综合征、肩周炎、肢体麻木、肌筋膜炎、肋软骨炎、增生性骨关节病、强直性脊柱炎、腕管综合征、腰椎管狭窄、腰椎间盘突出、髓核摘除术后麻木综合征、坐骨神经痛等有效。

4. 男科疾病　用本方治疗慢性前列腺炎、阴茎硬结症、男性更年期综合征等。

5. 皮肤科疾病　用本方治疗风寒性荨麻疹、湿疹、老年性皮肤瘙痒、中毒性表皮坏死松解症、神经性皮炎、结节性红斑等。

6. 其他疾病　以本方加减治疗过敏性鼻炎、白细胞减少症、风湿痹证、类风湿性关节炎、雷诺病、血液高黏滞综合征、臀部血管炎、无脉证（大动脉炎）、下肢静脉血栓、血栓闭塞性脉管炎、糖尿病肾病、特发性水肿、疲劳综合征、腓肠肌痉挛、脑外伤后头痛、胸痹、汗证等。另外，在治疗冠心病心肌梗死中可以改善心肌损害，加快心肌细胞修复。

【应用要点】

1. 抓主症　①外在肌表血脉痹阻：肌肉麻木不仁、酸痛、游走不定等；②平素形体较虚弱：易于外感；③风邪袭表：恶风，汗出，头身不适等。

2. 明病机　本方证主要为素体营卫气血不足，外风乘虚侵袭，导致血脉痹阻。其临床表现以肌肉麻木不仁为主，或兼有轻微的酸痛。

第二十四节　芪芍桂酒汤

【组成用法】

> 黄芪五两　芍药三两　桂枝三两

上三味，以苦酒一升，水七升，相和，煮取三升，温服一升，当心烦，服至六七日乃解。若心烦不止者，以苦酒阻故也。

【主治方义】　用于水湿侵犯经脉，阻碍营卫的运行，营郁而热，湿热交蒸所致黄汗病证（十六·28）。

由于汗出入水中浴，水湿侵犯，营卫运行受阻，卫郁而不能行水，滞留于肌肤，故全身水肿而"状如风水"；营阴郁而化热，湿热交蒸肌肤，故发热汗出，色正黄如柏汁；气不化津而口渴。方中黄芪实卫走表祛湿；芍药、桂枝调和营卫；配用苦酒（酸醋）泄营中郁热。四药合用调和营卫，祛散水湿，务使营卫调和，水湿得祛，气血畅通，则黄汗之证可愈。方后云："当心烦，服至六七日乃解"正说明营阴内郁化热而心烦，且营郁为湿邪所郁，湿性黏滞，不易速去，故需治疗一阶段方可湿去郁畅。至于"若心烦不止者，以苦酒阻故也"同样印证了湿郁病机。为此之时，应继续用药治疗，待水湿得祛，气血营卫畅达后，心烦自除。

【类证辨析】　本方与桂枝加黄芪汤均用于黄汗病的治疗，且方中主要药物均有黄芪、桂枝、芍药。但由于二方证的病机不同，故治法有别。芪芍桂酒汤证所见黄汗是由于湿阻营卫，营郁化热，湿热交蒸所致，故汗出而色正黄如柏汁，另可见发热、口渴等湿郁热盛的表现，治疗重用苦酒，宣泄营中湿热为主；桂枝加黄芪汤证所见黄汗是由于湿郁肌表、营卫不和，营阴不能内守所致，虽为黄汗，而其色较前证黄汗浅淡，亦无热盛口渴表现，治疗重点仍在调和营卫。

【临床应用】

（一）古代应用

《张氏医通》：治汗如柏汁，肢体肿，发热汗出而渴。

（二）现代应用

用本方加味治疗汗出色黄如山栀色，易烦躁发怒、胸闷烦热，证属湿郁热盛者，疗效满意。欲止黄汗，可用芪芍桂酒汤去苦酒加栀子、黄柏。亦有用于治疗狐臭的报道。

【应用要点】

1.抓主症 ①湿热交蒸见症：汗出色黄如柏汁、发热等；②水湿滞留于肌肤的见症：全身水肿、脉沉等；③水湿阻遏，气不化津的见症：恶风、口渴等。

2.明病机 本方证主要为水湿侵犯经脉，滞流于肌肤，阻碍营卫运行，湿热交蒸，外泄体表。其临床主要表现为汗出而黄、全身水肿。

第二十五节　桂枝加龙骨牡蛎汤

【组成用法】

> 桂枝　芍药　生姜各三两　甘草二两　大枣十二枚　龙骨
> 牡蛎各三两

上七味，以水七升，煮取三升，分温三服。

【主治方义】 用于久患失精者，由于肾阴耗损太过，阴虚及阳，阴阳两虚所致男子遗精、女子梦交病证（六·8）。

由于阴损及阳，阳气不能温煦下焦，气化不利，阴寒凝结，故少腹弦急，阴头寒冷，下利清谷。精液损耗太甚，亡血失精而脉象极虚芤迟，目眩发落。因于阴精亏虚，火浮不敛，扰精而出，故见男子失精、女子梦交等阴阳两虚证候。本方由桂枝汤加龙骨、牡蛎组成。桂枝汤调和阴阳；加龙骨潜阳，牡蛎敛阴，安肾宁心，固摄精气，务使阴阳相互维系，阳固阴守，则精不致外泄。

【类证辨析】 以桂枝汤为基础方进行加减变化后再合用龙骨、牡蛎者在仲景著作中共有三方。一为本方，一为桂枝甘草龙骨牡蛎汤，一为桂枝去芍药加蜀漆牡蛎龙骨救逆汤。后二方均用于阳虚证治，故不用有碍心阳恢复的阴柔之品芍药；而本方用于阴损及阳、阴阳两虚证，故必用芍药。其中，桂枝甘草龙骨牡蛎汤具有补益心阳，镇潜安神作用，用于治疗烧针劫汗，迫汗外泄损伤心阳致阳虚烦躁证。桂枝去芍药加蜀漆牡蛎龙骨救逆汤具有补益心阳，镇惊安神作用，用于治疗以火劫汗致心阳亡失所致惊狂病症。

【临床应用】

（一）古代应用

《医宗金鉴》：通举男女失精之病，而用桂枝加龙骨牡蛎汤者，调阴阳和荣卫，兼固涩精液也。

（二）现代应用

1. 内科疾病

（1）汗出异常：治疗自汗、盗汗。有用本方治疗房事过度致盗汗，疗效明显。用于治疗扩张型心肌病误用地塞米松所致时时自汗者有效；加黄芪、五味子，治疗自汗伴尿自遗有效；加麻黄根、生黄芪，治疗双手汗多如洗者有效。

（2）神经、精神疾病：本方治疗失眠、夜惊、癫痫并奔豚气、神经衰弱、痫症及因惊恐所致书写不能。本方合甘麦大枣汤，治疗阴损及阳之癔病；加磁石、龟板治疗癫狂；加浮小麦，治疗自主神经功能紊乱。本方赤芍易白芍加牡丹皮、小麦、酸枣仁，治疗瘀热烦躁证，又可治疗尿频症。

（3）呼吸系统疾病：本方治疗咳喘和小儿肺炎，某些体弱或病程长的肺炎患儿，其病机不在邪多，而在正虚，治宜补虚扶正、调和营卫，一律采用本方，疗效较好。

（4）循环系统疾病：本方治疗阵发性惊悸心慌、窦性心动过缓、房室传导阻滞、频发室性早搏、小儿心脏病等多伴有心律不齐者。以本方加党参、白术、琥珀、麦门冬、五味子，治疗阳虚寒凝之胸痹；加炮附子、细辛，治疗脉迟证，均获良效。

（5）泌尿系疾病：本方加益智仁、菟丝子，治疗老年妇人之年老体衰、肾阳不足之遗尿；合交泰丸，治疗尿频；加黄柏、知母、金樱子、沙苑子、芡实，治疗阴阳两虚、湿热下注之劳淋。

（6）消化系统疾病：本方加减可治疗肠易激综合征、脾胃虚寒之泄泻及反复胃脘疼痛或胸骨后灼热疼痛为主症的脾胃病。加附子，治疗慢性非特异性结肠炎；加降香、茯苓，治疗胃肠神经官能症；合附子理中丸，治疗慢性结肠炎。

2. 妇产科疾病 本方治疗带下病，其质清稀、阴中冷感、睡眠多梦，证属阳气不能温煦下元者，效果良好。治疗不孕症、更年期综合征、闭经、慢性子宫颈炎、生殖道支原体感染、崩漏、产后血崩，以及流产刮宫后四肢关节疼痛、屈伸不利等。另外，本方合二至丸治疗更年期综合征，能明显减轻患者的临床症状，而且毒副反应少。

3. 儿科疾病 此方加减，治疗婴儿腹泻、小儿支气管哮喘、小儿遗尿、小儿多汗症、儿童夜惊、儿童多动症、生长痛；加太子参、益智仁治愈小儿尿频；加天麻，治疗抽动秽语综合征；合玉屏风散、四君子汤，治疗营卫不和、津液外泄之幼儿便秘。

4. 男科疾病 本方治疗遗精、梦遗、梦交、阳痿、性交恐惧症、男性不育、男性更年期综合征、男性脂溢性脱发、青少年遗尿等。

5. 其他疾病 用本方治疗颈性眩晕、白细胞减少、有机磷中毒后遗症、格雷夫斯病、周期性瘫痪、特发性水肿、面瘫伴有遗精者、戴阳证、奔豚等。如加太子参、珍珠母、黄芪、山茱萸等，治疗阴阳两虚、虚阳上浮之眩晕；加钩藤、夏枯草、酸枣仁、合欢皮等，治疗血虚肝旺之眩晕；加党参、炙黄芪、炒白术、茯苓、陈皮、淮小麦等，治疗心阳不足、脾虚湿滞眩晕；加陈皮，治疗房劳感冒；加葛根、地龙、僵蚕，治疗血虚阳亢兼风寒入侵后之头痛；加黄芪、蝉蜕、白鲜皮，治疗周身瘙痒之风疹；加菟丝子、覆盆子、丹参等，治疗脑动脉硬化。本方加减尚可治疗老年性不寐，对单纯不寐型及胆气虚怯型效果较好。

【应用要点】

1. 抓主症 ①阳虚失煦、阴寒内生见症：少腹拘急冷痛、阴头寒冷、下利清谷等；②阴虚虚火妄动见症：男子遗精、女子梦交、盗汗、五心烦热等；③精血衰少、身体虚弱见症：头晕，目眩，头发稀疏、易于脱落，腰膝酸软无力，经常汗出等。

2. 明病机 本方证与桂枝汤证相比，无外感邪气，均在于阴阳两虚，阳不能固摄，阴不能内守，阴阳营卫失和。其临床表现不一，或为自汗、盗汗，或为遗尿，或为男子失精，或为女子梦交。

第二十六节　桂枝去芍药加麻辛附子汤

【组成用法】

> 桂枝三两　生姜三两　甘草二两　大枣十二枚　麻黄　细辛各一两
> 附子一枚（炮）

上七味，以水七升，煮麻黄，去上沫，内诸药，煮取二升，分温三服，当汗出，如虫行皮中，即愈。

【主治方义】　用于心阳不足，肾阳微弱，阳虚不能温化，阴寒水饮凝聚，积留胃中，痞结心下的气分病（十四·31）。

由于阳虚，阴寒水饮凝结心下，故胃脘痞结而坚，以手触之则如盘如杯；阴寒聚于中，常见腹满肠鸣；阳虚失于温煦，可见手足逆冷、身冷、骨节疼痛。治以桂枝去芍药加麻黄细辛附子汤，温阳散寒、通利气机。方中桂枝温通心阳、温化水湿；附子温暖肾阳、蒸化水气；细辛温经散寒、消散水饮；麻黄宣通肺气、通畅水道；生姜、甘草、大枣温脾和胃、调和营卫。服温药取汗，气机调畅，寒水消散则诸症可除。方后"当汗出，如虫行皮中即愈"，说明阳气得复，水湿外散过程中的见症，故曰"即愈"。

【类证辨析】　本方由桂枝去芍药汤加麻黄附子细辛汤组成。其中桂枝去芍药汤具有解肌祛风，去阴通阳的作用，用于治疗太阳病误下，致表证不解兼胸阳不振的病症，主要用桂枝、生姜解表通阳。而麻黄附子细辛汤具有温肾解表的作用，主治少阴里虚寒兼表证的治疗，取附子温肾散寒，麻黄解表散寒。桂枝去芍药加麻黄附子细辛汤证由前二方相合而成，其方证病机除胸阳不振外，另有肾阳微弱，由于心肾阳虚，水饮不得温化，故合用前二方温肾振阳，待阳气温复，则寒水自除，虽不利水而水自利，虽不散饮而饮自消。

【临床应用】

1. 内科疾病

（1）本方治疗水肿病。本方合补中益气汤，治疗全身水肿，下肢按之凹陷不起，四肢欠温，恶寒怕冷之阴水证。

（2）本方加减治疗心肺急症，如肺源性心脏病，风湿心脏病等见咳喘、胸闷、心慌者收效甚佳。

（3）用本方治疗结肠癌术后肝转移之右下腹痛，肝区叩击痛、食减、盗汗。也用于治疗肺癌之癌性发热、纤维组织细胞瘤术后复发并出现肺转移致右下肢酸困抽掣、直肠癌术后反复发作色素沉着性紫癜等。

2.其他疾病 此方治肺心病之哮喘，冠心病之胸痛、胸闷；糖尿病之足跗水肿，胃脘痞闷，纳呆，脐下坠胀；阳虚外感之汗漏不止；暑天贪凉饮冷所致之阴暑证。

【应用要点】

1.抓主症 ①寒水凝结心下见症：胃脘部痞结而坚、腹满肠鸣等；②阳虚失于温煦见症：手足逆冷、身冷、骨节疼痛、得温热则舒、畏寒等。

2.明病机 本方证主要为心肾阳虚，失于温化，阴寒水饮凝结胃中，痞结心下。其临床表现以胃脘痞结而坚，以手触之如盘如杯为主。

第二十七节　桂枝去芍药加皂荚汤

【组成用法】

> 桂枝　生姜各三两　甘草二两　大枣十枚　皂荚一枚（去皮）

上五味，以水七升，微微火煮取三升，分温三服。

【主治方义】 用于气寒不温，胸阳不布，而使肺津不能收摄与分布所致肺痿吐涎沫病证（七·附）。

本方为桂枝汤变方，由桂枝汤去芍药加皂荚组成。由于胸阳不振，肺津失于收摄与布散，反聚而成痰涎，故见吐涎而多。方中甘草、生姜、大枣温补心肺阳气，兼具生津润燥、散寒温肺之功；桂枝温通胸阳，宣行营卫；皂荚利涎通窍，以除痰浊。通过温行祛利，从而达到阳气振而涎沫止。

【类证辨析】 本方与甘草干姜汤均用于阳虚肺津失布所致肺痿吐涎沫病证。前者用桂枝温行阳气，使胸阳振奋，加用利涎通窍的皂荚，故其方证特点是涎沫更甚而寒象较轻，更无虚损表现，适用于体质较为壮实患者；后者用炙甘草和干姜，其温补作用较强，说明其方证特点在于阳虚而寒，较之前方证，吐涎沫较少，而虚证明显。

【临床应用】

《金匮要略论注》：此治肺痿中之有壅闭者。故加皂荚以行桂、甘、姜、枣之势。此方必略兼上气不得眠者宜之。

【临床应用】　现代应用本方，常用于治疗呼吸系统疾病，如咳嗽、咳痰、气管炎及支气管炎久咳不已，吐有涎沫，顽痰等疾病。

【应用要点】

1. 抓主症　①痰涎壅肺见症：咳嗽、咳吐涎沫、量多色白等；②形体壮实。

2. 明病机　本方证主要为胸阳不振，肺津失于收摄与布散，聚而成痰涎。其临床表现以咳吐涎沫量多色白为主。

第二十八节　桂枝芍药知母汤

【组成用法】

> 桂枝四两　芍药三两　甘草二两　麻黄二两　生姜五两
>
> 白术五两　知母四两　防风四两　附子二枚（炮）

上九味，以水七升，煮取二升，温服七合，日三服。

【主治方义】　用于风寒湿邪侵入机体，邪留关节，痹阻阳气，气血不畅而致肢节肿大疼痛之历节（五·8）。

因寒湿痹阻，气血运行不畅，故肢节疼痛；湿阻中阳，故心中郁郁不舒而欲吐；湿郁流注下焦而脚肿如脱；风寒湿外袭，渐次化热上蒸而耗气伤阴，故可见头目眩晕、短气，日久甚至出现身体尪羸之状。故用桂枝、麻黄祛风通阳；附子温经散寒止痛；白术、防风祛风除湿；生姜、甘草和中止呕；芍药、知母滋阴清热，并御燥药伤阴之偏。诸药合用，共奏祛风除湿、温经散寒、滋阴清热之效。

【类证辨析】　本方与桂枝附子汤均可用于风寒湿侵入肌肉，留着关节，致使筋脉气血不畅致身体关节、肌肉疼痛的病证。其中，前方证病程较久，病位较深，可见有头目眩晕，短气，身体尪羸等耗气伤阴正气亏虚的表现，故方中应用了芍药、知母滋阴清热，白术补气祛湿；后方证病程较短，病位较浅，除以身体疼痛为主外，还兼有脉浮，不呕不渴等邪在肌表见症，故用生姜散风寒，甘草、大枣调和营卫。

【临床应用】

（一）古代应用

《金匮要略编注》：此久痹而出方也，肢体疼痛，邪气痹于骨节表里之间。

而脾主肌肉，胃为表里，胃受痹邪，脾气亦不充于肌肉，故身体尪羸；风湿下注，则脚肿如脱，上行则头眩短气，扰胃则温温欲吐。乃脾胃肝肾俱病，足三阴表里皆痹，难拘一经主治，故用桂枝、芍药、甘、术调和营卫，充益五脏之元；麻黄、防风、生姜开泄行痹而驱风外出；知母保肺清金以使治节。经谓风寒湿三气合而为痹，以附子行阳燥湿除寒为佐也。

（二）现代应用

1.内科疾病 用本方治疗风湿性疾病，症见四肢关节疼痛、手指变形如梭状，可使症状得到明显改善。用本方治疗游走性关节肿痛，伴多处关节红肿热痛，用祛风湿、通络活血药效果不效者，用本方收效较好。本方治疗急性痛风性关节炎，能够迅速改善急性痛风性关节炎症状，同时具有良好的消肿作用。亦用于肌纤维疼痛综合征。

2.骨伤科疾病 临床运用本方加减治疗坐骨神经痛、颈椎病、颞下颌关节紊乱病、落枕、膝关节僵硬、肩周炎、腱鞘炎、慢性膝关节滑膜炎、梨状肌综合征、坐骨神经痛、非创伤性股骨头坏死、腰椎管狭窄及慢性腰肌劳损等。对于寒湿痹痛、身沉重、手足拘急、无汗、脉沉紧者，用本方配活络效灵丹，有较好效果。

3.皮肤科疾病 本方合逍遥散，治疗大面积色素沉着；加蝉蜕、白鲜皮，治疗久治不愈之荨麻疹。

4.其他疾病 本方化裁，治疗肝硬化腹水之腹胀、肢肿，风湿性心脏病之全身肿胀，动则喘甚及湿热下注之阴部瘙痒难忍。本方以去川乌、草乌，加附子、细辛、马钱子、生石膏，治疗变应性亚急性败血症；临床观察此方加减可用于脱疽糖尿病足、红斑性肢痛症、老年肺部真菌感染、慢性特发性心包积液、特发性水肿、紧张性头痛、耐药性深部真菌感染等均获良效。本方合济生肾气丸、当归芍药散，治疗肾病综合征，效果显著。

【应用要点】

1.抓主症 ①风湿痹阻筋脉关节，气血输行不畅：肢体疼痛肿大，关节变形，遇阴雨、潮湿加重等；②湿邪过盛：湿邪流注于下肢则脚肿如脱，湿阻中焦则呕恶欲吐等；③湿郁化热伤阴、正气日衰：关节发热、身体逐渐消瘦、短气等。

2.明病机 本方证主要为风湿流注于筋脉关节，气血运行不畅，且以湿盛为主，兼有湿郁化热伤阴、正气日衰。其临床表现主要是全身关节疼痛肿大。

第二十九节 竹叶汤

【组成用法】

> 竹叶一把 葛根三两 防风 桔梗 桂枝 人参 甘草各一两
> 附子一枚（炮） 大枣十五枚 生姜五两

上十味，以水一斗，煮取二升半，分温三服，温覆使汗出。颈项强，用大附子一枚，破之如豆大，煎药扬去沫。呕者，加半夏半升洗。

【主治方义】 用于妇人产后，正气大虚，风邪乘虚侵袭所致产后体虚中风，阴血阳气大虚，虚阳上浮欲脱病证（二十一·9）。

由于风从外受，病邪在表，故发热，恶风，头痛。产后阴血大虚，虚阳上越，故面色正赤，气喘。治疗时若只考虑外感风寒，而单纯发汗解表，则浮阳易脱；若虑其虚阳上越，单纯用滋阴固脱之药，则使表邪不解。故可用扶正祛邪、表里兼顾的竹叶汤。方中竹叶清热降火，折其阳浮之势；葛根生津、滋养筋脉且解肌祛邪；桔梗清肃肺气；防风疏散外邪；甘草补中兼调和诸药；生姜、大枣调和营卫；桂枝解肌解表、扶阳祛邪；人参、附子扶正固脱。

【临床应用】

（一）古代应用

《金匮要略心典》：凡风热外淫，而里气不固者，宜于此取则焉。

（二）现代应用

本方用于妇人产后病，如产后中风，产后受凉而致发热恶寒、头痛项强、身热无汗之产后感冒。用本方加姜半夏治疗产后风痉效果较好。

【应用要点】

1.抓主症 ①风邪客表见症：发热、恶风、头身疼痛、鼻塞流涕、脉浮等；②阴血阳气大虚，虚阳上浮欲脱见症：面红赤如妆、气喘乏力等。

2.明病机 本方证主要为妇人产后，正气大虚，风邪乘虚侵袭导致产后外感，虚阳上浮欲脱。其临床表现以发热、恶风、头痛、脉浮、面红而赤如妆、气喘为主。

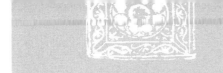

第二章　麻黄汤类方

　　麻黄汤类方包括麻黄汤在内的 21 个方剂。麻黄汤辛温发汗，宣肺平喘，用于治疗感受风寒，营阴郁滞，肺气不宣的太阳伤寒证；感邪重，闭郁甚，兼有内热烦躁的用大青龙汤。外寒内饮则用小青龙汤；外寒内饮有化热之象者，可用小青龙加石膏汤；外寒轻内饮重而肺气不宣咳喘者，用射干麻黄汤；外寒轻内饮重而兼热象咳喘者，用厚朴麻黄汤。太少两感证重而急的用麻黄细辛附子汤；证轻而缓者用麻黄附子甘草汤。寒湿在表身疼痛者，用麻黄加术汤；风湿在表有化热之象身疼痛者，用麻黄杏仁薏苡甘草汤。风热犯肺，肺气闭郁，不能通调水道之风水，用越婢汤。外感风寒，肺气闭郁，不能通调水道之里水，用甘草麻黄汤；兼有热象者，用越婢加术汤。肾阳不足，外有表邪之水气病，用麻黄附子汤；风寒郁表而黄疸者，用麻黄醇酒汤；外有风寒郁表，内有湿热而黄疸者，用麻黄连翘赤小豆汤。外有表邪，内有痰热，肺气闭郁之肺胀，用越婢加半夏汤；风热壅肺之咳喘，用麻黄杏仁甘草石膏汤。气血虚衰，风邪入中，窒塞清窍，痹阻经络之中风，用续命汤；气营不足，风中经络，湿留关节之手足拘急，百节疼痛，用《千金》三黄汤。阴虚燥热而兼有肺气失宣而不能布津之口渴，用文蛤汤。阳气内郁、上热下寒，则用麻黄升麻汤。其中运用之妙，在学习和临床实践中可深入体会。

第一节　麻黄汤

【组成用法】

> 麻黄三两（去节）　　桂枝二两（去皮）　　甘草一两（炙）
> 杏仁七十个（去皮尖）

　　上四味，以水九升，先煮麻黄，减二升，去上沫，内诸药，煮取二升半，去滓，温服八合，覆取微似汗，不须啜粥。余如桂枝法将息。

【主治方义】　①用于太阳病伤寒证，头痛，发热，身疼，腰痛，骨节疼痛，恶风，无汗而喘者（35）；不发汗或发汗不彻因致衄者（46、55）；②或脉浮病在表者（37、51、52）；③用于太阳与阳明合病，喘而胸满者（36）；④阳明病脉浮，无汗而喘者（232、235）。

寒性凛冽，凝滞收引，外闭卫阳，则肺气不宣，内伤营血，而涩滞不畅。此时当发汗解表，宣肺平喘，使肺气宣，营卫畅，汗出而在表之风寒得解。麻黄辛温，能发越人体阳气，有发汗解表，宣肺平喘的作用，切中病机，故为主药，并作方名；桂枝通阳解肌，助麻黄发散风寒，和营卫以除身疼；杏仁苦温而利肺气，同麻黄一宣一降，增强宣肺平喘之功；炙甘草既能调和宣降之麻杏，又能缓和麻桂相合之峻烈，使汗出不致过猛而伤耗正气。服本方，不须啜粥者，是恐其汗出太过。

此方为发汗解表之峻剂，正如柯韵伯评麻黄汤曰："此为开表逐邪发汗之峻剂也。"正由于此，《伤寒论》中49、50、83、84、85、86、87、88条提示表虚自汗、血虚而脉见"尺中迟"、误下而见"身重心悸"以及"疮家""淋家""衄家""亡血家"等，虽有表寒证，亦皆禁用本方。至于风热、温热所致表证，或风寒入里化热，也非本方所宜。

【类证辨析】

1. 麻黄汤证与桂枝汤证　两证均有发热、恶风、头痛、身痛，但麻黄汤证为寒邪外束，卫阳被遏，营阴郁滞，故发热，恶寒，身疼腰痛，骨节疼痛；桂枝汤证为风邪外袭，营卫不和，故发热、恶风、头痛，前证重而后证轻。麻黄汤证脉浮紧，无汗而喘；桂枝汤证脉浮缓，自汗出，有无汗出为两证辨别要点。

2. 麻黄汤证与大青龙汤证　两证均有发热、恶寒、身疼痛、无汗、脉浮紧。但大青龙汤证为表实里热，寒热俱甚而无汗，内有烦躁，故麻黄用量增加一倍，以急开毛窍而散风寒，其发汗之功尤峻。因内有郁热而见烦躁，纯用辛温，须防助热，所以加石膏清热除烦；郁热烦躁必伤津液，故炙甘草加倍，并增姜、枣，既缓辛温峻散之力，又收甘寒生津之功，还可调营卫助汗源。以方测证大青龙汤证当有口渴喜饮，麻黄汤证则口不渴。

3. 麻黄汤证与麻黄加术汤证、麻黄杏仁薏苡甘草汤证　两方均由麻黄汤加减而成，用以治疗外感寒湿的方剂。麻黄加术汤主治"湿家身烦疼"是素体多湿，复感风寒，故用麻黄汤发汗解表，散寒祛湿而除身体烦疼，治湿不宜过汗，所以加白术四两既可以健脾祛湿，又可实肌表，使"微似汗"则风寒湿邪俱除。麻黄杏仁薏苡甘草汤治"风湿，一身尽痛，发热，日晡所剧者"。是风湿在表，不恶寒或微恶风寒，故用麻黄汤去桂枝，加渗湿之薏苡仁。

4. 麻黄汤证与麻黄杏仁甘草石膏汤证 两方证均有喘，且喘为主要症状。麻黄汤证"无汗而喘"，其喘源于表闭无汗，肺失宣肃，一旦汗出表解，则肺气宣降，喘也自平；麻黄杏仁甘草石膏汤证之喘，是由于风寒郁而化热，热邪壅肺，故汗出而喘，所以去桂枝，加石膏以清泻肺热，宣肺平喘，药虽一味之差，但法度严谨，配伍灵活。

【临床应用】

（一）古代应用

《太平惠民和剂局方》：治伤寒头痛，发热恶风，骨节疼痛，喘满无汗。

（二）现代应用

1. 发热性疾病 本方用以治疗上呼吸道感染、肺炎、支气管肺炎属表寒证者，均获良效。对恶寒、发热、不汗出的感冒患者，施以本方均获显效；用本方加芦根，治疗风热感冒亦获良效；用本方治疗小儿发热，上感呼道感染，扁桃体炎；本方亦用于寒性哮喘及软组织感染致重症高热。

2. 皮肤疾病 以本方随症加减，治疗荨麻疹，合四物汤加减可以治疗银屑病。

3. 其他疾病 用本方加减治疗无汗症、肝硬化腹水、缓慢型心律失常、类风湿关节炎、周围神经病等。本方加茯苓、半夏，治疗冠心病；加薏苡仁、白芍、秦艽、半夏、制川乌，治疗肩凝症；加当归、黄芪、吴茱萸、干姜，治疗痛经；加蝉蜕、僵蚕、柿蒂、生姜，治疗风寒侵袭、肺气郁闭之呃逆；加柿蒂，治疗顽固性呃逆；加附子、细辛，治疗手足如冰；加当归、全蝎、白附子和僵蚕，治疗面神经麻痹；加泽兰、牛膝、独活、熟地黄、川芎，治疗脉管炎；加花椒、细辛、附子、乌药，治疗阳痿；合少腹逐瘀汤，治疗继发性闭经；合苍附导痰汤，治疗多寐症；加防风、菖蒲、细辛等，治疗突发性耳聋；合小柴胡汤，治疗三叉神经痛；合白虎汤，治疗鼻窦炎；合补阳还五汤，治疗中风偏瘫；合用通窍活血汤冲服水蛭粉，治疗因蛛网膜下隙出血并发暴盲。另外，本方亦用于小儿遗尿症、肾炎属阳水者。

【应用要点】

1.抓主症　头痛、发热、身疼、腰痛、骨节疼痛、恶风、无汗、喘等八个证候为伤寒主症，故称之为"伤寒八症"或"麻黄八症"。八症可分为诸痛、寒热、无汗而喘三组。头痛为"头项强痛"的省文，头项、腰脊是太阳经循行之处，寒伤太阳，经输不利，故见诸痛，正如《灵枢·经脉篇》所云："膀胱足太阳之脉……是动则病冲头痛，目似脱，项如拔，脊痛腰似折。" 恶风是恶寒的互词，和原文第三条"必恶寒，体痛，呕逆，脉阴阳俱紧者，名为伤寒"合参可知。寒主收引闭敛，周身毛窍腠理为寒所闭则无汗，卫阳被遏，表闭无汗，肺气不宣故作喘，"无汗而喘"与"汗出而喘"有别。

此外，脉浮紧应为伤寒主脉，且寸、关、尺三部均应浮紧。主症、主脉俱备，唯麻黄汤可胜任。

2.明病机　麻黄汤证的病机为寒邪外束，卫阳被遏，营阴郁滞，属营卫两伤，与桂枝汤治风伤卫者有别。临床应用必须紧紧围绕寒伤营这一病理，脉证互参，既不被脉之"脉紧"所囿，也不被病程（日数）所拘，始为合法。原文51、52、37、46条，皆示后人临证必须谨守病机，脉证合参，有者求之，无者求之，合理取舍。

第二节　大青龙汤

【组成用法】

麻黄六两（去节）　　桂枝二两（去皮）　　甘草二两（炙）

杏仁四十枚（去皮尖）　　生姜三两（切）　　大枣十二枚（擘）

石膏如鸡子大（碎）

上七味，以水九升，先煮麻黄，减二升，去上沫，内诸药，煮取三升，去滓，温服一升，取微似汗。汗出多者，温粉粉之。一服汗者，停后服。若复服，汗多亡阳，遂虚，恶风，烦躁，不得眠也。

【主治方义】　①用于太阳病，发热恶寒，寒热俱重，脉浮紧，身疼痛，不汗出而烦躁者（38、39）；②用于溢饮，饮溢肌表，当汗出而不汗出，身体疼重者（十二·23）。

太阳病而脉浮紧，发热恶寒，身疼痛，无汗，为伤寒表实之象，然而表实证应无烦躁,而此却有烦躁,乃内有郁热所致,证属表寒里热,治宜外散风寒,内清郁热。方即麻黄汤倍麻黄,加石膏、生姜、大枣,以麻黄汤重用麻黄,配合桂枝,加生姜辛温发汗,以散表寒;石膏辛寒,以清里热;大枣和中,以资汗源。服药后汗出邪解,犹如龙升雨降,郁热顿除,故仲景喻以大青龙而命方名。饮溢肌表,因不汗而致身体疼重,当以汗解,因势利导,兼内热烦躁者,用大青龙汤,可发汗、散水、清热,切中病机。

【类证辨析】

1.大青龙汤证与麻黄汤证 见"麻黄汤"一节。

2.大青龙汤证与麻黄杏仁甘草石膏汤证 前者"不汗出而烦躁",后者"汗出而喘"。前者以解表发汗为主,清里热为佐,重用麻黄;后者清里热为主,解表为佐,重用石膏。

3.大青龙汤证与桂枝二越婢一汤证 两证均为太阳邪郁兼里热,前者表寒里热程度较重,后者轻。前者发汗清热力强,为表里双解重剂;后者微发其汗,兼清里热,为表里双解轻剂。

4.大青龙汤证与越婢汤证 两证都有恶寒发热,身重,烦渴等症,前者为风寒所伤,内有郁热,无汗恶寒等表证显著,内热烦躁剧烈,故重用麻黄发汗解表,发汗峻猛;后者为风水相搏,和里化热,有汗,小便不利,一身悉肿,故重用石膏,以制麻黄辛温发汗之性而取其宣散水湿之功。

5.大青龙汤证与小青龙汤证 两方均为表里两解之法同治溢饮,但用大青龙汤的目的,在于发汗、散水、清热,因其证以发热烦喘为主;用小青龙汤的目的,在于行水温肺下气,其证以寒饮喘咳为主。

6.大青龙汤证与白虎加人参汤证 两者均有高热、口渴、燥躁,应注意区别,其要点是前者表里俱实,无汗恶寒、烦躁,脉浮紧;后者纯属阳明里证,不恶寒,反恶热,大汗出,脉宏大。

7.大青龙汤证与少阴证 二者均有身重、烦躁等症,故条文中提出要特别加以区别。少阴之身重,绵绵无缓解时间,其烦躁属虚阳浮越所致,必兼吐利、厥逆、脉细欲绝,但欲寐等,可资鉴别。

【临床应用】

(一)古代应用

《济阴纲目》:本方加黄芩,名大青龙加黄芩汤。治寒疫,头痛,身热无汗,恶风，烦躁者。

（二）现代应用

1. 内科疾病

（1）发热性疾病：运用大青龙汤治疗外感发烧，要抓住发热恶寒，烦躁，无汗，口干或渴，脉浮数等特征症状，若恶寒重、无汗而口不甚渴者，麻桂用量略大而石膏用量宜小，若恶寒轻、有微汗而热甚口渴者，则石膏用量宜大而麻桂用量宜小。

（2）呼吸系统疾病：本方治疗上呼吸道感染、肺炎及急、慢性支气管炎、喘息性支气管炎等属表寒肺热者及支气管炎性气喘偏实热者。

（3）泌尿系统疾病：大青龙汤加味治疗急性肾炎，颜面水肿甚者加苏叶、生姜皮，下肢肿甚者加猪苓、茯苓、泽泻、大腹皮；血尿甚者加茜草、仙鹤草、蒲黄。

2. 其他疾病　咽喉疼甚者加金银花、连翘、牛蒡子，蛋白尿甚者加黄芪、白术、玉米须；皮肤化脓性感染者，加赤小豆、土茯苓、蒲公英，纳差者加焦三仙鸡内金。另外，有报道用大青龙汤加附子，治疗流行性脑脊髓膜炎。本方加紫草、石榴皮、乌梅、五味子，治疗过敏性鼻炎；加当归、丝瓜络、桃仁、紫石英、鸡血藤，治疗因受外邪所致经血闭阻者；加桔梗、薏苡仁、败酱草、苍术，治疗乏力身重、头痛、胸闷烦躁之失眠。

本方亦用于肠伤寒，痤疮，湿疹，环状红斑严重便秘及胸闷说话费力者。

【应用要点】

1. 抓主症　本方证以恶寒，发热，身痛，不汗出而烦躁，脉浮紧或浮数为主症，常伴有喘咳而渴等。其特点是恶寒显著，热势壮盛，头身疼痛剧烈，无汗，烦躁，多兼口渴但喜热饮。

2. 明病机　本方证的病理为表寒里热、营卫俱实。在外感病方面，主要为风寒两伤，内有郁热；在杂病方面，主要为饮邪盛于表而郁热在里。

第三节　小青龙汤

【组成用法】

> 麻黄三两（去节）　芍药三两　五味子半升　干姜三两
> 甘草三两（炙）　桂枝三两（去皮）　半夏半升（洗）　细辛三两

上八味，以水一斗，先煮麻黄，减二升，去上沫，内诸药，煮取三升，去滓，温服一升。若渴，去半夏，加瓜蒌根三两。若微利，去麻黄，加荛花，如鸡子大，熬令赤色。若噎者，去麻黄，加附子一枚，炮。若小便不利，少腹满，去麻黄，加茯苓四两。若喘，去麻黄，加杏仁半升，去皮尖。

【主治方义】 ①伤寒表不解，心下有水气，恶寒发热，无汗，喘咳干呕，或渴或利等（40、41）；②用于溢饮，无汗，身体疼重，头面四肢水肿，舌苔白滑，脉浮者（十二·23）；③用于支饮，咳逆倚息不得卧者（十二·35）；④用于妇人吐涎沫（二十二·7）。

素有水饮，脾肺必虚，又复感风寒，水寒相搏，皮毛闭塞，水饮蓄积心下，上犯迫肺，肺寒气逆，所以恶寒发热，无汗，喘咳气逆，胸闷，饮溢肌表，则身体疼重，肢面水肿，饮停胸膈，肺失宣肃，故见咳嗽上逆倚息，气喘不能平卧。此时，发汗解表，则水饮不除，蠲化水饮，则外邪不解，唯有发汗蠲饮，内外合治，方是正治。方中麻黄、桂枝、甘草，辛甘合化，在表可除外寒而宣肺气，在里可升散、温化内饮；半夏、细辛、干姜，温肺化饮，兼助麻黄、桂枝解表，且半夏尚能祛痰和胃而散结；五味子、芍药、甘草，酸甘合化，在表可制约麻黄、桂枝，以免过度发散而伤阳气；在里制约姜、辛、夏之辛温燥烈，防饮去热生。如此一收一散，一升一降，使风寒解，水饮去，诸症自平。

【类证辨析】

1.小青龙汤证与大青龙汤证 见"大青龙汤"一节。

2.小青龙汤证与小青龙加石膏汤证 两方皆有解表化饮之功，用以治疗外寒内饮之证，但小青龙加石膏汤证由外邪与内饮相搏，兼有邪热所致，故用小青龙汤解表化饮，加小量石膏清邪热而除烦躁。

3.小青龙汤证与射干麻黄汤证 两方均用于治疗寒饮郁肺，肺气不宣所致咳喘。但射干麻黄汤证为痰饮郁结，肺气上逆所致，故用麻黄宣肺气，射干开痰结，生姜、细辛、半夏、紫菀、款冬花除痰下气，五味子收肺气，痰去气顺，自然咳止而喉中水鸣声亦除。

4.小青龙汤证与五苓散证 两证均为伤寒表不解，心下有水气，但五苓散证为水蓄不行，故大利其水而微发其汗，是水郁折之，本方治水之动而不居，故取辛温以散水。

【临床应用】

（一）古代应用

《张氏医通》：冬月嗽而发热，谓之寒嗽，小青龙加杏仁。

《医学六要》：脚气上气喘息，初起有表邪者，小青龙汤加槟榔。

（二）现代应用

1.呼吸系统疾病 多以本方治疗支气管哮喘、慢性喘息性支气管炎、肺气肿、百日咳、钩虫性气管炎、肺心病等，证属外感风寒，内停水饮者。如以本方加百部，治疗百日咳，本方加五苓散、附子治肺心病。另外，还可用于悬饮病。

2.五官科疾病 本方治疗鼻衄、咽喉源性咳嗽、耳胀、急喉喑等诸病寒证者；本方加重芍药、五味子用量，治疗迎风流泪；亦有用本方加减治疗鼻后滴漏综合征，病情迁延，体倦乏力加党参、山药；涕多稠黄加芦根、地龙等。

3.其他疾病 用小青龙汤加减，治疗乙型肝炎天冬氨酸氨基转移酶升高、风湿热、系统性红斑狼疮、脑梗死后流涎症、自主神经功能失调、急性胃肠炎、窦性心动过缓、燥咳、过敏性鼻炎、病态窦房结综合征等。用本方加桔梗、木蝴蝶，治疗外感所致老年失音；去桂枝加浮小麦，治疗饮邪阻肺，开合失司之老年自汗；加苍术、茯苓、蝉蜕，治疗风寒郁滞兼有水液凝涩之风瘾疹；去五味子加片姜黄、淫羊藿、络石藤，治疗风寒凝滞，太阳经输不利之肩凝；加党参、益智仁，治疗见水欲尿证；加炙紫菀，治疗便秘；加附子、肉桂，治疗腹泻型肠易激综合征；倍麻黄，加石膏、杏仁、葛根，治疗颈椎综合征；加暖干散寒之药，治疗证属痰饮内伏、风寒外束、寒凝肝脉之腹股沟斜疝；加泽兰、五加皮、葶苈子、茯苓，治疗心力衰竭；加茯苓、橘红，治疗梅尼埃病，加砂仁、陈皮、枳壳、厚朴，治疗消化性溃疡并幽门不全梗阻；联合丙戊酸钠，治疗儿童原发性癫痫等。本方还可以辨治，治疗老年遗尿。

【应用要点】

1.抓主症 ①咳嗽、喘息，痰多而清稀；②恶寒，特别是背部有显著的冷感；③干呕，甚则呕吐清水，多因咳诱发；④苔白滑，脉浮紧或弦滑、细滑、弦细；⑤不渴，或发热，一般发热不高。临床应用，以上指标，不必悉具，只要有①②④条就可以认为是本汤证。

2.明病机 本方证的病机为表寒外束，水饮内阻，寒邪、水饮皆属于阴，寒凝于外引起恶寒、无汗、头身疼痛等，饮聚于内，停于肺中，肺失宣降，则咳嗽、气喘、吐痰多而清稀；聚于胃脘，胃气失和则干呕。各种或然症无不因饮邪停聚而产生，水饮之邪变动不居，可随三焦气机升降出入，咳、喘、渴、噎为上焦证候，干呕为中焦证候，小便不利，少腹满、下利为下焦证候，证候虽多，关键是"水气"所致。

第四节　小青龙加石膏汤

【组成用法】

> 麻黄　芍药　桂枝　细辛　甘草　干姜各三两
> 五味子　半夏各半升　石膏二两

上九味，以水一斗，先煮麻黄，去上沫，内诸药，煮取三升，强人服一升，羸者减之，日三服，小儿服四合，

【主治方义】　用于外感风寒，寒饮内发，内外合邪，郁而化热所致寒饮挟热肺胀病证（七·14）。

本方为小青龙汤的类方，由小青龙汤加石膏二两组成。由于风寒犯肺，寒饮内发，故可见咳而上气，痰多稀白；外邪束表故脉浮，饮邪郁久化热，故烦躁。因此用小青龙汤解表散寒，宣肺平喘。加用石膏以清郁热、除烦躁。本方外散寒饮，内清郁热，介于越婢汤、大青龙汤之间，寒温并施，两不相碍。

【类证辨析】　小青龙加石膏汤与小青龙汤二方，药物组成仅差一味石膏，然而所治病症却有较大差别。小青龙汤主治外寒内饮、内外皆寒的咳喘病症；小青龙加石膏汤则主治外寒内饮、郁而化热的病症，故可在小青龙汤见症基础上，更见烦躁一症以资鉴别，故重用石膏以清郁热、除烦躁。

另外，本方与大青龙汤、越婢汤寒温并施，麻黄、石膏同用之方，其中，大青龙汤主治太阳伤寒兼里热的病症，以发热、恶寒、身疼痛、无汗而烦躁为主症；小青龙加石膏汤主治外寒内饮，郁而化热的咳喘病症；越婢汤主治风水挟热、一身悉肿的水肿病症。

本方与越婢加半夏汤均属表里双解之法，皆主内外合邪，咳逆上气病证。其不同点是越婢加半夏汤证为外感风邪，偏于风热；本方证为外感风寒，寒饮化热。前者热甚于饮，此则饮甚于热。同时，越婢加半夏汤证是其人喘，

目如脱状，其喘甚于咳；小青龙加石膏汤证是烦躁而喘，其喘咳并重。

【临床应用】

（一）古代应用

《备急千金要方》：咳而上气肺胀，其脉浮，心下有水气，胁下痛引缺盆，设若有实者必躁，其人常倚伏，小青龙加石膏汤主之方。

（二）现代应用

慢性阻塞性肺疾病，兼有发热者可用本方。本方治疗病久喘咳咯血，呕痰呈水样泡沫，脉浮而数，两肺支气管湿啰音显著。用本方治疗急性支气管炎。对阻塞性肺气肿可以用本方配苏子、地龙、水蛭、桃仁、杏仁进行治疗。

【应用要点】

1. 抓主症　①小青龙汤证的共性表现：脉浮，头身疼痛，发热，恶寒，咳嗽，气喘，或渴、或利、或小便不利等；②饮郁化热见症：烦躁。

2. 明病机　本方证与小青龙汤证相比，偏于饮郁化热。

第五节　麻黄杏仁甘草石膏汤

【组成用法】

麻黄四两（去节）　　杏仁五十枚（去皮尖）　　　甘草二两（炙）
石膏半斤（碎，绵裹）

上四味，以水七升，先煮麻黄，减二升，去上沫，内诸药，煮取二升，去滓，温服一升。

【主治方义】　用于汗下后，邪热壅肺，肺失肃降，发热，汗出而喘者（63、162）。

风寒在表，发汗可解。但当外邪闭郁，肺有蕴热之时，若用辛温发汗，则使肺热加重。邪热迫肺，肺失清肃，故见喘息。里热蒸腾，津外泄，故汗出。汗出而喘，但不恶风寒，反映表无寒邪；身"无大热"，也无烦渴，也非阳明热证，证属表邪已解，热壅迫肺，故，治疗重在清宣肺热，而不在发汗解表，因而选用麻黄杏仁甘草石膏汤。方中麻黄宣肺而泄邪热，是"火郁发之"之义，且能平喘；石膏清泄肺热，其用量倍于麻黄，借以监制麻黄辛温之性，一寒一热，使宣肺而不助热，清肺而不留邪；杏仁宣肺降气，助麻黄以平喘；甘草和中缓急，调和诸药。

【类证辨析】

1. 麻黄杏仁甘草石膏汤证与麻黄汤证、桂枝加厚朴杏子汤证 三证都有喘息症状，但本方证是热壅于肺，肺失清肃作喘，汗出而喘，无表证，治疗重在清肺；麻黄汤证为寒邪闭肺，肺气上逆作喘，无汗而喘，有表证，治疗重在辛温解表；桂枝加厚朴杏子汤证是表邪未解，肺气不降作喘，汗出而喘，有表证，治疗以解表为主，兼以降逆平喘，因有汗，故解表不用麻黄而改桂枝。

2. 麻黄杏仁甘草石膏汤证与大青龙汤证 见"大青龙汤"一节。

3. 麻黄杏仁甘草石膏汤证与白虎汤证 两证皆为里热证，鉴别点在于前者热、渴、汗出程度轻，后者为大热、大渴、大汗；前者有气喘无烦躁，后者有烦躁而无气喘；前者为热邪壅肺，或兼表证，后者纯属里热炽盛之证。

4. 麻黄杏仁甘草石膏汤证与越婢加半夏汤证 两方均以麻黄与石膏相配为主组成，均用以治疗喘咳，但前者是肺热，后者是水饮所作，内有饮热；前者以喘为主，后者喘咳俱重，肺气胀满；故前者用杏仁降气，后者用半夏化饮。

【临床应用】

（一）古代应用

《备急千金要方》：治伤寒，发汗出而喘，无大热。又名四物甘草汤。

《寿世保元》：本方加细茶，名五虎汤。治外邪在表，无汗而喘者。有痰加二陈汤。

《温病条辨》：喘咳息促，吐稀涎，脉洪数，右大于左，喉哑，是为热饮，麻杏石甘汤主之。

（二）现代应用

1. 内科疾病

（1）呼吸系统疾病：本方为治疗呼吸系统感染性疾病之良方，用于上呼吸道感染、急性气管炎、支气管炎、支气管肺炎、支气管哮喘、麻疹、百日咳、小儿痉挛性喉炎、小儿急性扁桃体炎、嗜酸性粒细胞增多性肺炎等，尤其对小儿更为适宜。用本方加减治疗小儿支气管炎；加金银花、连翘、板蓝根等，名清肺解毒汤，治疗麻疹；本方加马齿苋、侧柏叶、贝母，名马齿苋合剂，治疗百日咳；本方加知母、贝母、桔梗、黄芩、柴胡，治疗甲型 H1N1 流感。

临床用本方治疗肺热作喘疗效甚佳，尤其对小儿麻疹并发肺炎而属于肺热者。根据经验，肺热重者，可加羚羊角粉；痰热壅盛，痰鸣气促者，可加黛蛤散或鲜枇杷叶；喘而大便不下者，加瓜蒌皮、炙桑皮；大便燥结者，可加大黄，俾下窍通而上窍利而喘息愈；若肺摄气不利、憋气胸闷者，还可加甜葶苈以泻痰热。

（2）泌尿系统疾病：本方加生姜皮可治疗急性肾小球肾炎。

2.皮肤科疾病 本方治疗荨麻疹、玫瑰糠疹、皮肤瘙痒症、接触性皮炎等。

3.五官科疾病 本方用以治疗多种眼科疾病，如天行赤眼、花翳白陷（角膜溃疡）、凝脂翳（化脓性角膜炎）等，但必须具备眼部症状剧烈，具有红、肿、痛、羞明、流泪等刺激症状，伴有发热、恶寒、头痛，或但热不寒、口渴、烦躁等全身症状。某些眼病刺激症状减退，而风热并未消除者亦宜。凡眼病无表证，或无里证，皆非本方所宜；青风内障绝不可用；绿风内障（青光眼）外症虽剧烈，如误用本方，为害匪浅。亦用于治疗鼻渊（慢性鼻窦炎、鼻旁窦炎）。

4.其他疾病 用本方治疗遗尿症，其特点是都有咳痰或喘的症状，认为是肺气壅滞，治节无权所致。

【应用要点】

1. 抓主症 本方的辨证点为发热、汗出、口渴、气喘、咳嗽、痰黏，苔薄白而干或薄黄，脉浮数或滑数。热、渴、喘、咳四大症，是本方证的特征性症状。但本证发热不高，口渴不甚，汗出也非大汗，不汗出也不能认为非本证，故汗出不具特征性，麻黄不合桂枝有汗者不忌，石膏不合知母大热者不忌，所以本方有汗、无汗均可用，"无大热者"亦可用。

2.明病机 本方证为热邪壅肺，肺失肃降，与麻黄汤证、桂枝加厚朴杏子汤证因太阳之邪影响肺气宣降相比，无表寒，纯属里热。临床应用，只需抓住热壅于肺这一病理，无论有无表证，皆可用之。

第六节　麻黄连翘赤小豆汤

【组成用法】

> 麻黄二两（去节）　赤小豆一升　连翘根二两
> 杏仁四十枚（去皮尖）　大枣十二枚（擘）　生梓白皮一升（切）
> 生姜二两（切）　甘草二两（炙）

上八味，以潦水一斗，先煮麻黄再沸，去上沫，内诸药，煮取三升，去滓。分温三服，半日服尽。

【主治方义】 用于湿热发黄兼表证者（262）。

本方证叙述过简，以方测症，"伤寒瘀热在里"，为外有寒邪束表，内有湿热蕴郁，表邪不解，湿热之邪难以外越；湿热内蕴，又阻碍表邪之外解，湿热郁遏，势必发黄。表邪不解，当有发热恶寒无汗身痛等表证，湿热在里，心烦懊憹，小便不利等症必见。此是湿热兼表，单纯清利或解表，均非所宜，故主用麻黄连翘赤小豆汤，一则以解表散邪，一则以清热除湿以退黄。方中麻黄、杏仁、生姜，宣散表邪，以解阳郁之热，兼宣肺利水湿之气；赤小豆清热利湿，兼以活血，善治瘀热；生梓白皮苦寒亦能清利湿热，无此药可用桑白皮或茵陈代之；连翘即连翘根，亦可用连翘代，可清透邪热之结；甘草、大枣甘平和中。潦水即地上所积雨水，古谓"无根之水"，因其无根味薄，不助湿气。

【类证辨析】 麻黄连翘赤小豆汤、茵陈蒿汤、栀子柏皮汤皆治湿热发黄。麻黄连翘赤小豆汤治湿热发黄有表邪者；茵陈蒿汤治湿热并重者；栀子柏皮汤治疗热重于湿者。麻黄连翘赤小豆汤则发汗、利小便，使湿热外透下泄；茵陈蒿汤使湿热从二便分消；栀子柏皮汤驱邪从小便出。

【临床应用】

1. 内科疾病

（1）黄疸：本方用于治疗阳黄初期兼表证者，常加茵陈，效果更佳，且麻黄、生姜不宜久服，表证一罢，即须撤去。适用于黄疸型肝炎初起邪郁于表、湿热内蕴的患者。加味麻黄连翘赤小豆汤合用甘草酸二胺、左旋门冬酰胺钾镁、促肝细胞生长素对慢性乙型肝炎并发免疫性肝炎具有起效快、疗效好等优点。

（2）肾炎：本方随症加减，用于治疗急性肾炎、特发性水肿属"风水"者。用本方合五苓散，治疗急性肾炎；加苏叶、防风、羌活，治疗急性肾炎消除蛋白尿，随水肿的消退，蛋白尿也随之好转，如水肿已退而蛋白尿尚未悉除，仍可继续使用该方治疗，旨在调整肺气，使治节有权而蛋白尿常能解除；加桑白皮、杏仁、益母草、土茯苓组成基本方，表邪重加荆芥、防风，水肿者麻黄加量，烦热口渴加石膏，湿热毒邪加金银花、地丁，尿少白细胞多加白花蛇舌草，尿蛋白多加石苇、枇杷叶，偏阴虚加女贞子、旱莲草，脾肾渐复，余邪未尽加茯苓皮、山药、芡实、薏苡仁。

（3）咳喘：本方加减可治疗咳喘无论外感抑或内伤所致者。本方加桔梗、葶苈子，治疗外感风寒、内有停饮之咳喘；加藿香、蔻仁、枇杷叶、前胡、桔梗、生甘草，治疗湿热郁肺之咳嗽；加葶苈子，治疗见全身水肿，胸痛咳嗽之渗出性胸膜炎患者；加葶苈子、附子、橘红，治疗口唇青紫、咳嗽喘息、心悸气促、下肢水肿、尿少之肺心病心力衰竭患者。

（4）周围血管疾病：用本方治疗血栓性浅静脉炎、下肢深静脉血栓形成、皮肤变应性结节性血管炎、上腔静脉阻塞综合征、血栓闭塞性脉管炎等周围血管疾病，证属湿热蕴结、气血凝滞、痹阻脉络者，效果良好。

2. 皮肤科疾病　本方加减可治疗湿疹、水痘、天疱疮、痤疮、血管神经性水肿、寻常型银屑病及玫瑰糠疹偏热者，荨麻疹证属风湿蕴热、营卫不和者；日光性皮炎证属表邪外束，湿热瘀滞者；带状疱疹证属湿热蕴积于肺，宣降失职，湿热毒邪侵扰肌肤者。

3. 其他疾病　以本方为主，治疗因感染因素引发的逆行射精，湿热证候重者重用连翘、赤小豆、生姜；病程较长、射精后小腹有隐痛者重用赤小豆、王不留行；有支原体、衣原体感染者重用连翘、桑白皮、甘草。本方合茵陈四苓散，治疗鼻衄，加薏苡仁、半夏、白芷、细辛，治疗异食症；加牛膝、白茅根，治疗过敏性紫癜证属湿热内蕴、热伤血络者；加蜈蚣、水蛭、地鳖虫，治疗黄褐斑。另外，本方加味用于急性痛风性关节炎、病机属于湿或热之复发性口腔溃疡及分泌性中耳炎合并积水症者。

【应用要点】

1. 抓主症　本方证原方过简，后世医家均以方测证，其主症应为发热、恶寒、无汗，或汗出不彻，或肿，或发疹作痒，或身目俱黄、小便黄、短少，苔白或薄黄，脉浮。

2. 明病机　湿热发黄，随其热与湿之轻重，病情之偏表偏里，而有湿热并重、里有结滞；热重于湿、里无结滞；以及湿热兼表之不同。本方证乃湿热兼表，宜表里两治，故无论是皮肤病，还是脏腑症证，谨守病机，异病同治，均可获效。

第七节　麻黄附子细辛汤、麻黄附子甘草汤

【组成用法】

> 麻黄附子细辛汤方：麻黄二两（去节）　细辛二两
> 附子一枚（炮，去皮，破八片）

上三味，以水一斗，先煮麻黄，减二升，去上沫，内诸药，煮取三升，去滓。温服一升，日三服。

> 麻黄附子甘草汤方：麻黄二两（去节）　甘草二两（炙）
> 附子一枚（炮，去皮，破八片）

上三味，以水七升，先煮麻黄一两沸，去上沫，内诸药，煮取三升，去滓。温服一升，日三服。

【主治方义】　用于太阳少阴两感证，发热，脉沉者（301、302）。

太少两经同病，治太阳应发汗，治少阴应温阳，故以麻黄附子细辛汤温经发汗，助阳解表。方用麻黄发汗以解太阳之表；附子扶阳以温少阴之里；细辛则既能解在表之寒，又能散少阴之邪，与麻黄、附子相伍，有表里两治之功，三药合用，扶正祛邪，温阳解表，但麻黄、细辛毕竟辛散有力，走而不守，易伤正气，故适用于少阴始病之时，而正虚不甚者为宜。

若少阴病得之二三日，与始得之病情不同，此时正气较虚，但又未见厥逆、下利等里证，故不用四逆汤救里而仍需表里同治。因正气较虚，恐麻黄附子细辛汤辛散伤正，汗出亡阳，故去辛窜之细辛，加甘缓之甘草，以温经微汗。

【类证辨析】

1. 麻黄附子甘草汤证与麻黄附子汤证　两方药物组成相同，但主治有别。前者主治太阳、少阴两感，后者主治水气病；两方皆有温经发汗之功，但前者麻黄二两，意在微汗而解表寒，后者麻黄三两，意在因势利导而发散水气。

2. 麻黄附子细辛汤证与四逆汤证　两方皆为少阴病而设，但前者为少阴兼表，表里同病且里虚不甚；后者为少阴里证，且里虚较重。

3. 麻黄附子细辛汤证与附子汤证　附子汤主治少阴病，得之一二日，背恶寒者，或少阴病，身体痛、骨节痛。但附子汤之恶寒，为阳虚生外寒，非阳虚外感；身体痛、骨节痛，酷似太阳表证，但身不热而"手足寒"，脉不浮

而见沉，乃阳虚寒湿凝滞之象，治宜扶阳抑阴，温化寒湿。

【临床应用】

（一）古代应用

《张氏医通》：治暴哑声不出，咽痛异常，卒然而起，或欲咳而不能咳，或无痰，或清痰上溢，脉多弦紧，或数极无伦，此大寒犯肾也，麻黄附子细辛汤温之，并以蜜制附子噙之，慎不可轻用寒凉之剂。

《兰室秘藏》：少阴经头痛，三阴三阳经不流行，而足寒气逆为寒厥，其脉沉细，麻黄附子细辛汤为主。

《证治准绳》：麻黄附子细辛汤治肾脏发咳，咳则腰背相引而痛，甚则咳涎，又治寒邪犯齿，致脑齿痛，宜急用之，缓则不救。

《医贯》：有头痛连脑者，此系少阴伤寒，宜本方，不可不知。

（二）现代应用

1. 内科疾病

（1）感冒、发热：本方用以治疗流感、阳虚感冒、空调感冒、反复发热、胃癌发热、脑梗死后低热、太少两感夹湿、房劳外感等。

（2）肺部疾病：对于肾阳素虚，复感寒邪所致的咳喘，用本方效果满意。亦用于慢性支气管炎、肺气肿、喘息性支气管炎、支气管哮喘等。

（3）心血管疾病：本方加味治疗风湿性心脏病、冠心病、自发性心绞痛、心律失常、预激综合征、二尖瓣狭窄并闭锁不全、心房纤颤、病态窦房结综合征获得较好的疗效；本方加减治疗老年性窦性心动过缓，心气虚合生脉饮，心阳虚合炙甘草汤加减，气阴两虚合八珍汤加减，血脉瘀阻合血府逐瘀汤加减，阴阳失调合柴胡桂枝龙骨牡蛎汤加减。

（4）痛证、痹证、痿证：本方对痛证的应用屡有报道，凡肾阳虚弱、寒邪外束、气血不畅、脉络受阻等所致的疼痛，均可用本方加减治疗。以本方加味治疗肢端动脉痉挛证和血栓引起的疼痛、风湿性关节疼痛，疗效较好。风湿性疼痛，加白术、防风、黄芪（大剂量）；对血管疼痛加川芎、红花；病在上肢加桂枝；病在下肢加川牛膝。本方加吴茱萸、川芎，治疗偏头痛（三叉神经痛）；加羌活、白芷、藁本、蔓荆子、川芎，治疗血管性头痛；加狗脊、鹿角胶，治疗脊背冷痛；加吴茱萸，治疗阴茎及睾丸内缩、抽痛；加海风藤、乌梢蛇、独活，治疗肌痹；合白虎汤加味，治疗臂丛神经痛；合补阳还五汤加减，治疗血栓闭塞性血管炎；合乌头汤加蜈蚣、徐长卿、桑寄生、怀牛膝、狗脊等，治疗股骨头坏死；合活络效灵丹，治疗产后身痛；合通脉四逆汤加减，治疗类风湿性关节炎；合补阳还五汤加减，治疗痿证；合补中益气汤，治疗重症肌无力。亦用于腰腿痛、坐骨神经痛、糖尿病周围神经病变。

（5）水肿：本方适用于阳虚阴盛、复感寒邪、气化无权、水道不利所致之水肿。本方有发表散寒、温阳利水之功，投之可内外分消，水肿自去，常用于治疗急、慢性肾炎，心脏病引起的水肿，尤其对因节气交替和气候骤变而加重病情，且伴发热恶寒无汗者，多能获效；若方中加白术30克，可健脾利水，其效更佳。加黑豆、车前子，治疗特发性水肿。

此外，本方加味可治疗遗尿、嗜睡等病。

2. 外科疾病

（1）疽：用本方治疗脱疽，以下肢患病为主，疗效显著。本方加味治疗余毒流注（多发性肌肉深部脓肿）、穿踝疽（右踝化脓性关节炎）、附骨疽（右胫骨急性骨髓炎）、委中毒（腘窝部化脓性淋巴结炎），均收到很好的疗效。

（2）肾绞痛：用本方治疗肾绞痛，其中包括肾结石，输尿管上端结石，均在进药后半小时痛减，1小时内疼痛消失，认为本方对痛势越急越重者，效果越快越好，欲以排石；或虽为结石致腰痛，但痛不剧，四肢不冷者，本方无效。

3. 皮肤科疾病 本方加减可治疗湿疹、痤疮、银屑病、带状疱疹、慢性荨麻疹、皮肤瘙痒等，如合桃红四物汤治疗脱发。有以本方加味治愈周身瘙痒、七窍奇痒，经久不愈的报道。

4. 五官科疾病 用于少阴咽痛、喉痹、暴瘖、口疮、鼻窦炎、结膜炎、鼻衄、视神经麻痹。本方加苍耳子、辛夷花，治疗变态反应性鼻炎；加杏仁、桔梗、蝉蜕、木蝴蝶，治疗急性喉炎；加熟地黄、麦门冬、杏仁、白芍，治疗肺气虚损、肾精不足之内伤失音症；加防风、石菖蒲，治疗突发性耳聋。

5. 其他疾病 本方加减还用于治疗慢性前列腺炎、慢性结肠炎、阑尾切除术后肠粘连、神经官能症、抑郁症、干燥综合征、顽固性嗜睡、甲减（甲状腺功能减退症）、脱肛、便秘、遗尿、尿频、癃闭、无汗证等疾病。如本方加桃仁、路路通、川芎，治疗周身无汗症；加白术、山茱萸，治疗高血压；加黄芪、白术、当归、柴胡，治疗低血压；加全蝎、白蒺藜、天麻、当归、赤芍、砂仁、炙甘草，治疗面肌痉挛；加鱼腥草、瓜蒌、葶苈子、杏仁、炙甘草等，治疗面神经麻痹；加防风，治疗面神经炎；加羌活、姜黄、桑枝、川芎，治疗颈椎病；合桂枝茯苓丸，治疗多囊卵巢综合征；合吴茱萸汤，治疗乳房淤斑。

【应用要点】

1. 抓主症 本方证以发热、恶寒、无汗与肢冷、脉沉弱并见为主症，伴有头身疼痛、神疲倦怠等，但发热不高、恶寒而喜温。若无头身疼痛，则偏重少阴；若有头痛疼痛则偏重太阳。

2. 明病机 本方病机为少阴兼外感，即太阳、少阴两感证，其治疗有三法：一是风寒之邪初客少阴、脉沉、反发热，用麻黄附子细辛汤温经发汗；二是邪客少阴，病程稍长，正气较弱，但又未出现下利清谷、四肢逆冷之阴寒里证，则用麻黄附子甘草汤微发汗；三是如服用麻黄附子细辛汤和麻黄附子甘草汤后病不解，仍周身疼痛，脉沉，甚或下利清谷、四肢厥冷等里虚寒重证，当用四逆辈以温阳祛寒，急救其里，不可再用麻黄之属攻表。

第八节 麻黄升麻汤

【组成用法】

> 麻黄二两半（去节） 升麻一两一分 当归一两一分 知母十八铢
>   黄芩十八铢 葳蕤十八铢（一作菖蒲） 芍药六铢
> 天门冬六铢（去心） 桂枝六铢（去皮） 茯苓六铢 甘草六铢（炙）
>   石膏六铢（碎，绵裹） 白术六铢 干姜六铢

上十四味，以水一斗，先煮麻黄一两沸，去上沫，内诸药，煮取三升，去滓，分温三服。相去如炊三斗米顷，令尽，汗出愈。

【主治方义】 用于伤寒大下后，阴阳两伤，寒热错杂证，症见咽喉不利，唾浓血，泄利不止者（357）。

伤寒六七日，表邪不解，误用大下之法，正伤邪陷，虚实混淆，寒热错杂。阳陷于里，郁而不畅，故寸脉沉而迟，下部脉不至。阳虚气抑，不达四末，故手足厥冷。大下之后，阴阳两伤，阴伤而肺热气痹，痹阻咽喉，灼伤络脉，故咽喉不利而吐脓血；阳伤而脾虚气陷，下焦有寒，因而泄利不止。此阴阳两伤，寒热错杂，如治寒则遗热，治热则妨寒，治实则碍虚，补虚则助实，故为难治。而麻黄升麻汤实可清上温下，发越郁阳，滋阴和阳，最为适宜。

方用麻黄、升麻透发内陷的阳郁之邪，升麻兼以升举下陷之阳气；黄芩、石膏、知母清肺胃在上之热；桂枝、干姜温中通阳；当归、芍药养血和阴；天门冬、葳蕤养阴生津，滋补阴液；白术、茯苓、甘草健脾补中，交通上下之阴阳。药味多，以适应病情之复杂；剂量小，以利阳郁之发散，通过药后宣散汗出，不仅使内陷之邪得以外透，且使表里上下阳气得以通达，阴阳水火交通既济，则其病得愈，故去"汗出愈"。

【临床应用】

（一）古代应用

本方历代注家争议颇多，自柯韵伯《伤寒来苏集》提出"其方味数多而分两轻，重汗散而畏温补，乃后世粗工之伎，必非仲景方也"的否定意见以后，许多注家附和此说。但《伤寒论》的别本《金匮玉函经》载有此方。王焘《外台秘要》第一卷不仅载方，并引《小品方》注云："此仲景《伤寒论》方。"且孙思邈的千金葳蕤汤，与麻黄升麻汤相似，乃从麻黄升麻汤发展演变而来。

（二）现代应用

1. 内科疾病

（1）呼吸系统：上呼吸道感染、咳嗽兼泄泻、慢性支气管炎、支气管扩张、气胸、肺结核等疾病。

（2）消化系统：慢性胃炎、慢性肠炎、无菌性肠炎、痢疾等。

2. 口腔疾病　牙龈炎、牙龈出血、口疮、扁桃体炎等有效。

3. 其他疾病　本方还用于痤疮，球结膜下出血，痹证属本虚标实、寒热错杂者，阳虚郁热、表里同病之虚劳，肺心病之心力衰竭，慢性肾炎水肿，自主神经功能紊乱等。很多医家认为厥阴病与现在的自主神经功能紊乱较相似，如心性急躁、头昏、面烘、善太息、心悸或心跳急缓不一症状，可资参考。

第九节　麻黄加术汤

【组成用法】

> 麻黄三两（去节）　　桂枝二两（去皮）　　甘草一两（炙）
> 杏仁七十枚（去皮尖）　　白术四两

上五味，以水九升，先煮麻黄，减二升，去上沫，内诸药，煮取二升半，去滓，温服八合，覆取微似汗。

【主治方义】　用于寒湿在表，发热，恶寒，无汗，身体烦疼等（二·20）。

寒湿在外，阳必内郁，湿留肌肉，流注关节，卫外之气痹阻，故一身尽疼痛；风寒在表，故发热、恶寒、无汗；表证当从汗解，而湿邪又不宜过汗，故用麻黄汤加白术，微发其汗。麻黄得白术，虽发汗而不致过汗；白术得麻黄，能并行表里之湿，故能取微似汗而解。如用火攻发汗，则大汗淋漓，风去湿存，徒伤津液，病必不除，且火热内攻，与湿相合，可引发黄疸或衄血等病变，故为寒湿在表之所禁忌。

【类证辨析】

麻黄加术汤证与防己黄芪汤证　两方均用于治疗外湿证，但前者为寒湿在表，表实无汗，后者为风湿在表，表虚有汗；前者周身疼痛而恶寒，后者身重而恶风。

【临床应用】

1. 内科疾病

（1）呼吸系统疾病：本方于治疗肺炎，症见恶寒发热、咳嗽胸痛。

（2）类风湿性关节炎、风湿性肌炎等风湿性疾病：本方治疗关节炎，症见身热不畅、骨节疼痛剧烈，甚至关节漫肿。

2. 儿科疾病　本方于治疗小儿急性肾炎，症见头面肢体水肿、小便不利、咳嗽气喘。

3. 皮肤疾病　本方于治疗荨麻疹，症见身布疹块、色不红、奇痒不休。

4. 其他疾病　本方治疗反复高热、颈椎病、皮肤瘙痒、月经后期证属脾虚湿滞者。

【应用要点】

1. 抓主症　本方证以发热、恶寒、无汗、身体疼痛为主症。湿家不言关节烦疼，而云身烦疼或一身尽疼，是湿气不流关节而外客肌表，为湿气之浅，故治宜因势利导，微汗乃愈，病有深浅，证有内外，知犯何逆，方能依法治之。

2. 明病机　本方证病机为寒湿犯表，即外湿而挟风寒之邪，表实无汗者。

第十节 麻黄杏仁薏苡甘草汤

【组成用法】

> 麻黄半两（去节，汤泡）　甘草一两（炙）　薏苡仁半两
> 杏仁十个（去皮尖，炒）

上锉麻豆大，每服四钱匕，水盏半，煮八分，去滓，温服，有微汗，避风。

【主治方义】　用于风湿在表，发热，日晡所剧，周身疼痛者（二·21）。

风湿在表，风与湿合，湿邪容易化热化燥，故身疼发热而日晡增剧，此是风湿病的特点。风湿合邪，治宜轻清宣化，解表祛湿，风湿并治。方中麻黄辛温，发散在表的湿邪，杏仁助麻黄宣上焦之风湿。日晡发热者，乃阳明正旺之时，李时珍曰"薏苡仁属土，为阳明之药"，故阳明受风湿，日晡所发剧，薏苡仁除阳明之湿，且与甘草合之除痛。

【类证辨析】

1. 麻黄杏仁薏苡甘草汤证与麻黄加术汤证　两汤证皆为外湿犯表，同有身疼、发热等主症，均须微发其汗使邪从表解，但在病因、兼症和具体，治疗上有明显区别。麻黄加术汤为寒湿在表之证，其身疼痛剧而重着不移，发热较轻且无早暮微甚之分，药取麻黄配桂枝辛温而量重（麻黄三两），以温化在表之寒湿；本证为风湿在表，其身疼痛较轻而走掣不定，发热一般较重并有早暮微甚之别，药取麻黄配薏苡仁辛凉而量轻（麻黄半两）以轻清宣化在表之风湿。

2. 麻黄杏仁薏苡甘草汤证与防己黄芪汤证　两方证均为外湿而设，但前者为风湿在表，表实无汗，故用麻黄以取微汗；后者为风湿在表，表虚自汗，汗解法不可守，故不用麻黄而用防己驱肌表之里湿，更用黄芪固表。

【临床应用】

1. 内科疾病

（1）风湿痹证：本方治疗上肢或下肢末端麻痹，重则如电击不仁、四肢无力；治疗关节炎，症见肢体关节疼痛红肿。

（2）呼吸系统疾病：本方治疗风湿咳嗽、风湿喘证、风湿感冒，症见畏风发热无汗、肢冷疼痛；治疗小儿喉源性咳嗽，症见喉中作痒、呛咳少痰、咳声剧烈，呈连续性、痉挛性；治疗肺脓疡，症见初起发热恶寒、咳嗽气喘

胸痛。

（3）肾脏疾病：本方治疗急性肾炎，症见全身水肿、身热恶寒、咳嗽气喘、小便少。

2.皮肤科疾病　本方治疗神经性皮炎、寻常型银屑病、鸡眼及多发性扁平疣，出现于肢体、头面，皮肤色黄褐，有扁平小疙瘩。本方加荆芥、防风、当归、土茯苓组成基本方，治疗银屑病；胃热者加石膏、知母；表寒甚加葛根；发于上肢、胸腹、头面加升麻、柴胡或白芷；鳞屑肥厚、瘙痒难忍、湿热较甚加白鲜皮、白蒺藜；皮损基底潮红加生地黄、槐花；皮损边缘清楚，呈暗红色斑片有新疹再发，加刘寄奴、苏木或红花；鳞屑白而燥、根底淡白，加乌梢蛇。

3.其他疾病　本方加减亦用于过敏性紫癜、秋季便秘等。

【应用要点】

1.抓主症　本方证以一身尽疼、发热、日晡所剧者为主症，其病多由汗出当风，或经常贪凉，湿从外侵所致。

2.明病机　本方证的病机，为风湿在表，表实无汗，与麻黄加术汤之寒湿在表有别，亦与防己黄芪汤之表虚自汗及桂枝附子汤、白术附子汤表阳虚、甘草附子汤表里阳俱虚有异。临证应用，必须谨守病机，各司其职。

第十一节　越婢加术汤

【组成用法】

> 麻黄六两　　石膏半斤　　生姜三两　　甘草二两　　白术四两
> 大枣十五枚

上六味，以水六升，先煮麻黄，去上沫，内诸药，煮取三升，分温三服。恶风加附子一枚，炮。

【主治方义】　用于里水郁滞化热，一身面目悉肿兼见汗出病症（十四·5、十四·25）；亦用于风湿邪气侵入肌表，风气入营，大汗消瘦而脚弱病症（五·附）。

本方为越婢汤加白术四两而成。由于脾虚不能运化水湿，肺气虚不能通调水道，水湿停留，泛于肌肤而一身面目悉肿。风气与水湿相搏，郁而化热，肌肉因热盛而汗多。汗出过多，津脱表虚，进一步出现津脱血少，营血不行于下焦则脚弱。治用越婢汤发散风湿，清解郁热，加白术既可健脾化湿以治里水内盛，又可健脾生津以治津脱血少之消瘦脚弱。

【类证辨析】 里水之证有挟里热和无里热之分。由于脾虚不能运化水湿，肺虚不能通调水道，致使水湿停留，泛滥肌肤而成水肿。其中，水湿郁滞化热，一身面目黄肿者，用越婢加术汤健脾宣肺清郁热；水湿停于肌表，无热而身尽肿者，用甘草麻黄汤，内助脾气，外散水湿。

【临床应用】

（一）古代应用

《圣济总录》：本方加附子，名麻黄石膏汤。治风水，遍身洪肿，骨节疼痛，恶风汗出不仁。

《眼科锦囊》：治眵肉淡红，面目黄肿，小便不利者。

（二）现代应用

1.内科疾病

（1）各种水肿：本方治疗风水、皮水。因外感而致水肿，用苏杏五皮饮及五苓散不效者，可用本方治疗，其中麻黄用量可用至45克。合五皮饮加减，治疗急性肾小球肾炎；加大黄治疗糖尿病肾病。亦用于治疗单纯眼睑水肿，慢性肾炎。

（2）风湿病：化脓性关节炎、急性痛风性关节炎，合四妙散治疗膝关节滑囊炎。

（3）呼吸系统疾病：用于治疗小儿哮喘、慢性阻塞性肺疾病等。

2.皮肤科疾病 用本方治疗日光性皮炎、接触性皮炎、小儿特应性皮炎疗效较好。

3.其他疾病 用本方治疗青霉素过敏及纯红细胞再生障碍性贫血者。

【应用要点】

1.抓主症 ①越婢汤证的表现：一身面目悉肿、汗出等；②里水见症：下肢肿甚、脉沉等；③湿郁化热伤津见症：口渴、消瘦、脚弱等。

2.明病机 本方证与越婢汤证相比，病症偏里，常伴有脾虚水湿内盛而化热伤津。其临床表现以一身面目悉肿、汗出、脉沉、口渴、下肢肿甚为主，或表现为大汗消瘦而脚弱。

第十二节　越婢汤

【组成用法】

> 麻黄六两　石膏半斤　生姜三两　甘草二两　大枣十五枚

上五味，以水六升，先煮麻黄，去上沫，内诸药，煮取三升，分温三服。恶风者，加附子一枚，炮。

【主治方义】　用于风水挟热的证治（十四·23）。

由于风邪袭于肌表，病症在表，故恶风。风客肌表，肺主皮毛，肺的治节不利，决渎失司，水溢皮肤而见一身悉肿。风性疏泄，故续自汗出。因陆续汗出则外表无大热，但风水相搏，虽汗出而表证不解，外无大热而郁热仍在。

本方用麻黄、生姜发越阳气，宣散水湿；石膏清解郁热；甘草、大枣调和脾胃荣卫。如恶风甚者，为卫阳虚，则加附子温经复阳。诸药合用，共奏发散风湿、清解郁热作用。《医宗金鉴》引李彣语："汤名越婢者，取发越脾气，通行津液之义也。"

【类证辨析】　越婢加术汤与越婢加半夏汤均以越婢汤为基础方。三方均可用于或饮、或水而挟热所致病证的治疗。其中，越婢汤及越婢加术汤用于水肿病症，前者用于风水挟热，病症在表的治疗，故可兼见发热、恶风等表证；后者用于里水郁滞化热，病症在里的治疗，故脉浮、恶风等症已无，可相应见有脉沉、口渴、下肢肿甚等表现，故加白术健脾化湿。而越婢加半夏汤则用于热饮上蒸，喘急不得息之肺胀病证，用越婢汤清热化饮，重用半夏散水降逆。

【临床应用】

（一）古代应用

《金匮要略编注》：治风多水少之证也。风多伤表，外应肌肉，内连及胃，故恶风一身悉肿。胃气热蒸，其机向外，不渴而续自汗出无大热者，则知表有微热而为实也，故以麻黄通其阳气而散表；石膏入胃，能治气强壅逆风化之热；甘草、姜、枣以和营卫。若恶风者，阳弱而为卫虚，故加附子。

（二）现代应用

1.内科疾病　用本方治疗急性肾小球肾炎四肢水肿，效果理想。治疗肝硬化、甲状腺功能减退具有水肿表现者，多获良效。对于紫癜肾炎、妊娠肾性水肿、特发性水肿亦有良效。

2. 其他疾病　用本方加丹参治疗流行性出血热发热期疗效显著。本方亦用于喘息、慢性气管炎、肺气肿、类风湿关节炎等疾病。

【应用要点】

1. 抓主症　①水湿泛滥四溢见症：一身面目悉肿等；②病症在表见症：脉浮、恶风等；③风邪客表，郁而化热见症：烦热、自汗出等。

2. 明病机　本方证主要为风邪客表、肺失治节、水湿泛滥四溢。其临床表现以一身面目悉肿、脉浮、恶风、汗出为主。

第十三节　越婢加半夏汤

【组成用法】

> 麻黄六两　　石膏半斤　　生姜三两　　大枣十五枚　　甘草二两
> 　　　　　　　　　半夏半升

上六味，以水六升，先煮麻黄，去上沫，内诸药，煮取三升，分温三服。

【主治方义】　用于外感风热，水饮内发，内外合邪，热饮上蒸，填塞肺中而致咳嗽上气，喘急不得息的热饮肺胀（七·13）。

本方为越婢汤的类方，由越婢汤加半夏半升组成，由于热饮上蒸，肺气胀满，故咳嗽上气，喘急不得息，喘甚者可见两目鼓出，而欲如脱状。因风邪热饮盛于表里不得解，故其脉浮大，重用麻黄、石膏，辛凉配伍，可以发越水气，兼清里热；生姜、半夏散水降逆，甘草、大枣安中调和诸药。诸药合用共奏宣肺泄热，降逆平喘之效。

【类证辨析】　见"越婢汤"一节。

【临床应用】

（一）古代应用

《外台秘要》：又肺胀者病人喘，目如脱状，脉浮大也。肺胀而咳者，越婢加半夏汤主之。

《金匮要略心典》：外邪内饮，填塞胸中，为胀为喘，为咳而上气。越婢汤散邪之力多，而蠲饮之力少，故以半夏辅其未逮。不用小青龙者，以脉浮且大，病属阳热，故利辛寒，不利辛热也。目如脱状者，目睛胀突，如欲脱落之状，壅气使然也。

（二）现代应用

1. 呼吸系统疾病 本方治疗咳喘。加海浮石，治疗素有哮喘病史，遇寒即发，喉鸣如锯者，效果良好。治疗哮喘症见咳喘、咽喉如烟燎状且痒、脉弦数。亦用于治疗肺心病急性发作期、慢性阻塞性肺疾病急性发作期、喘息性支气管炎、支气管哮喘急性发作期属热哮者。

2. 水肿疾患 本方治疗风水。加杏仁，治疗全身水肿，咳嗽气喘病证，药后可使尿量增多，全身水肿消退，咳喘得平。

【应用要点】

1. 抓主症 ①热饮上蒸于肺见症：咳嗽、气喘等；②越婢汤证的表现：一身面目悉肿、脉浮大等。

2. 明病机 本方证与越婢汤证相比，偏于热饮上蒸，肺气胀满。其临床表现咳嗽上气，喘急不得息，甚者双目鼓出而欲如脱状为主，或兼有一身面目悉肿等。

第十四节 甘草麻黄汤

【组成用法】

> 甘草二两　麻黄四两

上二味，以水五升，先煮麻黄，去上沫，内甘草，煮取三升。温服一升，重覆汗出，不汗，再服。慎风寒。

【主治方义】 用于表实无里热之皮水的治疗（十四·25）。

方中甘草和中补脾，麻黄宣肺利水。

【类证辨析】 越婢加术汤也是治疗皮水的方剂，而其证有汗，汗是由于内热所迫而出。甘草麻黄汤证则无汗，无汗的原因，是由于表实。

【临床应用】

（一）古代应用

《千金翼方》：麻黄汤，即本方。主风湿水疾、身体面目肿、不仁而重。

《严氏济生方》：治水肿，从腰以上俱肿，以此汤发汗。有人患气促，积久不瘥，遂成水肿，服之有效。但此药发表，老人、虚人不可轻用，更宜详审。

（二）现代应用

1. 内科疾病 本方治疗肾炎水肿、哮喘发作等。

2. 其他疾病 用本方治诸风寒风湿及伤风、伤寒、头痛，并治疗疮、一切肿毒、手足疼痛、风痹不仁。

【应用要点】 应用本方应掌握表实无汗，无里热征象，水肿以上半身为甚等要点。

第十五节　麻黄附子汤

【组成用法】

> 麻黄三两　甘草二两　附子一枚（炮）

上三味，以水七升，先煮麻黄，去上沫，内诸药，煮取二升半，温服八分，日三服。

【主治方义】 用于治疗肾阳不足，而表有水气之正水的治疗（十四·26）。

方中麻黄发汗，附子温经助阳，与甘草相配共助阳益气而发汗，使表之水气从汗而解，而肾阳得助。

【类证辨析】 参见"麻黄附子甘草汤"条。

【临床应用】

（一）古代应用

《金匮要略编注》：麻黄附子通阳开窍，治水妙剂，今人唯用肾气丸壅补其内，致阳气不宣，辅补转壅，邪无出路，水肿日增。

（二）现代应用

用于治疗水肿、太少两感、心动过缓、低血压、心律不齐、嗜睡等疾患。具体内容可参考"麻黄附子甘草汤"。

【应用要点】

（1）有肾阳不足的表现。

（2）兼有太阳表邪见症。

第十六节　文蛤汤

【组成用法】

> 文蛤五两　麻黄三两　甘草三两　生姜三两　石膏五两
> 杏仁五十枚　大枣十二枚

上七味，以水六升，煮取二升，温服一升，汗出即愈。

【主治方义】　用于治疗上焦水热互结，吐后渴欲得水而贪饮，而致水湿内积，余热未清之证（十七·19）。

方中文蛤咸寒，配以石膏清热止渴；麻黄、杏仁宣肺发汗；姜、枣、草调和营卫并安中。全方共奏发散祛邪，清热止渴之效。

【临床应用】

1.内科疾病

（1）本方治疗感冒、流行性感冒，辨证要点为发热、头痛、舌质红、苔黄白夹杂。

（2）本方治疗风湿性关节炎、类风湿性关节炎、骨质增生、肌肉风湿等，辨证要点为疼痛，肢体重着，舌质红、苔黄白夹杂。

（3）本方治疗支气管肺炎、支气管哮喘、慢性阻塞性肺疾病等，辨证要点为咳嗽、气喘、吐黄白痰、舌质红、苔黄白夹杂。

2.皮肤科疾病　本方治疗神经性皮炎、药物性皮炎、过敏性皮炎、湿疹等，辨证要点为丘疹、瘙痒、舌质红、苔黄白夹杂。

第十七节　射干麻黄汤

【组成用法】

> 射干十三枚（一法三两）　麻黄四两　生姜四两
> 细辛　紫菀　款冬花各三两　五味子半升　大枣七枚
> 半夏大者（洗，八枚，一法半升）

上九味，以水一斗二升，先煮麻黄两沸，去上沫，内诸药，煮取三升，分温三服。

【主治方义】　用于寒饮郁肺，肺气不宣，上逆喘咳，喉中如水鸡声之证（七·6）。

方中射干消痰开结，麻黄宣肺平喘，生姜、细辛散寒行水，紫菀、款冬花、半夏降气化痰，五味子收敛肺气，与麻、辛、姜、夏诸辛散之品同用，散中有收，不致耗散正气，更助以大枣安中，调和诸药，使邪去而正不伤。全方共奏散寒宣肺，降逆化痰之效。喻昌谓："发表、下气、润燥、开痰，四法萃于一方。"

【类证辨析】 小青龙汤证主要为风寒客表，水饮内停而症见恶寒发热、无汗、喘咳、痰多而稀，或痰饮咳喘、不得平卧，或身体疼重、头面四肢水肿，舌苔白滑，脉浮者，其方有解表蠲饮，止咳平喘之效。小青龙加石膏汤证，是由外邪与内饮相搏，兼有邪热所致，故用小青龙汤解表蠲饮，加石膏清热邪而除烦躁。本证则为寒饮内停，肺气不利，以喘咳、喉鸣为主症。

【临床应用】

（一）古代应用

《备急千金要方》：射干汤，即本方去五味、细辛、款冬花，加桂心、甘草。治小儿咳逆，喘息如水鸡声。

（一）现代应用

1.内科疾病

（1）本方治疗小儿喘息性支气管炎、寒性哮喘、小儿腺病毒肺炎、急性支气管炎、慢性支气管炎、肺气肿、烟曲霉菌肺炎、百日咳等。用本方加减合维生素 K，治疗法洛四联症所致咳嗽、咯血不止者，效果良好。对肺癌根治术后慢性咳嗽，喉源性咳嗽属痰湿闭阻型，肺心病急性发作期寒痰喘证，疗效亦佳。

（2）本治疗过敏性鼻炎、肥大性鼻炎、慢性鼻窦炎等病，以鼻塞、鼻鸣、舌质淡、苔白腻为主症者。

2.皮肤科疾病 本方可用于皮肤瘙痒症。

【应用要点】

1.抓主症 在辨证上掌握痰多、咳重、胸闷、不渴、脉或滑或弦或濡、苔白腻、喉中闻水鸡声、不得卧、卧则喘甚。

2.明病机 射干麻黄汤证多因风寒外束，肺失宣降所致。以邪实为主，病情处于发作期。

第十八节　厚朴麻黄汤

【组成用法】

> 厚朴五两　麻黄四两　石膏如鸡子大　杏仁半升　半夏半升
>
> 干姜二两　细辛二两　小麦一升　五味子半升

上九味，以水一斗二升，先煮小麦熟，去滓，内诸药，煮取三升，温服一升，日三服。

【主治方义】　用于咳而脉浮者（七·8）。

方中厚朴、麻黄、杏仁宣肺利气降逆；细辛、干姜、半夏化痰止咳；石膏清热除烦；小麦养正安中；五味子收敛肺气。

【类证辨析】　泽漆汤是治疗由于脾虚不运所致水饮内停，喘咳、身肿、脉沉者；本方治疗水饮挟热迫肺，咳而脉浮者。

【临床应用】

（一）古代应用

《外台秘要》：深师疗久逆上气胸满，喉中如水鸡鸣，投杯汤方。小麦一升，麻黄四两去节，厚朴五两，石膏如鸡子，杏仁五合。咳嗽甚者，加五味子、半夏洗各半升，干姜三累，经用甚良。

（二）现代应用

本方主要用于治疗呼吸系统疾病，如哮喘，或因外感引发。可改善哮喘患者的通气功能。用于治疗慢性支气管炎、慢支合并肺气肿、慢性阻塞性肺疾病、肺心病等急性发作期表现咳喘、胸闷、咳痰者。

【应用要点】

（1）本方应用应以喘咳憋气为主要症状。

（2）掌握病机为本虚标实，虚实夹杂，而以实邪壅滞肺气，清肃失司为主。

第十九节　续命汤

【组成用法】

> 麻黄　桂枝　当归　人参　石膏　干姜　甘草各三两
> 川芎一两　杏仁四十枚

上九味，以水一斗，煮取四升，温服一升，当小汗，薄覆脊，凭几坐，汗出则愈；不汗，更服。无所禁，勿当风。并治但伏不得卧，咳逆上气，面目水肿。

【主治方义】　用于气血不足，外风乘虚入侵，身体不能自收持，口不能言，冒昧不知痛处，或拘急不得转侧之症（五·附方）。

方中用人参、甘草补中益气；当归、川芎养血调营；麻黄、桂枝疏风散邪；石膏、杏仁清热宣肺；干姜和胃温中。全方共奏补气养血，疏风清热之效。

【临床应用】

（一）古代应用

《备急千金要方》：大续命汤，本方去人参、甘草，加黄芩、桂枝易桂心。治肝疠风，卒然喑哑，依古法用大小续命二汤，通治五脏偏枯贼风。小续命汤，本方去石膏、当归，加防风、防己、黄芩、芍药、附子，桂枝易桂心。治卒中风欲死，身体缓急，口目不正，舌强不能语，奄奄忽忽，神情闷乱，诸风服之皆验，不令人虚。治中风冒昧，不知痛处，拘急不得转侧，四肢缓急，遗矢便利，此与大续命汤同，偏宜产后失血，并老小人方。

（二）现代应用

1. 内科疾病

（1）脑血管病：本方是治疗中风偏瘫的传统方，对于缺血性脑卒中尤宜。应用续命汤颗粒，治疗中风患者，包括脑梗死及脑血栓形成（急性发作）的患者，对痹阻脉络、气虚血瘀、阴虚风动的中风患者取得了满意的疗效。本方加水蛭，治疗脑梗死后遗症，可以起到扩张脑血管、减少血液黏滞度、改善脑组织的局部微循环，从而恢复脑组织的功能和改善各种神经功能的缺损。

（2）本方用于治疗闭锁综合征、脑卒中后肩手综合征Ⅰ期。

2. 其他疾病　本方用于治疗顿咳、妊娠子嗽、支气管哮喘、前列腺增生、颈椎病合并肩周炎、风湿性及类风湿性关节炎等疾病。本方加减还可以治疗原发性高血压、输尿管结石、末梢神经炎、雷诺病、周围性面神经麻痹、糖尿病周围神经病变、中风患者神经功能缺损、破伤风、水肿、痹证、泄泻等疾病者。

【应用要点】　气血不足是本证的病理基础,正虚招致外风侵袭而见风痹。

第二十节　麻黄醇酒汤

【组成用法】

麻黄三两

上一味,以美清酒五升,煮去二升半,顿服尽。冬月用酒,春月用水煮之。

【主治方义】　用于外感风寒、湿热在表,郁蒸而为发热无汗,身黄脉浮之黄疸病(十五·附方)。

方中麻黄轻清走表发汗,醇酒助麻黄辛温以出汗,使黄疸从汗而去。全方共奏发汗散邪之效。

【临床应用】

(一)古代应用

《三因极一病证方论》:治伤寒、瘀热不解,郁发于表,发为黄疸,其脉浮紧者,以汗解之。

(二)现代应用

用本方治疗黄疸证兼表证者。

【应用要点】

1. **黄疸见症**　身、目、小便俱黄。

2. **其他**　兼见外感风寒、湿热在表的表现。

第二十一节　《千金》三黄汤

【组成用法】

麻黄五分　独活四分　细辛二分　黄芪二分　黄芩三分

上五味，以水六升，煮取二升，分温三服，一服小汗，二服大汗。心热加大黄二分，腹满加枳实一枚，气逆加人参三分，悸加牡蛎三分，渴加瓜蒌根三分，先有寒加附子一枚。

【主治方义】　用于卫气不足，风邪外中，营卫不和，风邪化热而致恶寒，手足拘急，百节疼痛，烦热心乱，不欲饮食之证（五·附方）。

方中用黄芪补气固表，麻黄、独活、细辛解表疏风，黄芩清热降火。全方共奏固卫祛风，解表清热之效。

【临床应用】

（一）古代应用

《三因极一病证方论》：治中风，手足拘挛，百节疼痛，烦热心乱，恶寒，不欲饮食。兼治贼风、偏风、猥退风、半身不遂、失音不言。心热，加大黄半两；胀满，加枳实一分；气逆，加人参三分；心悸，加牡蛎三分；渴，加瓜蒌根；寒，加附子一枚，炮熟入。

（二）现代应用

本方能治疗中风后手足拘挛。

【应用要点】

1.抓主症　见手足拘急，百节疼痛，烦热心乱，恶寒，经日不欲饮食。

2.明病机　本方病机为素体卫气虚弱，感受风邪，里热内郁。

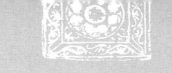

第三章　葛根汤类方

　　葛根汤类方包括葛根汤、葛根加半夏汤和葛根黄芩黄连汤3个处方。风寒外袭，营阴郁滞之太阳伤寒证兼清气不升、太阳经输不利而项背强几几，或外邪内迫大肠而兼泄泻者，均用葛根汤；太阳伤寒证外邪内迫于胃，胃气上逆而呕吐者，用葛根加半夏汤；表邪较轻，热迫大肠之泄泻，则用葛根黄芩黄连汤。

第一节　葛根汤

【组成用法】

> 葛根四两　麻黄三两（去节）　桂枝二两（去皮）　生姜三两（切）
> 甘草二两（炙）　芍药二两　大枣十二枚（擘）

　　上七味，以水一斗，先煮麻黄、葛根，减二升，去白沫，内诸药，煮取三升，去滓，温服一升，覆取微似汗。余如桂枝法将息及禁忌，诸汤皆仿此。

【主治方义】　①用于伤寒表实证，无汗恶风，兼项背强几几之太阳经气不舒（31）。②用于太阳阳明合病下利（32）。③用于欲作刚痉（二·12）。

　　本方即桂枝汤方加麻黄、葛根。方中以桂枝汤加麻黄，增强发汗祛邪；加葛根升津舒经，并助麻、桂解表。证属太阳伤寒兼证而不用麻黄汤加葛根，是因为麻黄汤为发汗峻剂，过汗更伤其阴，则有碍于升津濡经。故用桂枝汤加麻黄，以防过汗伤阴之弊。

【类证辨析】

　　1.桂枝加葛根汤　二方均可用治项背强几几,但葛根汤本证为太阳伤寒证，桂枝加葛根汤本证为太阳中风证。故汗出与否，是二证的鉴别要点。

　　2.瓜蒌桂枝汤　二方均可治痉病，但有刚痉、柔痉之分，以是否伴有汗出为鉴别要点。

3. 葛根黄连黄芩汤　葛根汤证与葛根黄连黄芩汤相同之处二者均可有发热下利。不同点在于葛根汤证是发热恶寒、无汗、下利，病机关键是太阳表邪，内迫大肠，以二阳合病的表实证为主，治疗要点为无里热，重在解表，辨证关键在于无汗；葛根黄芩黄连汤症见发热、喘而汗出、下利，病机关键是邪已传里，里热气逆，治疗要点，里热为主，重在清里，辨证关键在于汗出。

【临床应用】

（一）古代应用

《外台秘要》：解肌汤，本方去生姜加黄芩二两。主天行病二三日、头痛壮热者。

（二）现代应用

1. 内科疾病

（1）呼吸系统疾病：用本方治疗外感发热及小儿夏季热，可使患者诸症迅速向愈。本方还治疗阴寒型心源性哮喘、过敏性鼻炎等疾病。

（2）神经系统疾病：本方可用于阴寒型流行性脑脊髓膜炎、病毒性脑炎、面神经麻痹、周围性面瘫、枕大神经炎、中风之中经络者、痉挛性斜颈、外伤性蛛网膜下隙出血、眼轮匝肌痉挛、缺血性中风，以及眩晕，包括脑外伤性眩晕、颈性眩晕等疾患。

2. 骨伤科疾病　本方用于颈椎病、风湿性关节炎、纤维肌痛综合征、项背肌筋膜炎、颞下颌关节功能紊乱、膝关节滑囊炎、跌扑损伤至关节肿痛者、软组织损伤等疾病。本方加生地黄、羌活，治疗肩关节周围炎，应用本方加减治疗腰椎间盘突出症。

3. 皮肤科疾病　用本方治疗局限性硬皮病、荨麻疹、痤疮、麻疹毒闭肌表不透瘾疹。

4. 其他疾病　此方亦治鼻衄，辨证以素有卫虚，风寒外客，袭于肺经，鼻窍不和，清阳不升，浊阴不降为依据。本方加菊花、黄芩、红花、川芎、大黄，治疗麦粒肿、眼睑脓肿。此外本方亦用于暴聋、头痛、胃脘痛、腹痛、真心痛、遗尿、原发性痛经证属寒湿凝滞者、慢性肠炎、病毒性肠炎、受寒后喑哑、急性乳腺炎、糖尿病、冠心病等。

【应用要点】

1. 抓主症　据统计，本方证常见症状为项背强急、发热、恶寒、头痛、无汗、身痛、下利、呕吐、鼻塞等。

2.明病机　邪犯太阳、阳明经表，经输不利，或内迫阳明之里而见吐利。

第二节　葛根加半夏汤

【组成用法】

> 葛根四两　麻黄三两（去节）　甘草二两（炙）　芍药二两
> 桂枝二两（去皮）　生姜二两（切）　半夏半升（洗）
> 大枣十二枚（擘）

上八味，以水一斗，先煮葛根、麻黄，减二升，去白沫，内诸药，煮取三升，去滓。温服一升，覆取微似汗。

【主治方义】　用于太阳阳明合病呕逆的治疗（33）。

本方以葛根汤解表为主，随症加半夏降逆止呕。

【临床应用】　多用于胃肠型感冒。亦用于眶上神经痛，多继发于感冒，症见眶内上方疼痛、前额疼痛，多伴有眩晕、恶心、呕吐、眶上切迹压痛明显。

【应用要点】　注意掌握辨证要点及病机关键：从症状上看，即有表证，又有里证。从病机上分析，主要是寒邪犯表而影响胃肠的功能。病变部位，偏重在表，呕、下利是由表证所决定的。所以，治疗仍以解表为主，表解里自和。

第三节　葛根黄芩黄连汤

【组成用法】

> 葛根半斤　甘草二两（炙）　黄芩三两　黄连三两

上四味，以水八升，先煮葛根，减二升，内诸药，煮取二升，去滓。分温再服。

【主治方义】　用于太阳病，桂枝证误下，里热挟表邪下利的证治（34）。

方中葛根辛凉，可解肌表之邪，又能升津液，起阴气而治下利；黄芩、黄连苦寒，善清里热，厚肠胃而治利；甘草和胃安中，调和诸药。四药配伍，能外解表热，内清里热，故为表里双解之剂。

【类证辨析】　葛根黄芩黄连汤与麻黄杏仁甘草石膏汤：均可见喘，汗出。

但葛根黄芩黄连汤是表邪内陷化热，热迫大肠而传导失控，故以下利为主症，重点在肠。复因大肠合肺，热性炎上，故见喘而汗出之副证。麻黄杏仁甘草石膏汤证是邪热郁肺，肺失清肃，故汗出而喘是主症，无下利，重点在肺。

【临床应用】

（一）古代应用

唐容川：痢证初起而发热恶寒者，乃内有郁热，外感风寒，风能煽热，互相蒸发，是生寒热，宜兼疏其表，故宜葛根芩连汤。

陆九芝：此温病辛凉之轻剂，为阳明主方，不专为下痢设也，尤重在芩连之苦，不独可升可降，且合苦以坚之之义，坚毛窍可以止汗，坚肠胃可以止利，所以上方又有下利不止之治。

（二）现代应用

1.消化系统疾病 本方多用于治疗泄泻、下利。如急性胃肠炎、慢性胃肠炎、细菌性痢疾等肠道感染性疾患，暑湿泄泻、慢性结肠炎。用本方合芍药汤，治疗溃疡性结肠炎湿热内蕴型疗效显著。亦用于中毒性消化不良、麻疹热利等。另外，以本方加木香、白芍、干姜、地榆炭等，可用于上消化道出血。

2.儿科疾病 本方加减治疗小儿发热、婴幼儿腹泻、小儿病毒性肠炎、小儿手足口病、小儿秋季腹泻湿热型者等疾病。合四消饮子，治疗小儿湿热蕴结型胃脘痛，疗效显著。醋调葛根黄芩黄连粉加丁香、肉桂敷脐，治疗小儿湿热泻效果显著。

3.其他疾病 本方加减可以治疗慢性前列腺炎急性发作、病毒性心肌炎、过敏性紫癜、痤疮、尿毒症、白塞综合征、心律失常、糖尿病及其并发症、颈动脉粥样硬化等。另外，本方合五苓散可减低急性脑梗死临床症状及神经功能缺损程度。

【应用要点】

1.抓主症 见汗出而喘、下利等。

2.明病机 本方证为太阳阳明合病，以里热为主，重点在肠。根据中医学"肺与大肠相表里"的观点，大肠湿热可致肺失宣降作喘，相反肺热亦可移于大肠，临床上根据肺与大肠症状表现不同，而以本方加减应用。

第四章　下瘀血汤类方

下瘀血汤类方包括抵当汤（丸）、桃核承气汤、下瘀血汤、大黄䗪虫丸、桂枝茯苓丸、大黄牡丹汤、土瓜根散7个处方。凡感受外邪，外邪化热循经入里，与瘀血结于下焦所形成的蓄血证，轻者用桃核承气汤，重者用抵当汤（丸）。产妇腹痛或经水不利，因干血留着脐下，用下瘀血汤。五劳虚极羸瘦，内有干血，腹满不能食，肌肤甲错，两目黯黑，用大黄䗪虫丸。气滞血瘀日久，津液输布失常，聚而成痰之癥病，用桂枝茯苓丸。热毒与瘀血内结，腑气不通之肠痈，用大黄牡丹汤。阳气内郁，瘀血阻滞，月经不利，小腹满痛者，用土瓜根散。活血化瘀之法有轻重缓急之别，宜仔细体会。

第一节　抵当汤（丸）

【组成用法】

> 抵当汤：水蛭（熬）　虻虫各三十个（去翅足，熬）
> 桃仁二十个（去皮尖）　大黄三两（酒洗）

上四味，以水五升，煮取三升，去滓，温服一升。不下，更服。

> 抵当丸：水蛭二十个（熬）　虻虫二十个（去翅足，熬）
> 桃仁二十五个（去皮尖）　大黄三两

上四味，捣分四丸，以水一升，煮一丸，取七合服之。晬时当下血，若不下者，更服。

【主治方义】　①用于其人发狂或喜忘，少腹硬满，小便自利，大便易，其色黑等瘀热结于下焦之蓄血急重证（124、126、227）；②用于蓄血发黄，身黄，少腹硬，小便自利，脉沉结者（125）；③用于妇人经水不利，为瘀血所致者（二十二·14）。

蓄血重证，用抵当汤破血逐瘀。方中水蛭、虻虫为虫类破血药，直入血络，破血逐瘀力量峻猛，又配大黄、桃仁泻热导瘀。方为攻逐瘀血峻剂，使用时中病即止，体弱、高年、孕妇有内出血者慎用或禁用。

蓄血虽重，而病势较缓者，宜抵当丸，以峻药而缓图之。

【类证辨析】

1. 抵当汤证与下瘀血汤证 下瘀血汤证为抵当汤去水蛭、虻虫，加䗪虫而成，主治产妇腹痛，因干血内结，著于脐下者；亦主血瘀而致经水不利之证。两方功效相同，主治相似，但前方为瘀热结于下焦，以少腹硬满，其人如狂为主症，后者为瘀血凝着脐下，少腹疼痛为主症。

2. 蓄血发黄与湿热发黄 蓄血发黄必小便自利，并有神志失常；而湿热发黄必小便不利，湿无出路，且无其人如狂等神志失常。小便通利与否，是两者鉴别的一个要点。正如成无己说："身黄脉沉结，小腹硬，小便不利者，胃热发黄也，可与茵陈蒿汤。身黄脉沉结，少腹硬，小便自利，其人如狂者，非胃中瘀热，为热结下焦而为蓄血也，与抵当汤以下蓄血。"

【临床应用】

（一）古代应用

《证治准绳》：代抵当丸主行瘀血。由大黄四两、芒硝一两、桃仁六十枚、当归尾、生地黄、穿山甲各一两、桂三钱组成。

《血证论》：治实证经闭，小腹结痛，大便黑色，小便不利，明知血欲行而不肯利下，宜抵当汤主之。

（二）现代应用

1. 内科疾病

（1）神经系统疾病：包括癫狂、阿尔茨海默病、顽固性失眠、脑卒中等。

（2）周围血管病：抵当汤合四妙勇安汤，治疗下肢深静脉血栓形成有效。

（3）代谢综合征：抵当汤能改善胰岛素抵抗，纠正血脂紊乱和血流变异常，改善微循环，能直接或间接起到改善糖、脂肪、蛋白代谢紊乱的作用。

2. 妇产科疾病 用本方治疗血瘀经闭、少腹硬满拒按者，又治子宫内膜异位症。

3. 男科疾病 本方治疗慢性前列腺炎等。

4. 其他疾病 本方对肝脾肿大、炎性包块均有治疗效果。

【应用要点】

1.抓主症　本方证的主症可概括为瘀血见症和神志症状两部分，瘀血见症为少腹急满硬痛，小便自利、发黄，大便结或易、色黑，脉沉结或沉涩；神志症状为发狂、健忘。若少腹满而未硬，其人未发狂，为蓄血之轻证，宜丸药缓攻，不可用其他药物。

2.明病机　本方证病理为下焦蓄血，瘀热互结，病重且急。蓄血证，程度有轻重，病势有缓急，蓄血尚轻，其人如狂者，宜桃核承气汤；病重且急，其人发狂，抵当汤主之；虽重而势缓者，宜抵当丸。用药之轻重，制剂之缓急，依证立法，故能有的放矢。

第二节　桃核承气汤

【组成用法】

桃仁五十个（去皮尖）　大黄四两　桂枝二两（去皮）
甘草二两（炙）　芒硝二两

上五味，以水七升，煮取二升半，去滓，内芒硝，更上火微沸，下火。先食温服五合，日三服，当微利。

【主治方义】　用于下焦蓄血。症见少腹急结，其人如狂，小便自利等（106）。

方中桃仁活血化瘀，大黄攻下瘀积，荡涤热邪，二药合用，直达病所，瘀热并治；桂枝宣阳行气，通经活血而"散下焦蓄血"；更合调胃承气汤苦寒泻下，导瘀热下行。全方共奏破血下瘀之功。

【类证辨析】

1.桃核承气汤证与抵当汤（丸）证　两方皆用于治疗瘀热互结，血蓄下焦，神明被扰的蓄血证。但前者少腹急结（结浅），后者少腹硬满（结深）。前者如狂（神志症状轻），后者发狂（神志症状重）。前者表解才可攻里，后者里证急，虽有表证，应先攻里。前者用于瘀血将结之时，浅而轻者，后者瘀结日久深且重。前者逐瘀缓剂，服后大便微利，不一定下瘀血，仅通大便，后者逐瘀峻剂，服药后晬时当下血。总之，蓄血属新、轻、浅者宜桃核承气汤；蓄血属旧、重、深者宜抵当汤（丸）。

2. 桃核承气汤证与桂枝茯苓丸证　两方均有活血化瘀之功，主治下焦瘀血。但桂枝茯苓丸活血化瘀，缓消癥块，主治妇女宿有癥块，腹挛急，按之痛，以及血瘀经闭，或经行腹痛，或难产，或胞衣不下，或死胎不下，或恶露不尽而腹痛拒按等。

3. 蓄血证与蓄水证　二证均为太阳腑证，但前者为邪热内入与瘀血相结于少腹部位，少腹急结，其人如狂或发狂，病在血分，小便自利；后者为外邪随经里与水相结于膀胱，病在气分，水气不化，小便不利。其鉴别要点在于小便利与不利，神志正常或失常。

【临床应用】

（一）古代应用

《医方考》：痢疾初起，质实者此方主之。若初间失下，反用固涩之药，以致邪热内蓄，血不得行，腹痛欲死者，急以此方主之。

（二）现代应用

1. 内科疾病

（1）泌尿系统疾病：用本方治疗复发性乳糜尿，以本方加丹参、地龙、瓜蒌根、苍术、黄柏为基础方，尿不通畅者加泽泻、车前子，尿道刺痛者加生地黄、木通，发热者加金银花、连翘。本方去甘草、桂枝，加当归、牡丹皮、芍药为基础方，可以治疗小儿特发性血尿。对慢性肾盂肾炎有治疗作用，而本方加减制成透析液，给抢救重症出血热急性肾衰竭患者结肠透析也有一定疗效。

（2）神经系统疾病：本方加减可用于癫、狂、痫、头痛等。

（3）血液及造血系统疾病：本方去芒硝，加水蛭、僵蚕、紫草、仙鹤草为基础方；外感风寒者加麻黄、细辛；挟湿热者加柴胡、秦艽、滑石；气虚者加党参；阳虚者加制附子、干姜。本方治疗原发性血小板减少性紫癜患者效果较好。

（4）消化系统疾病：桃核承气汤与柴苓汤合用，治疗慢性肝炎，可以改善症状。本方加枳实，可以治疗慢性肠炎。

（5）出血性脑血管疾病：用桃核承气汤加减水煎口服或鼻饲，治疗急性脑血管病效果理想。

（6）代谢疾病：本方对糖尿病有治疗作用，如以本方加玄参、生地黄、麦门冬、黄芪为基础方；气虚重者重用黄芪；阴虚重者重用生地黄，另加熟地黄；阴虚有热者，去桂枝加知母、地骨皮；脾虚者加苍术、山药；肾阳虚者去桂枝加肉桂、附子；尿多者加山茱萸；眼底出血加赤芍、牡丹皮；伴周围神经炎者加鸡血藤、忍冬藤、防风，临床效果理想。本方加白芍为基础方，治疗以急腹症为突出症状的肝性卟啉症，腹痛甚者加延胡索或配失笑散，瘀血重者加枳实、厚朴，有较好疗效。桃核承气汤对糖尿病肾病也有调节作用。

（7）中毒性疾病：本方去桃仁加当归，治疗阿托品中毒者。

（8）冠心病室性早搏：加减桃核承气汤，治疗冠心病室性早搏有较好疗效。

（9）过敏性紫癜、痛经、焦虑症。

2. 外科疾病

（1）输尿管结石：用桃核承气汤加味水煎服，治疗输尿管结石。

（2）前列腺肥大：用本方加减，治愈由前列腺肥大引起的癃闭。

（3）骨折：对骨盆骨折因瘀血而致腹胀腹痛，二便不通而无盆腔器质性损伤者，用本方加枳实、厚朴、木香可以取效。以本方加减治早期胸腰椎压缩性骨折，有显著疗效。

3. 皮肤科疾病　本方加蝉蜕、金银花、麻黄、荆芥、白蒺藜治愈接触性皮炎，加金银花、连翘、蝉蜕、麻黄治愈痤疮、脂溢性皮炎、毛囊炎，加牛蒡子、红花、石膏、麻黄治愈酒糟鼻，加薏苡仁、茜草、麻黄治愈风湿性结节性红斑等。陈庆恒以本方为基础方，加当归、泽兰、生地黄治愈血瘀发癍，加生地黄、牡丹皮治愈皮癣，加苦参、黄芪治愈湿疹等。

4. 妇产科疾病　以本方为主加木香、生山楂、益母草、丹参、细辛为基本方，治疗经期前后精神紊乱，效果明显。本方也可以治疗卵巢囊肿伴盆腔静脉瘀血综合征、子宫内膜异位症、卵巢癌。

5. 五官科疾病　用桃核承气汤加怀牛膝、射干、桔梗、胖大海可以治疗慢性咽炎和牙痛等。

6. 其他疾病　用本方加益智仁、乌药、山药，治疗脑挫伤，取其破瘀下血之功。以本方加减也可治疗阑尾炎、肠梗阻、肠粘连等。

【应用要点】

1. 抓主症　临床辨证时主要抓三方面的症状，一是腹部症状，少腹急结；二是神志症状，如狂；三是小便脉象、小便自利、脉沉涩。其他症状如下腹部肿块，血行凝滞之经闭、痛经等有瘀血指征者。

2.明病机 本方证的病机为下焦蓄血，瘀热互结，与抵当汤证相似，但其程度较轻，表证未解者，当先解表，而后再用本方，孕妇忌用。

第三节 下瘀血汤

【组成用法】

> 大黄二两 桃仁二十枚 䗪虫二十枚（熬，去足）

上三味，末之，炼蜜和为四丸，以酒一升，煎一丸，取八合顿服之，新血下如豚肝。

【主治方义】 用于瘀血内结腹痛以及瘀血内结而致经水不利的证治（二十一·6）。

方中大黄荡逐瘀血，桃仁活血化瘀，䗪虫逐瘀破结，三味相合破血之力颇猛。用蜜为丸，是缓其性而不使骤发，酒煎是取其引入血分。全方共奏破血逐瘀之效。

【类证辨析】 本方与桃核承气汤均有破血下瘀的作用，但本方是主治产妇腹痛，所谓"干血著脐下"的有块硬痛者；桃仁承气汤是主治下焦蓄血的少腹急结，以及瘀热互结，上扰心神的夜热、如狂等症。本方证与枳实芍药散证均见产后腹痛，但有气滞血瘀之别。

【临床应用】

（一）古代应用

《医宗金鉴》：产妇腹痛，属气结血凝者，枳实芍药散以调之。假令服后不愈，此为热灼血干着于脐下而痛，非枳实、芍药之所能治也，宜下瘀血，主之下瘀血汤，攻热下瘀血也。并主经水不通，亦因热血干故也。

《医林改错》：用本方加甘遂，为末冲服，水煎服。治血臌。何以知是血臌？腹皮上有青筋，是血臌腹大。

（二）现代应用

1.内科疾病

（1）肝病：下瘀血汤加味治疗乙型肝炎有效。此外，肝硬化腹水多为肝病日久，邪毒久羁所致，常表现为瘀凝肝络、水湿内停、水瘀互结，而表现腹壁静脉怒张，毛细血管扩张，蜘蛛痣等瘀血征象。以下瘀血汤加味，扶正与逐邪兼施，利水与化瘀并进，可使病情得到控制。

（2）胆道疾病：如胆总管结石、慢性结石性胆囊炎行胆囊切除术、胆总管结石切开取石术、T管引流术后肝内胆汁淤积等经西药治疗无效，而经中医辨证论治采用用下瘀血汤加味治疗，有较好疗效。

（3）慢性萎缩性胃炎：下瘀血汤加味治疗慢性萎缩性胃炎有良效。

（4）冠心病心绞痛：下瘀血汤治疗冠心病心绞痛，安全有效。

（5）肿瘤：下瘀血汤加减辨治消化道肿瘤，疗效显著。

2.外科疾病　用本方治疗下肢深静脉血栓、肠粘连、跌打损伤等。

3.妇产科疾病　本方用于子宫肌瘤、慢性盆腔炎、宫外孕、胎盘残留、恶露不下等的治疗。

4.其他疾病　本方治疗中风、癫狂、肥胖病等。

【应用要点】　瘀血内结腹中的临床表现：如腹中疼痛、部位固定、口干不欲饮、肌肤甲错、舌质紫暗、脉弦等。形成有形可征之腹中包块。

第四节　大黄䗪虫丸

【组成用法】

```
大黄十分（蒸）　黄芩二两　甘草三两　桃仁一升

杏仁一升　芍药四两　干地黄十两　干漆一两

虻虫一升　水蛭百枚　蛴螬一升　䗪虫半升
```

上十二味，末之，炼蜜和丸小豆大，酒饮服五丸，日三服。

【主治方义】　用于五劳虚极，内有干血，羸瘦，腹满不能饮食，肌肤甲错，两目黯黑，癥积或妇人经闭之证（六·18）。

方中大黄、䗪虫、桃仁、虻虫、水蛭、蛴螬、干漆活血化瘀；芍药、干地黄养血补虚；杏仁理气；黄芩清热；甘草、白蜜益气和中，为久病血瘀的缓方。因取其攻补兼施，峻剂丸服，意在缓攻，达到扶正不留瘀，祛瘀不伤正的作用，故曰"缓中补虚"。

【类证辨析】　桂枝茯苓丸主治瘀血留结胞宫而致之血瘀证，主要功用为活血化瘀，缓消症块；而大黄䗪虫则用于五劳虚极而有瘀血，其功用为祛瘀生新，而兼以补虚扶正。

【临床应用】

（一）古代应用

《金匮要略直解》：妇人虚劳，大半内有干血，男子亦间有之，审其可攻而攻之，则厥疾可愈。

《济阴纲目》：治腹胀有形块，按之而痛不移，口不恋食，小便自利，大便黑色，面黄肌削者，血证谛也，此丸与之。

（二）现代应用

1. 内科疾病

（1）心血管系统疾病：用于治疗冠心病、左室心肌肥厚、高脂血症、高黏血症等。此类疾病多气滞血瘀的表现，故活血化瘀为治疗此类疾病的重要治则。

（2）神经系统疾病：用于治疗脑动脉硬化症、急性脑梗死、中风及其后遗症等。此类病症在其病程中多表现瘀血阻络之征象，所以活血通络为其主要的治疗原则。

（3）消化系统疾病：慢性浅表性胃炎、胃及十二指肠球部溃疡等。此类疾病多为饮食不节，脾胃内伤，气滞血瘀而成。用大黄䗪虫丸以祛瘀生新、缓中补虚。此外，本方对慢性胰腺炎也有较好疗效。

（4）肝胆系统疾病：用于治疗急性胆囊炎、脂肪肝、慢性活动性肝炎、慢性迁延性肝炎、肝硬化等。此类肝胆系统疾病的病因多湿热蕴结或七情不遂而致，湿热蕴结日久或情志久伤，必致气滞血瘀，肝络不通，所以血瘀在此类疾病中常为重要的病理因素，而活血化瘀法则为重要的治疗法则。

（5）血液系统疾病：治疗骨髓增殖性疾病，临床表现属中医血瘀证者。

（6）结缔组织疾病：治疗类风湿性关节炎。

（7）糖尿病视网膜病变：大黄䗪虫丸可以治疗老年人糖尿病视网膜病变。

2. 妇产科疾病

（1）盆腔包块：本方治疗盆腔包块，症属虚中挟实。

（2）子宫内膜异位症：本病是子宫内膜生长于宫腔以外的盆腔内所引起的疾病。其病因是离经之血瘀结而成，因而活血化瘀是治疗本病的基本法则，故可用本方治疗。

（3）月经病：本方治疗经期头痛、腰痛肢麻、经闭肿胀、经少发热不寐等因气滞血瘀所致之月经病。

（4）不孕症：可用本方治疗该病。

3.男科疾病 前列腺疾病的形成多为湿热下注而致，湿热久蕴则气滞血瘀而有瘀血的表现。所以，治疗前列腺疾病多用活血化瘀一法，故用此方。

4.其他疾病

（1）良性肿瘤：本方治疗肝肾多发囊肿。

（2）恶性肿瘤：本方治疗恶性肿瘤晚期，脏腑受损正气大伤，恶血积聚，邪气仍盛。所以在晚期恶性肿瘤的治疗中，扶正祛邪、化瘀生新是其治疗原则。

（3）肠粘连、粘连性肠梗阻：本方治疗手术引起的肠粘连及粘连性肠梗阻，多表现气滞血瘀证。故在治疗上应以行气活血为主。

（4）肛肠疾病：用于治疗痔、肛瘘、肛裂等。中医学认为这些疾病的形成，多由平素嗜食辛辣及饮酒，导致湿热内生，热毒蕴结大肠，气滞血瘀而为病。在此类肛肠疾病中，气滞血瘀是一重要的病理因素，所以在保守治疗中，行气活血是一重要的治疗原则。

（5）周围血管疾病：大黄䗪虫丸治疗周围血管疾病，包括静脉血栓形成、静脉曲张并发症与后遗症。这些疾病表现脉络迂曲、皮色暗紫、压痛等瘀血表现，在治疗上多采用活血化瘀的治法。

【应用要点】

（1）患者疾病日久而有气血虚弱或气血衰竭的临床表现。

（2）患者有明确的瘀血内结如腹中包块，腹部胀满，疼痛拒按，不能饮食，肌肤甲错，两目黯黑等的临床表现。

第五节　桂枝茯苓丸

【组成用法】

桂枝　茯苓　牡丹（去心）　桃仁（去皮尖，熬）　芍药各等分

上五味，末之，炼蜜和丸，如兔屎大，每日食前服一丸。不知，加至三丸。

【主治方义】 用于妇人宿有癥病，妊娠胎动不安，漏下不止（二十·2）。方中桂枝、芍药通调血脉，牡丹皮、桃仁化瘀消癥，茯苓益脾气，用蜜为丸，

并从小剂量开始服，以祛邪而少伤正或不伤胎。

【类证辨析】 见"大黄䗪虫丸"一节。

【临床应用】

（一）古代应用

《妇人大全良方》：夺命丸，即本方。专治妇人小产，下血至多，子死腹中，其人憎寒，手指唇口爪甲青白，面色黄黑，或胎上抢心，则闷绝欲死，冷汗自出，喘满不食，或食毒物，或误服草药伤动胎气，下血不止，胎尚未损，服之可安。已死，服之可下。

《济阴纲目》：催生汤（即桂枝茯苓丸水煎剂），候产母腹痛腰痛，见胞浆下方服。

（二）现代应用

1. 内科疾病

（1）心血管系统疾病：本方治疗心肌缺血、高脂血症、高黏血症等。此类疾病多见于年龄较大的患者，从病机上看，主要为阳虚不足，导致痰瘀痹阻，故治疗上应以温通阳气，涤痰祛瘀为主。

（2）肾脏疾病：本方治疗慢性肾炎、肾病综合征。慢性肾炎、肾病综合征等属中医水肿范畴，其基本病机为血瘀水溢。故在治疗上应采取化瘀利水消肿之法。

（3）神经系统疾病：本方治疗中风偏瘫、糖尿病周围神经病变、顽固性失眠等。此类疾病多有痰、瘀的表现，所以在治疗上应用化痰祛瘀，而桂枝茯苓丸既能活血化瘀，又能利气祛痰，故常可先用。

（4）呼吸系统疾病：用本方加入大柴胡汤（柴胡、黄芩、半夏、生姜、枳实、甘草、大枣、大黄），治疗支气管哮喘效果明显。

（5）消化系统疾病：本方加入左金丸（黄连、吴茱萸）等可以治疗慢性糜烂性胃炎，疼痛严重者加延胡索、川楝子；饱胀明显者加厚朴、砂仁；嗳气频繁者加莱菔子、沉香；大便色黑者加白及、三七。

（6）周围血管疾病：用本方加入泽兰、生水蛭、木瓜、川牛膝、车前子等，治疗深静脉血栓，有显著疗效。

（7）高脂血症：应用桂枝茯苓丸联合辛伐他汀片，辅助治疗高脂血症，有一定效果。

（8）其他：本方可以用于治疗瘀阻胞络之顽固性失眠，还用于肝囊肿的治疗。

2. 妇产科疾病

（1）良性占位：如子宫肿瘤、卵巢囊肿等，属中医癥瘕范围，其病机多因气滞血瘀，脏腑失调，寒浊滞于小腹以致瘀积而成，故多采用活血化瘀来治疗。

（2）异位妊娠：中医认为异位妊娠的病理是冲任不调，气血运行受阻而致血瘀，胎孕异位。保守治疗原则应以活血化瘀、消癥散结为主。本方的活血消瘀作用对异位妊娠治疗有效。

（3）子宫内膜异位症：子宫内膜异位症多由气血运行不畅，局部气血凝滞，郁滞则血流不畅，久则形成气滞血瘀，故治疗应采用活血化瘀法。以本方加味治疗有效。

（4）月经病：月经不调、功能失调性子宫出血等表现血瘀征象者，可采用本方进行治疗。

（5）慢性盆腔炎伴盆腔积液：慢性盆腔炎伴盆腔积液属于中医"腹痛""癥瘕""痰饮"等范畴。其病因多端，加味桂枝茯苓汤治疗本病有良好疗效。

（6）乳腺增生症：本方加入牡丹皮、当归、丹参、乳香、没药、橘核、青皮、甘草等，或配合扬刺、艾条灸，治疗乳腺增生症，效果显著。

3. 外科疾病 腹腔内粘连常由腹腔内手术或炎症造成。中医病机属血瘀气滞、六腑失和，因此使瘀滞消散，六腑气机通畅，所谓"通则不痛"是治疗粘连的关键。应用桂枝茯苓丸，治疗腹腔内粘连有明显的临床疗效。

4. 男科疾病

（1）慢性前列腺炎：应用桂枝茯苓丸为基础，治疗慢性前列腺炎、睾丸疼痛、精子缺乏症等有瘀血表现者均取得较好疗效。

（2）顽固性血精症：加味桂枝茯苓丸治疗顽固性血精症疗效显著。

（3）不育症：运用桂枝茯苓丸加味治疗精液不液化症效果理想。

（4）附睾炎：桂枝茯苓丸加味治疗慢性附睾炎患者效果明显。

5. 皮肤疾病 桂枝茯苓丸治疗皮肤病见有血瘀者，如结节性红斑等，取得了满意的疗效。

【应用要点】

（1）多用于妇科癥瘕，临床见有形可征之下腹包块。

（2）临床见瘀、痰的表现，如包块，或包块柔软，或包块坚实，固定不移，疼痛拒按，面色晦黯，肌肤不润，或见月经崩漏不调，口干不欲饮，舌边瘀点或紫暗，苔或见白腻等。

（3）体质比较强壮。

第六节　大黄牡丹汤

【组成用法】

> 大黄四两　牡丹皮一两　桃仁五十个　瓜子半升　芒硝三合

上五味，以水六升，煮取一升，去滓，内芒硝，再煎沸，顿服之，有脓当下，如无脓，当下血。

【主治方义】　用于肠痈初起，少腹肿痞，按之即痛如淋，小便自调，时时发热，自汗出，复恶寒，其脉迟紧者（十八·4）。

本方最适用于未成脓的肠痈实热证。方中大黄、芒硝以荡涤实热，宣通壅滞；牡丹皮、桃仁凉血逐瘀；甜瓜子（瓜蒌子或冬瓜仁亦可）排脓散痈，共奏荡热解毒，消痈排脓，逐瘀攻下之功。

【类证辨析】　大黄牡丹汤与薏苡附子败酱散，均为治疗肠痈的方剂。但前者治里热实证的急性肠痈，以未成脓者效果最好；后者治里虚而热不盛，体虚脉弱的慢性肠痈，已成脓未溃者为宜。

【临床应用】

（一）古代应用

《太平圣惠方》：牡丹散，于本方加木香、芍药、败酱草。治肠痈未成脓，腹中痛不可忍。甜瓜子散，于本方加薏苡仁、败酱草、当归、槟榔。治肠痈，如闷气欲绝。赤茯苓散，于本方加赤茯苓。治肠痈小腹牢强，按之痛，小便不利，时有汗出，恶寒脉迟，未成脓。

（二）现代应用

1. 内科疾病

（1）过敏性紫癜属于中医学中"血证""发斑"和"肌衄"范畴。其病机多为风热内迫营血所致，故其治则应以疏风、清热、止血为主。应用大黄牡丹汤加减治疗，有较好疗效。

（2）大黄牡丹汤加味，对结肠曲综合征疗效颇佳。

（3）大黄牡丹汤治疗顽固性呃逆效果理想。

（4）脑出血患者急性期除具有淤血闭阻征象外，往往存在大便不通或大便秘结。对脑出血急性期患者在应用甘露醇脱水等常规治疗基础上，给予大黄牡丹汤加减治疗：大黄 10 克，牡丹皮 12 克，桃仁 6 克，冬瓜子 30 克，芒硝 9 克。痰盛者加竹茹 12 克，姜半夏 12 克；腹胀者加厚朴 12 克；气虚者去芒硝，加人参 10 克。治疗急性出血性中风疗效明显，可减轻致残程度，改善生活质量。

2. 妇产科疾病

（1）妊娠合并阑尾炎、妊娠合并胆囊炎为妇产科急症，其病机多为湿热郁蒸、气血凝聚，在治疗上应采用通腑泻热化瘀的方法，应用大黄牡丹汤治疗，常有良效。

（2）盆腔炎、不孕症表现湿热瘀蕴结下焦者，则可应用大黄牡丹汤加减治疗。

（3）大黄牡丹汤对各型子宫肌瘤均有良好的治疗效果。

（4）大黄牡丹汤加减治疗输卵管炎症性阻塞等疾病，可以收到较好疗效。

3. 外科疾病

（1）阑尾周围脓肿，属中医肠痈范畴，其病机多为热毒瘀结于肠，故治疗多采用清热解毒，活瘀散结之法。

（2）胆道术后残余结石和结石再复发是治疗胆石症中存在的一个难题。以茵陈栀子合大黄牡丹汤加减，效果理想。

（3）肛肠疾病：大黄牡丹汤加味治疗嵌顿性内痔，效果满意。对混合痔脱出及坠痛症状为主，有很好的改善作用。而大黄牡丹汤加减保留灌肠，治疗肛窦炎疗效显著。

（4）腰椎间盘突出症气滞血瘀型用大黄牡丹汤加味治疗。方药：大黄 9 克，牡丹皮 12 克，桃仁 12 克，芒硝 9 克，厚朴 12 克。腰痛甚者加牛膝 10 克，桑寄生 10 克，乳香 6 克，没药 6 克；下肢屈伸不利者加宣木瓜 10 克；脚趾麻木者加白芥子 6 克。效果明显。

（5）加减大黄牡丹汤穴位贴敷结合西药，治疗下肢静脉血栓，有较好的临床疗效。

（6）运用大黄牡丹汤随症加减，治疗慢性阑尾炎急性发作、急性胆囊炎、粘连性肠梗阻等消化系统外科疾病，每获良效。

（7）用大黄牡丹汤灌肠，治疗急性胰腺炎，疗效肯定。

（8）治疗急腹症内毒素血症时，在西药常规治疗基础上合用大黄牡丹汤，能有效促进排便，能降低外周血内皮素（ET）、肿瘤坏死因子（TNF-α）水平。

4. 男科疾病　加味大黄牡丹汤外用，治疗慢性前列腺炎。气虚者，加党参20克、黄芪15克；阴虚者，加麦门冬10克，黄精15克；血虚者，加党参10克，当归10克；阳气虚者，加熟附子10克，仙茅10克；夹瘀者，加川芎10克，三棱10克；湿热内蕴者加黄柏10克治疗，每有良效。

5. 五官科疾病　慢性化脓性鼻窦炎属于中医鼻渊的范畴，其多由"热流胆府，邪移于脑"所致。故在治疗上以清胆泄热、解毒化瘀为主。应用大黄牡丹汤加味治疗，有满意的疗效。

【应用要点】

（1）实热内蕴的临床表现：如临床见发热，口干欲饮，口苦，大便不通，小便黄赤，舌红苔黄，脉滑数等。

（2）气血瘀滞的临床表现：如腹胀或腹痛，疼痛部位固定，舌质暗滞等。

第七节　土瓜根散

【组成用法】

土瓜根　芍药　桂枝　䗪虫各三两

上四味，杵为散，酒服方寸匕，日三服。

【主治方义】　用于治疗带下经水不利，少腹满痛，经一月再见者（二十二·10）。

方中桂枝、芍药调营，土瓜根、䗪虫祛瘀破血，加酒以行药势，瘀去则经水自调。

【临床应用】

本方古今少用。

有日本学者谓可用于月经不调、睾丸炎、阴囊水肿、前列腺肥大、股癣等。

第五章 栀子汤类方

栀子汤类方是以栀子为主要药物组成方剂的总称。栀子苦寒清降，清泻三焦火邪，有清心除烦之效。《神农本草经》谓栀子"主五内邪气，胃中热气"，故栀子汤类主要功效是清泄火热，临床用于邪热客于上焦，心烦郁闷，躁扰不宁等症。栀子汤类方药味少，辛苦相伍为基本组方原则，主治包括邪热郁于胸膈之烦证、湿热黄疸和劳复心烦等症。

第一节 栀子豉汤

【组成用法】

栀子十四个（擘）　香豉四合（绵裹）

上二味，以水四升，先煮栀子得二升半，内豉，煮取一升半，去滓。分为二服，温进一服。得吐者，止后服。

【主治方义】　①用于太阳病因汗吐下，有形之邪已去，无形余热留扰胸膈所致虚烦不得眠，心中懊恼，胸中窒之热扰胸膈证（76、77）。②用于伤寒五、六日，大下之后，身热不去，病邪化热入里，影响气血，气血不利则痛之"心中结痛"证（78）。③用于阳明病下后邪热未尽留扰胸膈。或腑实未成而早用下法，或燥屎虽去而余热尚存，皆可使无形邪热入里郁于胸膈（221、228）。④用于热性下利，治疗后，下利止而无形邪热留扰胸膈及无形邪热未与有形之痰水互结构的心下濡（375、十七·44）。

本方是治疗虚烦不眠、心中懊恼的主方。栀子苦寒，既可清透郁热，解郁除烦，又可导火以下行；豆豉气味俱轻，既能清表宣热，又能和降胃气。二药相伍，降中有宣，宣中有降，为清宣胸膈郁热，治疗虚烦懊恼之良方。

【类证辨析】　半夏厚朴汤证：二方证均有气郁，不同在于半夏厚朴汤用于痰气互结之咽中气郁，而本方用于无形邪热留扰胸膈之胸中气郁。

【临床应用】

（一）古代应用

《肘后备急方》：治霍乱吐下后心腹胀满。

《圣济总录》：治蛤蟆黄，舌上起青筋，昼夜不眠。

《小儿药证直诀》：治小儿蓄热在中，身热狂躁，昏迷不食。

（二）现代应用

1. 内科疾病

（1）失眠：本方加味可以用于情志不遂、郁而生热、内扰心神之失眠证。

（2）脏躁：以本方合竹皮大丸用以治疗气阴两虚、虚火内扰型脏躁，有满意疗效。

（3）神经衰弱：栀子豉汤为基础加生地黄、茯苓、白术、何首乌、牡丹皮等水煎服，治疗神经衰弱，效果明显。

（4）消化系统疾病：呃逆、胃脘痛及西医急性胃炎、胆囊炎、氨茶碱反应、顽固性呕吐，临床均取得较好的效果。

（5）脑外伤所致精神障碍：以栀子豉汤为基础，加味治疗脑外伤所致精神障碍。

（6）其他：本方治疗郁证、癫狂、黄疸、食管炎等。此外，栀子单味研末，以蛋清调敷涌泉、内关治小儿发热，外敷患处可治软组织损伤，对热扰胸膈证（神经官能症）和心悸（病毒性心肌炎）也有较好疗效。

2. 儿科疾病　以栀子豉汤为基础，治疗小儿睡惊症，基本方为栀子、淡豆豉，生牡蛎、生龙骨等，有理想疗效。

3. 皮肤科疾病　临床运用栀子豉汤加减治疗痤疮，收效良好。

【应用要点】

1. 抓主症

（1）胸部症状：心中懊憹、心中结痛、心愦愦、胸中窒、喘。

（2）神经症状：不得眠、谵语、烦躁。

（3）腹部症状：腹满、胃中空虚、客气动膈、不结胸、心下濡、饥不能食、口苦、舌上有苔。

（4）全身症状：身热、恶热、烦热、反复颠倒、头汗出。

2. 明病机　无形邪热郁结胸膈。

第二节　栀子甘草豉汤

【组成用法】

> 栀子十四个（擘）　甘草二两（炙）　香豉四合（绵裹）

上三味，以水四升，先煮栀子、甘草，取二升半，内豉，煮取一升半，去滓。分二服，温进一服。得吐者，止后服。

【主治方义】　用于治疗虚烦不眠，心中懊憹兼少气者（76）。

本方是栀子豉汤加甘草而成。栀子、豆豉清宣胸膈郁热，二药相伍，降中有宣，宣中有降，加甘草益气和中。

【临床应用】

（一）古代应用

《备急千金要方》：治食宿饭、陈臭肉及羹宿菜而发病者。

（二）现代应用

用栀子甘草豉汤治疗急性食管炎，无论因热汤烫伤或吞咽烧酒引起，均一二剂收效。

第三节　栀子生姜豉汤

【组成用法】

> 栀子十四个（擘）　生姜五两（切）　香豉四合（绵裹）

上三味，以水四升，先煮栀子、生姜取两升半，内豉，煮取一升半，去滓。分二服，温进一服。得吐者，止后服。

【主治方义】　用于治疗虚烦不眠，心中懊憹，欲呕（76）。

本方是栀子豉汤加生姜而成，生姜止呕，配伍栀子、豆豉清宣胸膈郁热，和降胃气，则无形郁热得除，正气得伸，又能驱邪外出。

【临床应用】　俞长荣治一胃脘痛患者：医治之，痛不减，反增大便秘结，胸中满闷不舒，懊憹欲吐，辗转难卧，食少神疲，历七八日，按其脉沉弦而滑，苔黄腻而浊，检其方多桂附香砂之属。此本系宿食为患，初只需消导之品，或可获愈。今迁延多日，酿成挟食致虚，补之固不可，下之亦不宜，乃针对心中懊憹欲吐二证投以栀子生姜豉汤，分温作两服，服药尽剂后未发生呕吐，诸症均瘥，昨夜安然入睡，今晨大便已下，并能进食少许。

【应用要点】　本方与栀子豉汤二证，均可见虚烦不得眠，卧起不安，或身热等症，但还可见呕吐。

第四节　栀子厚朴汤

【组成用法】

> 栀子十四个（擘）　厚朴四两（炙，去皮）
> 枳实四枚（水浸，炙令黄）

上三味，以水三升半，煮取一升半，去滓。分二服，温进一服。得吐者，止后服。

【主治方义】　用于伤寒误下，表邪内陷，而见心烦、腹满、卧起不安者（79）。

方中栀子苦寒，清热除烦；厚朴苦温，行气消满；枳实苦寒，破结消痞。三药配伍以奏清热除烦，宽中消满之效。

本证邪热内陷较栀子豉汤证邪热内陷深，故不用豆豉之宣透，但无疼痛拒按，大便不通等实证，犹是无形邪热之郁结，非为阳明可下之证，故也不须用大黄之攻下。

【临床应用】　适于热扰胸膈兼腹满的证治。可用于食积化热、消化不良、急性胃肠炎等。陶君仁报告用于治疗伤寒、副伤寒中后期发热不退、胸脘痞满者卓效。

【应用要点】　注意本证中出现的腹满，非阳明腑实证中见到的腹满，乃属无形邪热留扰胃脘所致，临床应用时要注意鉴别。

第五节　栀子干姜汤

【组成用法】

> 栀子十四个（擘）　干姜二两

上二味，以水三升半，煮取一升半，去滓。分二服，温进一服。得吐者，止后服。

【主治方义】 用于伤寒误下，中焦虚寒，身热不去，微烦者（80）。为治热扰胸膈兼中寒下利的主方。

本方栀子苦寒，清上焦之邪热，则心烦可止；干姜辛热，温中焦之虚寒，则中阳可复。证属寒热错杂，治以寒热并用，清上温中，药性虽反，功则合奏。

【临床应用】

（一）古代应用

《太平圣惠方》：干姜散，即本方加薤白、豆豉。治赤白痢，无问日数，老少并宜。

《杨氏家藏方》：二气散，本方栀子炒用。治阴阳痞结，咽膈噎塞，状如梅核，妨碍饮食，久而不愈，即成翻胃。

（二）现代应用

本方加川楝子可治郁火胃痛、胆石症急性发作，投之屡效。

【应用要点】

1. 抓主症

（1）热邪内郁胸膈的见症：身热不去、微烦。

（2）中焦有寒的见症：腹满时痛、下利等。

2. 明病机 邪热留扰胸膈、中焦虚寒。

第六节　栀子柏皮汤

【组成用法】

栀子擘十五个　炙甘草一两　黄柏二两

上三味，以水四升，煮取一升半，去滓，分温再服。

【主治方义】 用于伤寒湿热郁遏于里而不得宣发于外所致的身黄发热（261）。

方中栀子苦寒，善清内热，治郁热结气，泄三焦之火从小便而去；黄柏寒能清热，苦可燥湿；炙甘草甘缓和中，并能监制苦寒之性，使不损中气。

【临床应用】

（一）古代应用

《肘后备急方》：治温病发黄。

《宣明论方》：治头微汗出，小便利而微发黄者。

《温病条辨》：治阳明温病，不甚渴、腹不满、无汗、小便不利、心中懊憹者，必发黄。

（二）现代应用

1. 内科疾病

（1）栀子柏皮汤加茵陈、郁金，治疗传染性肝炎获得显著效果，且有很好的预防作用。并提出栀子必须生用。

（2）本方治疗细菌性痢疾，效果优良。

（3）本方加茵陈、茜草、郁金等，治疗钩螺旋体病发黄，辨证为湿热内蕴者。

（4）栀子柏皮汤加味治疗鼻衄出血等，效果满意。

2. 儿科疾病　治小儿急惊风，见小儿口噤龂齿、背反张、脚挛急、卧不着席者，宜栀子柏皮汤。

3. 皮肤科疾病　用加味栀子柏皮汤治疗寻常痤疮、多囊卵巢综合征，疗效颇佳。

【应用要点】

1. 抓主症

（1）湿热发黄见症：目黄、身黄、小便黄、黄色鲜明。

（2）湿热内郁见症：心烦懊憹、口渴、小便不利、苔黄、脉濡数或滑数等。

2. 明病机　本方证的病机为湿热蕴结中焦，熏蒸肝胆，胆热液泄。

第七节　枳实栀子豉汤

【组成用法】

> 枳实三枚（炙）　栀子十四枚（擘）　香豉一升（绵裹）

上三味，以清浆水七升，空煮取四升，内枳实、栀子，煮取二升，下豉，更煮五六沸，去滓。温分再服，覆令微似汗。若有宿食者，内大黄如博棋子大五六枚，服之愈。

【主治方义】　用于大病差后，劳复者（393）。

方中枳实宽中行气，栀子清热除烦，豆豉宣散透邪，用清浆水煮药；取其性凉善走，调中开胃以助消化。若兼宿食停滞，而腹痛、大便不通者，可加大黄以荡涤肠胃，下其结滞。

【类证辨析】　《金匮要略》栀子大黄汤即本方加大黄而成，但分量不同，用治酒疸。

【临床应用】

（一）古代应用

《伤寒蕴要》：治食复、劳复、身热、心下痞闷。如有宿食不下，大便秘实，脉中有力者，可加大黄。

《内外伤辨惑论》：食膏粱之物过多，烦热闷乱者，亦宜服之。

（二）现代应用

本方为大病差后，调理善后之良方，既可除余邪，又可调中开胃，可用于差后食复或宿食之证，使余邪除，精神复，诸症平。有人曾用本方加味治疗急性心肌梗死而见心烦懊憹者有效。

【应用要点】

1.抓主症　本方主症见发热，口渴，心烦懊憹，心下痞塞，食少纳呆，

2.明病机　多因大病或久病初愈，因过劳或饮食不节而复发。

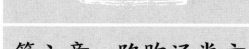

第六章 陷胸汤类方

陷胸汤类方包括小陷胸汤、大陷胸汤、十枣汤和大黄甘遂汤4方。方药的组成有三大特点：一是以大黄、甘遂为配方主药，主要用于攻逐有形痰水之邪阻于胸胁胃脘，或血与水结于下焦少腹之病证，如大陷胸汤和大黄甘遂汤；二是以瓜蒌、黄连和半夏为配方主药，主要用于清化中上焦之痰热结聚之邪，如小陷胸汤；三是以甘遂、芫花、大戟为配方主药，主要用于攻逐水饮之邪停聚胸膈脘腹，如十枣汤。陷胸汤类方在临床主要用于攻逐胸胁脘腹的有形痰水湿邪。

第一节 小陷胸汤

【组成用法】

> 黄连一两　半夏半升（洗）　瓜蒌实大者一枚

上三味，以水六升，先煮瓜蒌，取三升，去滓，内诸药，煮取二升，去滓。分温三服。

【主治方义】　用于痰热互相结于心下之小结胸病（138）。

方中以瓜蒌实为君，清热化痰，通胸膈之痹；以黄连为臣，泻热降火，除心下之痞；以半夏降逆消痞，除心下之结，与黄连合用，一辛一苦，辛开苦降，得瓜蒌实，则清热涤痰，其散结开痞之功益著。药仅三味，配伍精当，诚乃痰热互结，胸脘痞痛之良剂。

【类证辨析】　小陷胸汤与大陷胸汤证，均为表邪入里，或表证误下，邪热内陷所致。但本方证属邪热与痰互结心下，以心下硬满，按之则痛，不按则不痛，脉浮滑等为主症，病变部位比较局限，仅在心下胃脘部，邪浅热轻。故治以清热涤痰开结；而大陷胸汤证则水热互结于胸膈、心下，以心下痛，按之石硬，脉沉紧为其主症，其病变部位广泛，邪结深重，故治以泄热逐水破结。

小陷胸汤与大黄黄连泻心汤证、附子泻心汤证，均有心下痞，但大黄黄连泻心汤证属热邪结于心下，痞塞不通，属无形之邪热，故痞满而按之不痛；附子泻心汤证除心下有无形之邪热外，兼表阳虚，因此以心下痞、按之不痛、恶寒为其主症。均与本方证痰热互结心下，按之疼痛者有别。

【临床应用】

（一）古代应用

《医学入门》：于本方加甘草、生姜，谓之"小调中汤"。治一切痰火及百般怪病，善调脾胃，神效。

《重订通俗伤寒论》：柴胡陷胸汤，于本方加柴胡、黄芩、枳实、桔梗、生姜。治口苦、寒热往来、胸胁满闷不舒、按之则痛。

（二）现代应用

1. 内科疾病

（1）呼吸系统疾病：可治疗咳嗽、哮喘、渗出性胸膜炎、肺痈等病。

（2）消化系统疾病：可治疗脂肪肝、急性胆囊炎、慢性浅表性胃炎、胆汁反流性胃炎、胆道蛔虫病、食管炎、十二指肠球炎、病毒性肝炎等病。

（3）心血管系统疾病：可治疗频发性室性早搏、冠心病心绞痛等病。此外，对非瓣膜型心房颤动疗效确切，本方对肺源性心脏病心力衰竭也有较好疗效。

（4）抑郁症和2型糖尿病：小陷胸汤加减，治疗抑郁症、2型糖尿病效果明显。

（5）广泛性焦虑症：用柴胡舒肝散合小陷胸汤，治疗焦虑症有效。

（6）慢性咽炎：用小陷胸汤加味可以治疗慢性咽炎。药用黄连、法半夏、瓜蒌仁、青果各12克，吴茱萸6克，乌贼骨20克，枳实、竹茹、黄芩、桔梗、代赭石、浙贝母各15克。可随症加减。

（7）渗出性胸膜炎：对包裹性积液和胸腔积液的渗出性胸膜炎者，用小陷胸汤加葶苈子治疗有效。

（8）高脂血症：小陷胸汤合丹参饮治疗痰瘀互结型高脂血症，药用半夏10克，黄连5克，瓜蒌20克，丹参30克，檀香6克，砂仁10克，每日1剂，水煎分两次服，共奏化痰散结、活血化瘀之功。疗效明显。

（9）贲门失弛缓症：小陷胸汤加味治疗贲门失弛缓症，药用黄连8克，半夏 12 克，瓜蒌仁 15 克，旋覆花 15 克，代赭石 20 克，薤白 10 克，枳壳 10 克，有较好疗效。

2. 妇产科疾病　小陷胸汤合生姜泻心汤，治疗妊娠恶阻。药用黄连 10 克，半夏 15 克，全瓜蒌 12 克，生姜 15 克，干姜 5 克，黄芩 10 克，党参 15 克，木香 6 克，炙甘草 6 克。

3. 儿科疾病　本方治疗小儿厌食症。

4. 男科疾病　可治疗阳痿。

【应用要点】

1. 抓主症　脘腹痞满、疼痛、发热、便秘、食欲不振。参考症状有：胸胁胀满疼痛，恶心呕吐，咳嗽，短气，痰黄黏稠，口苦口渴，头痛，失眠，烦躁，尿黄，便溏，舌红苔黄腻，脉滑、弦、数、浮等。

2. 明病机　本方证主要以痰热互结，气机升降失调为其主要病机。

第二节　大陷胸汤

【组成用法】

大黄六两（去皮）　芒硝一升　甘遂一钱匕

上三味，以水六升，先煮大黄，取二升，去滓，内芒硝，煮一两沸，内甘遂末。温服一升。得快利，止后服。

【主治方义】　①用于太阳病误下，或复汗后又用攻下，邪气内陷与痰水相结的结胸证（134、137）。②用于伤寒六七日或十余日，表邪内传，邪热与水互结的结胸证（135、136）。③用少阳证误下，少阳邪热内陷于里与水饮互结的结胸证（149）。

方中甘遂为泻水逐饮之峻药，尤长于泻逐胸腹积水；大黄泻热荡实；芒硝软坚破结。三药合用，共奏泻热逐水破结之功。本方泻下峻猛，故应中病即止，不可过服，以免损伤正气。故方后云：得快利，止后服。

【类证辨析】　见"小陷胸汤"一节。

【临床应用】

1. 外科疾病

（1）急腹症：本方改用散剂用于治疗粘连性肠梗阻、蛔虫性肠梗阻、轻度肠扭转。本方加柴胡、黄芩、木香、延胡索，名清胰陷胸汤，用于治疗急性胰腺炎。辨证以水热互结之腹脘疼痛、便秘、小便不通、舌红等为使用依据。

（2）胃黏膜脱垂症：大陷胸汤治疗胃黏膜脱垂疗效显著。重症呕吐严重者采用鼻饲法给药，轻症者直接口服，取效迅速。

2.妇产科疾病　可治疗卵巢囊肿。

3.其他疾病　可治疗肩周炎等病。

【应用要点】

1.抓主症　硬满疼痛按之石硬，痛不可近，其病变范围可由胸至腹而比较广泛，程度严重，脉沉紧有力，可兼心中懊憹、短气、发热、烦躁、便闭等症。

2.明病机　本方证以水热互结于胸膈，气血阻滞不通为主要病机。

第三节　十枣汤

【组成用法】

芫花（熬）　甘遂　大戟　大枣

上三味，等分，各别捣为散。以水一升半，先煮大枣肥者十枚，取八合，去滓，内药末。强人服一钱匕，羸人服半钱，温服之，平旦服。若下少病不除者，明日更服加半钱。得快下利后，糜粥自养。

【主治方义】　①用于饮停胸膈，外邪引动内邪之证（152）。②用于悬饮证（十二·22），咳家脉弦（十二·32），支饮家咳烦胸中痛者（十二·33）。

方中甘遂善行经隧水湿，大戟善泄脏腑水湿，芫花善消胸胁伏饮痰癖，三药峻烈，各有专攻，合而用之，其逐水饮，除积聚，消肿满之功甚著。由于三药皆有毒，易伤正气，故以大枣之甘，益气护胃，并能缓和诸药之峻烈及其毒性，使下不伤正。方为逐水峻剂，使用时慎重用量，中病即止。如服后虽泻不爽，水饮未尽去者，次日渐加再服，总以快利为度，并以糜粥自养，以补养正气。

【临床应用】

（一）古代应用

《外台秘要》：深师朱雀汤（即本方）疗久病癖饮，停痰不消，在胸膈上，液液时头眩痛，苦挛，眼睛身体手足十指甲尽黄，亦疗胁下支满饮，辄引胁下痛方。

《圣济总录》：三圣散（即本方）治久病饮癖停痰，及支饮胁满，辄引胁下痛。

《三因极一病证方论》：控涎丹，又名子龙丸，妙应丸。治痰饮伏在膈上下，忽然颈项、胸背、腰胯隐痛不可忍，筋骨牵引作痛，走易不定，或手足冷痹，或头痛不可忍，或神志昏倦多睡，或饮食无味，痰唾稠黏，夜间喉中痰鸣，多流涎唾。

（二）现代应用

1. 呼吸系统疾病 此方常用于治疗悬饮（渗出性胸膜炎），也可以治疗小儿肺炎，尤其对暴喘型疗效显著。

2. 消化系统疾病 此方用于肝硬化腹水治疗，又治胃酸过多。

3. 泌尿系统疾病 可治疗肾炎水肿、肾病综合征、结石性肾绞痛等。

4. 神经系统疾病 此方可治疗癫狂病。

5. 膝关节滑膜炎 十枣汤外敷，治疗膝关节滑膜炎，消肿止痛临床疗效明显。

【应用要点】

1. 抓主症 心下坚满，胁下胀满疼痛，咳逆短气而呕，腹大，小便不利，脉沉弦等，但应形体壮实，若身体虚弱、羸瘦者不宜用本方。

2. 明病机 本方证属水饮结于胸腹，正气尚盛。

第四节 大黄甘遂汤

【组成用法】

大黄四两 甘遂二两 阿胶二两

上三味，以水三升，煮取一升，顿服之，其血当下。

【主治方义】 用于水与血俱结在血室，少腹满如敦状，小便微难之证（二十二·13）。

方中大黄攻瘀，甘遂逐水，以攻逐水血之结；因病属产后所得之疾，故配阿胶养血扶正，使邪去而不伤正。

【类证辨析】　本方证有少腹满如敦状，小便微难等症，与五苓散证相类似，但五苓散证属邪与水结，影响膀胱气化，故见小便不利、口渴等蓄水证。而本方证是小便微难，与小便不利有别，故可看出非蓄水证。而蓄血证又是小便自利，故本方证非单纯的蓄水证，亦非单纯的蓄血证，而是水与血俱结在血室者。

【临床应用】

1.内科疾病

（1）神经系统疾病：可治疗癫狂。

（2）泌尿系统疾病：此方加减治疗慢性前列腺炎之小便癃闭；可以用大黄甘遂汤改汤为散剂，随症加味治疗前列腺增生并发尿潴留、淋病、跌打胸痛多种疾病，有良好效果。

2.妇产科疾病　可治疗闭经。

3.肛肠科疾病　环状混合痔术后肿痛及促创面愈合：环状混合痔患者术后给予大黄甘遂汤坐浴，借中药沸腾之精气直达病所，减轻肛门疼痛，促进肛门水肿的吸收，加速创面愈合，疗效满意。

4.其他疾病　可治疗肝硬化腹水、产后血栓性静脉炎等病。辨证为水血互结之腹满、小便微难等为使用依据。

【应用要点】

1.抓主症　少腹满、小便微难而不渴、下肢水肿、妇人有闭经、舌暗红或瘀暗、苔腻。

2.明病机　本方证以水与血俱结在血室为主要病机。

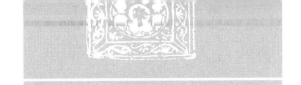

第七章 泻心汤类方

泻心汤类方包括半夏泻心汤、泻心汤、大黄黄连泻心汤和附子泻心汤、生姜泻心汤、甘草泻心汤6方。本类方药的组成有三大特点：一是辛温之品与苦寒之品和甘温之品相配，以升降中焦气机，主要用于中焦痞阻，寒热错杂之证，如半夏泻心汤、生姜泻心汤和甘草泻心汤；二是纯以苦寒之品为主组方，主要用于无形邪热聚于胃脘之证，如泻心汤和大黄黄连泻心汤；三是辛温大热之品与苦寒之品相伍，用于既有无形邪热聚于胃脘，又见阳气不足之候，如附子泻心汤。泻心汤类方在临床主要用于中焦痞阻之证。

第一节 半夏泻心汤

【组成用法】

> 半夏半升（洗） 黄芩 干姜 人参 甘草（炙）各三两
> 黄连一两 大枣十二枚（擘）

上七味，以水一斗，煮取六升，去滓，再煎取三升。温服一升，日三服。

【主治方义】 ①用于小柴胡汤证误用下剂，损伤中阳，使少阳邪热乘机内陷，寒热错杂之邪干犯于中焦，致脾胃升降失常，气机痞塞，故尔出现"但满而不痛"的心下痞证（149）。②用于脾胃虚弱，寒热互结中焦，中焦痞阻，升降失常所致的呕吐、心下痞、肠鸣（十七·10）。

本方即小柴胡汤去柴胡、生姜，加黄连、干姜而成。因心下痞满由寒热错杂，气机痞塞而致，故方中用黄芩、黄连苦寒之气以泄邪热，用干姜、半夏辛温以散寒。佐以人参、甘草、大枣甘温，以补脾胃之虚，而复其升降之职。诸药相合，为辛开苦降甘调，寒温并用，阴阳并调之法，从而达到恢复中焦升降、消痞除满之目的。

【类证辨析】 本方与生姜泻心汤、甘草泻心汤、黄连汤药物组成相近，且苦降辛开甘调，调治寒热之旨不变，但方治却各有所侧重。本方证的重点是中焦痞塞，胃气上逆，而水饮不盛，故只有心下痞、呕吐而无下利，或下利少许，方中以半夏为君；生姜泻心汤证由脾胃气虚，水饮内盛，与入里之邪互结而致，故不仅心下痞硬，肠鸣下利，而且呕吐、干噫食臭，故方中以生姜为君温胃止呕而散水气；甘草泻心汤的重点在脾胃虚弱，寒热错杂，升降失常，除心下痞、呕吐、下利外，更见"水谷不化，心烦不安"，故方中重用甘草、干姜，以达补虚缓急，温中健脾之效；黄连汤即半夏泻心汤去黄芩加桂枝增黄连量，因胸中有热故重用黄连，腹中痛则用干姜、桂枝温胃散寒，半夏降逆和胃以止呕，人参、甘草、大枣益气补虚以和中，使寒热去，上下和，自然胸中烦闷得解，呕平痛除而泄泻亦止。正如清代名医王旭高云："半夏泻心汤治寒热交结之痞，故苦辛平等。生姜泻心汤治水与热结之痞，故重用生姜以散水气。甘草泻心汤治胃虚痞结之证，故加重甘草以补中气而痞自除。""至于丹田胸中之邪，则在上下而不在表里，即变柴胡汤为黄连汤……亦从中而和之法。"

【临床应用】

（一）古代应用

《备急千金要方》：泻心汤（即本方），治老小下利、水谷不消、肠中雷鸣、心下痞满、干呕不安。

《三因极一病证方论》：泻心汤（即本方去大枣），治心实热，心下痞满，身重发热，干呕不安，腹中雷鸣，泾溲不利，水谷不消，欲吐不吐，烦闷喘急。

（二）现代应用

1.内科疾病

（1）消化系统疾病：可治疗急性胃炎、慢性胃炎、胃及十二指肠球部溃疡、慢性肝炎、胆囊炎、胃下垂、胃神经官能症、幽门梗阻、肠炎、肠易激综合征等疾患。

（2）心血管系统疾病：可治疗胸痹（冠心病）、风湿性心脏病心力衰竭。

（3）呼吸系统疾病：此方用于治疗咳喘。

（4）嗜酸性粒细胞增多症：本方治疗嗜酸性粒细胞增多症，有一定疗效。

（5）癌前病变：以半夏泻心汤加减，治疗癌前病变，疗效满意，

2.妇产科疾病 可治疗妊娠恶阻、不孕症、带下、闭经、功能性子宫出血、

行经口糜泄泻等病。

3.儿科疾病 可治疗儿科的腹泻、小儿消化不良、小儿肺炎等病。

4.其他疾病 此方还可用治疗淋证、吐血、心悸、不寐、眩晕、梅核气、痢疾、复发性口疮、肾病综合征等病。

【应用要点】

1.抓主症 呕吐、下利、痞塞、苔多黄腻。

2.明病机 脾胃阳虚，热邪结滞。

第二节　泻心汤

【组成用法】

大黄二两　黄连　黄芩各一两

上三味，以水三升，煮取一升，顿服之。

【主治方义】 用于心火亢盛，扰乱心神，迫血妄行之吐血、衄血证（十六·17）。

方中大黄苦寒降气泻火，黄芩、黄连苦寒清泻心胃之火，三药相合，直折其热，使火降则血自止。

【类证辨析】 本方去黄芩即大黄黄连泻心汤，《伤寒论》中治疗热痞，因无形之邪热阻滞心下，痞满不通所致者。用大黄、黄连以麻沸汤渍，取二药苦寒之气，以清中上焦无形之邪热，薄其苦泄之味而防止其直下肠胃，说明热邪较轻。若本方加附子即附子泻心汤，《伤寒论》中治疗热痞兼阳虚者，除心下痞外，患者有恶寒、汗出之阳虚见症，故用附子泻心汤寒热并用泻热消痞，扶阳固表。因邪气的轻重及邪气的性质不同，故有泻心汤、大黄黄连泻心汤、附子泻心汤之别。

【临床应用】

（一）古代应用

《类证活人书》：三黄丸（黄连三两，大黄一两，黄芩二两），治吐血黄疸。

《太平惠民和剂局方》：三黄圆（即本方），治丈夫、妇人三焦积热，上焦有热，攻冲眼目赤肿，头项肿痛，口舌生疮；中心膈烦躁，不美饮食；下焦有热，小便赤涩，大便秘结，五脏俱热，即生痈疖疮痍 般痔疾，粪门肿痛，或下鲜血。小儿积热亦宜服之。

《千金翼方》：三黄汤（即本方），主解散发，腹痛胀满之发于卒急者。

《三因极一病证方论》：三黄丸治骨实极，热，耳鸣，面色焦枯，隐曲膀胱不通，牙齿脑髓苦痛，手足酸疼，大小便闭。

《外台秘要》：卷四引《集验方》，主治黄疸，身体面目皆黄。大黄四两、黄连四两、黄芩四两。

《备急千金要方》：三黄圆，治男子五劳七伤，消渴，不生肌肉，妇人带下，手足寒热。又三黄汤治下焦结热，不得大便。

（二）现代应用

1.内科疾病

（1）消化系统疾病：可治疗上消化道出血、急性胰腺炎、痔疮出血等病。

（2）呼吸系统疾病：可治疗肺结核咯血、支气管扩张咯血、胸膜炎等疾患。从临床观察，对肺结核咯血者疗效亦佳。

（3）心脑血管疾病：可治疗高血压、中风疾患。

2.妇产科疾病 可治疗月经过多、倒经等疾患。

3.儿科疾病 可用于儿科高热惊厥、麻疹后肺炎等疾患。

4.五官科疾病 此方可治疗目赤肿痛（急性结膜炎）、表层巩膜炎、沙眼性角膜炎、急性虹膜睫状体炎、乳蛾、鼻衄、齿衄、耳疖等疾患。

5.其他疾病 肝性卟啉症、结节性红斑、吸毒等。用本方合大柴胡汤，治疗海洛因、鸦片吸食成瘾属毒结脏腑、心脑郁闭者，也能收到满意疗效。

【应用要点】

1.抓主症 ①火性上炎的共性表现：颜面潮红、眼赤、鼻尖红、口角生疮、精神不安、头痛不寐。②邪气结滞见症：心下痞满、便秘等。③出血见症：脑出血、咯血、吐血、齿龈出血、鼻出血、子宫出血、痔核出血、眼底出血，一般发病急，血色红，脉有力，舌质红苔黄。

2.明病机 心胃火盛或迫血妄行。

第三节　大黄黄连泻心汤

【组成用法】

大黄二两　黄连一两

上二味，以麻沸汤二升渍之，须臾，绞去滓。分温再服。

【主治方义】 ①用于中焦有热，阻滞上下气机所致的痞证（154）。②用于伤寒在表，先下后而复发汗，胃气损伤，邪热内陷，滞塞中焦而形成的痞证（164）。

方中大黄苦寒，泻热和胃开结，黄连苦寒，以清心胃之火。二药合用，使热去结开，则痞塞自消。因苦寒药物之气厚味重，煎煮之后，多走肠胃而具泻下作用，故本方用法不取煎煮，而以麻沸汤浸泡，少顷，绞汁即饮，以取其气，薄其味，使之利于清上部无形邪热，而不在泻下里实之法。

《千金翼方》注云："此方本有黄芩"。宋代名医林亿等认为本方中应有黄芩。若有黄芩与上节泻心汤相同，则泻热消痞之力更强。

【类证辨析】 见"泻心汤"一节。

【临床应用】

（一）古代应用

《肘后备急方》：恶疮三十年不愈者，大黄、黄芩、黄连各一两，为散，洗疮净，以粉之。日三，无不瘥。又治乳中起瘭病痛方：大黄、黄连各三两，水五斤，煮取一升三合，分三服，得下即愈。

《太平圣惠方》：治热蒸在内，不得宣散，先心腹胀满、气急，然后身面悉黄，名为内黄者宜之。

（二）现代应用

1. 功能性消化不良 大黄黄连泻心汤浸渍内服，对消化不良有效。

2. 口腔疾病 用此方加味治疗小儿急性口疮，取其泻火解毒、清热化痰、釜底抽薪之意，可取得良好效果。本疗法对艾滋病机会性感染口腔溃疡也有疗效，结合其他中药，具有抗耐药、减少感染、促进免疫功能重建作用。放疗之日起用大黄黄连泻心汤煎汤含漱，直到放疗结束，对防治放射性口腔黏膜炎有明显效果。

3. 胃肠疾病 用大黄黄连泻心汤加味辨证治疗胃溃疡、胆汁反流性胃炎、萎缩性胃炎，均收到良好疗效。另外，大黄不仅有苦寒降、泻实热下瘀血的作用，而且能够安和五脏，补敛正气。此方用麻沸汤浸渍作茶频服，每日1剂，治疗胃神经官能症。本方治疗幽门螺杆菌阳性慢性胃炎时既对症又对因，能有效清除和抑制幽门螺杆菌，效果较好。用此方加减（生大黄、黄芩、黄连、秦皮、白芍）治疗小儿急性细菌性痢疾，水煎保留灌肠，效果明显。

4. 慢性肾衰竭　应用经方治疗慢性肾衰竭，主要应用小柴胡汤、大黄黄连泻心汤合玉屏风散加减治疗慢性肾衰竭，临床疗效确切。

5. 精神分裂症　可以用本方加减治疗精神分裂症。

6. 戒断综合征　本方加减治疗戒断综合征，每日 1 剂，水煎连服 21 日为 1 个疗程，治疗后可使血清可卡因、吗啡、烟碱等含量明显降低。

【应用要点】　本方仅用沸汤渍泡，取汁饮服，不久煎。取气薄力轻，重在清中焦之热邪而不在于泻下。

第四节　附子泻心汤

【组成用法】

> 大黄二两　黄连一两　黄芩一两
> 附子一枚（炮，去皮，破，别煮取汁）

上四味，切三味，以麻沸汤二升渍之，须臾，绞去滓，内附子汁。分温再服。

【主治方义】　用于阳虚兼中焦邪热内结的痞证（155）。

本方即大黄黄连泻心汤加附子。方用大黄、黄连、黄芩之苦寒，以麻沸汤浸渍，少顷，绞去滓，取其味薄气轻，以清泻中上焦之邪热，达到消痞之目的；附子久煎别煮取汁，取其辛温淳厚之性，使辛热之药发挥温经扶阳固表的作用。一温阳，一清热，生熟异其性，寒热异其气，寒温并用，使阴阳调和，则诸症自愈。

【类证辨析】　见"泻心汤"一节。

【临床应用】

1. 消化系统疾病　此方用于治疗消化不良、食管炎、胃炎、消化性溃疡、胃肠功能紊乱、上消化道出血等病，疗效满意。

2. 泌尿系统疾病　本方治疗肾衰竭，疗效显著。

3. 神经系统疾病　可治疗神经性头痛。用本方加木通、干姜、滑石、川芎、白芷等，效果显著。

4. 呼吸系统疾病　应用附子泻心汤，治疗肺心病热痞兼阳虚证，快速效佳。

【应用要点】

1. 抓主症 ①上中焦热：心烦、多梦、胃中灼热、口腔溃烂、口渴欲饮、小便黄、大便干、牙龈肿痛。②阳虚：时时畏寒、精神不振，夜尿多而清长、便溏、舌体胖、或淡嫩、有齿痕、苔白脉沉。

2. 明病机 中焦火盛而下焦阳虚者。

第五节　生姜泻心汤

【组成用法】

> 生姜四两（切）　甘草三两（炙）人参三两　干姜一两
> 黄芩三两　半夏半升（洗）　黄连一两　大枣十二枚（擘）

上八味，以水一斗，煮六升，去滓，再煎取三升。温服一升，日三服。

【主治方义】　用于伤寒在表，汗不得法，损伤脾胃，邪气内陷，寒热错杂，水气不化所致痞证（157）。

本方由半夏泻心汤减少干姜用量，再加入生姜所组成。因本证胃虚食滞，兼有水饮内停，故加生姜，并作为主药，以健胃降逆而消痞满；半夏与生姜相配，则降逆化饮和胃之力更强；姜夏与芩连为伍，辛开苦降，以开泄寒热痞塞之结滞。佐人参、甘草、大枣健脾益胃，以复中焦升降之职。诸药合用，共奏和胃降逆，散水消痞之效。

【类证辨析】　见"半夏泻心汤"一节。

【临床应用】　此方可治疗慢性结肠炎、幽门不全性梗阻、反流性食管炎；此方加减治疗水热互结型泄泻、急性消化不良性腹泻、初发糖尿病伴腹泻、失眠合并慢性肠炎引起的腹泻；本方可缓解感染后肠易激综合征；用生姜泻心汤治疗小儿腹泻，证属寒热困阻中焦者，有效率较高。此方还可用于胃扭转、肠胀气、舌体肿痛等。

【应用要点】

1. 抓主症 应用本方应抓两方面主症。①脾虚不运见症：纳差、腹胀、嗳气、食臭。②水湿内停，气机阻滞见症：心下痞硬，胁痛、呕吐、肠鸣、下利、下肢水肿。

2. 明病机 本方证与半夏泻心汤证相比，偏于脾胃气虚，并伴水饮内停。

第六节　甘草泻心汤

【组成用法】

甘草四两（炙）　黄芩三两　半夏半升（洗）　大枣十二枚（擘）
黄连一两　干姜三两

上六味，以水一斗，煮取六升，去滓，再煎取三升。温服一升，日三服。

【主治方义】　①用于伤寒中风，医反误下，脾胃气虚，表邪内陷，中焦升降失常致痞利俱甚者（158）。②用于湿热内蕴，浸淫上下之狐惑病（三·10）。

《伤寒论》载本方无人参，根据前半夏、生姜二泻心汤均有人参；《金匮要略》《千金翼方》《外台秘要》所载之甘草泻心汤皆有人参；而本证为攻下后胃虚痞利俱甚之证，故益胃补虚之人参在所必用。若加人参与半夏泻心汤药味相同，故亦为辛开苦降甘调之法。因屡经误下，脾胃之气甚虚，故重用甘草取其补中益气，脾胃之气得复，升降调和，阴阳通达，则痞证得除，下利自止。

【类证辨析】　见"半夏泻心汤"一节。

【临床应用】

（一）古代应用

《伤寒六书》：动气在上，下之则腹满、心痞、头眩者，宜甘草泻心汤。

（二）现代应用

1. 内科疾病

（1）消化系统疾病：此方可治疗产后胃肠炎、慢性胃肠炎、术后胃肠功能紊乱、肠易激综合征等疾病。用本方治疗幽门螺杆菌相关消化性溃疡疗效显著。对反流性食管炎也有一定的治疗效果。对寒热错杂型功能性消化不良有良好的疗效。甘草泻心汤还可用于慢性萎缩性胃炎的治疗，在改善慢性炎症、腺体萎缩、肠化生、不典型增生上效果明显。甘草泻心汤加味治疗胃肠神经官能症，收效良好。以甘草泻心汤为主方，随症加减，治疗慢性结肠炎疗效显著。本方治疗溃疡性直肠炎安全有效。

（2）白塞综合征：本方加陈皮、茯苓、白蔻仁等，治疗白塞综合病，疗效满意。临床甘草用量一定要重用，一般在30~35克；如疗效不佳则要用人参代党参。此病的溃疡病灶常时好时坏，较易复发，用药时间要长，同时配合外用药则疗效更快。

（3）口腔溃疡：本方治疗多发性顽固性口腔溃疡疗效满意。含漱甘草泻心汤可治疗化疗患者口腔溃疡，缓解疼痛，缩短其溃疡愈合时间。

（4）失眠症：甘草泻心汤加味治疗中年失眠症，具有较好的临床疗效。

（5）糖尿病胃轻瘫：甘草泻心汤加减联合枸橼酸莫沙必利治疗糖尿病胃轻瘫，可明显改善糖尿病胃轻瘫患者的临床症状，可加速胃排空。

（6）化疗引起的呕吐：甘草泻心汤与小剂量西药合用，治疗化疗引起的呕吐。

2. 儿科疾病 本方治疗小儿口腔黏膜病疗效显著。

3. 男科疾病 本方治疗男科前列腺炎、龟头溃疡、不射精、急性尿道炎等病。

4. 性病

（1）淋病：用甘草泻心汤加土茯苓、白花蛇舌草、蒲公英、车前子、滑石等药，治疗淋病，效果满意。

（2）复发性生殖器疱疹：本方治疗复发性生殖器疱疹有较好的临床疗效。

【应用要点】

1. 抓主症 ①半夏泻心汤证共性表现为心下痞硬、腹中雷鸣、下利、干呕。②脾胃气虚见症为食物不消化、下利频繁。③湿热内蕴见症为心烦不安、口腔溃疡、二阴溃烂、尿急、尿频、舌苔黄腻。

2. 明病机 本方证与半夏泻心汤证相比，偏脾胃虚弱。在外感病方面主要为误下致脾胃虚弱，寒热互结中焦；在杂病方面主要为湿热内蕴，伤及脾胃。

第八章　白虎汤类方

白虎汤类方包括白虎汤、白虎加人参汤、白虎加桂枝汤、竹叶石膏汤和竹皮大丸5方。方药的组成有两大特点：一是辛甘大寒之品与苦甘寒之品相配，主要用于清泄阳明火热，如白虎汤、白虎加人参汤和白虎加桂枝汤；二是辛甘大寒之品与甘淡寒之品相配，主要用于安中养阴，清除虚热，如竹叶石膏汤和竹皮大丸。故白虎汤类方在临床主要用于阳明无形邪热炽盛和气阴不足，阴火内生之病证。

第一节　白虎汤

【组成用法】

> 知母六两　石膏一斤（碎）　甘草二两（炙）　粳米六合

上四味，以水一斗，煮米熟，汤成，去滓。温服一升，日三服。

【主治方义】　①用于阳明病表里俱热证（176）。②用于三阳合病热偏重于阳明，而见腹满，身重，口不仁，面垢，谵语，遗尿，自汗出者（219）。③用于热邪郁遏于里，阳气不达四肢的热厥证（350）。

本方用石膏为君，取其辛甘大寒，以制阳明内盛之热。以知母苦寒质润为臣，一以助石膏清肺胃之热；一以借苦寒润燥以滋阴。用甘草、粳米，既能益胃护津，又可防止大寒伤中之偏，共为佐使。四药共用，具有清热生津之功，使其热清烦除、津生渴止，由邪热内盛所致诸症皆可相应顿挫。

【类证辨析】　本方加人参即白虎加人参汤，主要治疗阳明热盛，汗出过多，津气耗伤者，或感受暑邪，伤津耗气者，其症状不但具备白虎汤证，且兼烦渴饮水，汗出背恶寒，乏力、脉洪大无力等气阴耗伤之证。本方加桂枝，即白虎加桂枝汤，主要治疗温疟，身虽热而兼表寒者，亦可治疗风湿热痹。本方加苍术即白虎加术汤，则治疗湿温病，身热胸痞，汗多，舌红，苔白腻等症。以上诸方，皆以白虎汤为主，根据不同症状随症加味而成。

【临床应用】

（一）古代应用

《类证活人书》：本方加苍术，名白虎加苍术汤，主治湿温病，症见关节䐃痛、身热胸痞、壮热口渴、舌质红、苔白腻、脉洪大而长。

《太平惠民和剂局方》：白虎汤，治伤寒大汗出后，表证已解，心胸大烦，渴欲饮水，及吐或下后，七八日邪毒不解，热结在里，表里俱热，时时恶风大渴，舌上干燥而烦，欲饮水数升者，宜服之。又治夏月中暑毒，汗出恶寒，身热而渴。

（二）现代应用

1. 内科疾病

（1）呼吸系统疾病：此方可治疗大叶性肺炎、支原体肺炎等病。可以适度加用杏仁、连翘、大青叶、栀子、瓜蒌等。

（2）传染性疾病：本方治疗钩端螺旋体病、流行性脑脊髓膜炎。

（3）消化系统疾病：本方治疗胃脘疼，证属胃热炽盛者。

（4）急性脑出血：白虎汤结合脱水，支持对症治疗，对急性脑出血的有较好效果。

（5）老年性痴呆：白虎汤能改善老年性痴呆的症状，在失语失认、阅读书写障碍等方面有明显效果。

（6）发热：以白虎汤为基本组方，发热兼有气虚者加用人参、黄芪；阴虚者加用熟地黄、瓜蒌根；气阴两伤者加用人参、麦门冬；血瘀者加用莪术、丹参等灵活加减，治疗外感发热取得较好疗效。

（7）精神病食欲亢进：使用白虎汤加减治疗精神病食欲亢进，基本方为生石膏 50~100 克，知母 12 克，生山药 30 克，玄参 30 克，麦门冬 15 克，甘草 6 克。体质差者加党参或太子参以补气，获得满意疗效。

（8）口腔不良反应：以白虎汤加味，治疗固定正牙引起的口腔不良反应。

（9）流行性出血热：白虎汤加味治疗流行性出血热，基本方为生石膏（先煎）30 克，知母 15 克，竹叶 12 克，粳米 30 克，山豆根 10 克，板蓝根 30 克，甘草 6 克。随症加减：皮下瘀斑，血小板减少加犀角 5 克，牡丹皮 10 克，低血压加生脉散，蛋白尿加萆薢、金樱子各 15 克，同时配合西药病毒唑 1 克，氟美松 10 毫克加入 5% 葡萄糖注射液 500 毫升中静脉滴注，每日 1 次，热退后氟美松减量，并应用平衡液 500 毫升维持电解质平衡。效果较好。

（10）2 型糖尿病：以六味地黄丸合人参白虎汤，治疗 2 型糖尿病。

（11）三叉神经痛：以白虎汤加味治疗原发性三叉神经痛。

2.儿科疾病 以人参白虎汤加味治疗婴幼儿病毒性肠炎，在人参白虎汤的基础上加减变化，具体剂量视病儿年龄大小调整，疗效满意。

此方还治疗小儿持续高热、鼻衄、急性扁桃体炎、口疮、唇炎、牙槽脓肿等病。

3.皮肤科疾病

（1）银屑病：采用白虎汤加减（石膏、知母、当归、柴胡、白芍、生地黄、玄参等），治疗银屑病，并严格忌食酸、辣、腥，效果明显。

（2）麻疹逆证：采用清解透表汤合白虎汤加减，治疗麻疹逆证，效果良好。

（3）重症药物性皮炎：用白虎汤合犀角地黄汤治疗重症药物性皮炎，基本方为生石膏（先煎）30 克，知母 12 克，生地黄 30 克，防风 12 克，牡丹皮 12 克，赤芍药 12 克，白鲜皮 15 克，生甘草 8 克。临床应用时在该方基础上适当加减，如皮损以头面部为重且瘙痒甚者，可加入荆芥、蝉蜕，轻疏风热，但忌羌活、白芷等辛温燥烈之品，以免助热生风加重病情；如见皮损以下部为主，且糜烂，流水较重，舌苔黄腻，为兼有湿热之证，可用龙胆草、黄芩、黄连等药，助其清化湿热；如水肿较甚，加入冬瓜皮、车前子之类，行水消肿。效果甚佳。

此外，本方还治疗湿疹、药物性皮疹、漆疮等病。

4.其他疾病 此方亦治急性虹膜睫状体炎。

【应用要点】

1.抓主症 应用本方，以身大热、自汗出、不恶寒、反恶热、大渴引饮、心烦，或四肢厥冷，或神昏，舌质红、脉洪大等为其辨证要点。

2.明病机 本方证以表里俱热，里热迫津外泄为其主要病机。

第二节　白虎加人参汤

【组成用法】

> 知母六两　石膏一斤（碎，绵裹）　甘草二两（炙）
> 粳米六合　人参三两

上五味，以水一斗，煮米熟，汤成，去滓。温服一升，日三服。

【主治方义】　①用于服桂枝汤后，阳明热盛，气阴两伤证（26）。②用于伤寒吐下后，热结在里，热盛津伤证（168）。③用于阳明热盛津气两伤证（169、170）。④用于暍病，暑热亢盛津气耗伤者（二·26）。⑤用于热盛伤津之上消（十三·12）。

本方是白虎汤加人参而成。因大汗出，烦渴，津气耗伤，故加人参。方中白虎汤清阳明里热，人参益气生津。

【类证辨析】　见"白虎汤"一节

【临床应用】

（一）古代应用

《类证活人书》：化斑汤（即本方加葳蕤，粳米易糯米）治斑毒。

（二）现代应用

1. 内科疾病

（1）此方可治疗原因不明发热而日久不愈者。

（2）此方可治疗糖尿病，本方重石膏，根据患者情况，饮多者加石斛，尿多者加覆盆子、桑螵蛸，舌暗红加丹参，灵活施治，效果明显。

（3）白虎加人参汤可以治疗严重心律失常伴有夜汗频多者。

2. 妇产科疾病　此方可治疗产后发热、产褥中暑等疾患。

3. 儿科疾病　用白虎加人参汤加减，治疗儿童腺样体肥大，效果理想。

4. 其他疾病　此方亦治疗成人特应性皮炎，辨证以颜面发热、口渴欲饮，兼气阴伤诸症。

【应用要点】

1. 抓主症　应用本方抓以下主症。①白虎汤证的表现：身热、不恶寒、反恶热、大渴引饮、烦躁、舌红等。②气阴虚见症：精神不振、乏力、汗出烦渴，脉洪大无力等。

2.明病机　本方证与白虎汤证相比，偏气阴耗伤。在外感病方面主要为邪热传入阳明，伤津耗气。在杂病方面主要为里热炽盛，迫津外泄，耗伤气阴。

第三节　白虎加桂枝汤

【组成用法】

知母六两　甘草二两，炙　石膏一斤　粳米二合
桂枝三两（去皮）

上锉，每五钱，水一盏半，煎至八分，去滓，温服，汗出愈。

【方治方义】　用于热多寒少之温疟（四·4）。

本方是白虎汤加桂枝而成，因其骨节疼烦，故于白虎汤中加桂枝。方中白虎汤清热，生津，止呕，加桂枝以解表邪。

【类证辨析】　见"白虎汤"一节。

【临床应用】

（一）古代应用

《类证活人书》：白虎加桂汤，治疟疾但热不寒者。

（二）现代应用

1.内科疾病

（1）发热性疾病：此方可治疗热多寒少之温疟。

（2）风湿病：此方可治疗风湿热痹。

2.皮肤科疾病　此方可治疗风疹。

3.五官科疾病　本科可以治疗慢性鼻窦炎，也有一定疗效。

4.其他疾病　本方还可以治疗下肢湿疹、丹毒、静脉曲张综合征等多种疾病。

【应用要点】

1. 抓主症　①里热盛的表现：身热，但热不寒、烦渴、关节疼痛处红肿灼热，舌质红等。②表寒见症：关节疼痛、恶寒等。

2.明病机　本方证与白虎汤证相比，兼有表邪，但里热盛为主，表邪较轻。

第四节　竹叶石膏汤

【组成用法】

> 竹叶二把　石膏一斤　半夏半升（洗）　麦门冬一升（去心）
> 人参二两　甘草二两（炙）　粳米半升

上七味，以水一斗，煮取六升，去滓，内粳米，煮米熟，汤成，去米。温服一升，日三服。

【主治方义】　用于伤寒解后，余热不清，气阴两伤证（397）。

本方用石膏清肺胃气分之热；竹叶降冬不凋，禀阴气最盛，善清虚热，治心烦，止呕吐；麦门冬补阴气，滋胃阴，养津液，续血脉，使中焦阴液上通于心，心胃阴血津液互相滋助；人参、甘草益气生津；粳米益胃气，养胃阴；半夏降逆止呕，并行人参、麦门冬之滞而调和胃气。诸药合用共奏清虚热，益气津之功。

【类证辨析】　本方为白虎加人参汤加减化裁而成。但本方用麦门冬不用知母，白虎加人参汤用知母而不用麦门冬。因白虎加人参汤证乃阳明气分大热，虽有气阴两伤，但仍以热盛为主，因知母清热之力胜于麦门冬，故用知母而不用麦门冬。本方证乃大病之后，虚羸少气而余热未尽，在治法上以扶正为要，麦门冬滋阴之力胜于知母，故本方用麦门冬以养阴扶正。

本方证又与麦门冬汤证相似，均属气阴弱证。但麦门冬汤证偏于肺阴虚，故重于麦门冬养肺阴；本方证偏脾胃阴虚，又有余热未清，故在麦门冬汤中去大枣，加竹叶，生石膏。临证时以资区别。

【临床应用】

（一）古代应用

《外台秘要》：天行表里虚烦，不可攻者，但当与竹叶汤方。

《太平惠民和剂局方》：竹叶石膏汤，治伤寒时气，表里俱虚，遍身发热，心胸烦闷；或得汗已解，内无津液，虚羸少气，胸中烦满，气逆欲吐，及诸虚烦热，并宜服之。诸虚烦热，与伤寒相似，但不恶寒，身不疼痛，头亦不痛，脉不紧数，即不可汗下，宜服此药。

（二）现代应用

1. 内科疾病

（1）发热性疾病：此方治疗呼吸道感染发热、癌性发热，暑温高热、不明原因发热等。

（2）消化系统疾病：此方治疗胃脘疼、呃逆等病。

（3）心血管疾病：竹叶石膏汤治疗急性病毒性心肌炎、早搏。加味竹叶石膏汤协同足量抗生素，治疗感染性心内膜炎。竹叶石膏汤加减治疗急性乙醇中毒导致的心肌损伤。

（4）脑血管疾病：用竹叶石膏汤加味治疗脑出血呃逆。腑气不通，痞满便秘者，可以加小承气汤，痰多加竹沥、天竺黄、胆南星。竹叶石膏汤治疗临床表现为头痛欲裂、烦乱不堪、少眠或不寐，或昏瞀，溲赤便结、口臭纳呆等阴虚烦热的脑震荡病患。

（5）外科术后肺部感染：用竹叶石膏汤加减治疗外科术后肺部感染，痰热壅肺，痰黄稠、胸痛者加赤芍、瓜蒌、郁金；症见痰中带血者加侧柏叶、白茅根；瘀阻络脉，胸闷头晕者加丹参、丝瓜络，效果明显。

（6）其他：用竹叶石膏汤结合针刺治疗 2 型糖尿病。本方加味能有效改善急性痛风性关节炎临床症状，降低血尿酸及炎性指标，且安全性较好；还可治疗三叉神经痛。

2. 传染病　用竹叶石膏汤加减治疗流行性出血热，余热未尽、气阴两伤的小儿麻疹后期，热病后余热未了、烁津耗气的乙型脑炎恢复期，副伤寒合并眩晕。三仁汤合竹叶石膏汤加减配合西医治疗伤寒。

3. 妇产科疾病　用竹叶石膏汤治疗妇产科术后高热。

4. 儿科疾病

（1）儿童头痛：加味竹叶石膏汤，治疗儿童头痛，舌苔黄者加重生石膏用量，伴恶心腹痛者加知母、山药。

（2）小儿急性肾炎：竹叶石膏汤加减能治疗小儿急性肾炎，效果明显。

（3）其他：本方治疗小儿夏季热、小儿肺炎、夏季厌食、呕吐等病。

5. 五官科疾病

（1）口腔疾病：本方治疗牙痛、口腔溃疡等疾病。

（2）葡萄膜炎：竹叶石膏汤加减预防葡萄膜炎治疗中的激素反跳现象，疗效满意。

（3）鼻部疾病：本方加减治疗鼻衄，症见情绪紧张、时时汗出、心烦、口干苦、恶心欲呕、失眠、大便干、小便黄、舌质红、苔黄少津、脉细数等，疗效满意。

6. 男科疾病　本方治疗精液不液化症；用电针配合竹叶石膏汤加减治疗前列腺肥大症，小便不畅和尿有余沥均有改善。

【应用要点】

1. 抓主症　身热、汗出、虚羸少气、脉虚数，舌干少苔。

2. 明病机　本方证以气阴两伤，余热未清为其主要病机。

第五节　竹皮大丸

【组成用法】

> 生竹茹二分　石膏二分　桂枝一分　甘草七分　白薇一分

上五味，末之，枣肉和丸弹子大，以饮服一丸，日三夜二服。有热者倍白薇，烦喘者加柏实一分。

【主治方义】　用于妇人产后虚热烦呕证（二十一·10）。

方中生竹茹、石膏清热，降逆，止呕；白薇清虚热；桂枝、甘草辛甘化气，重用甘草，意在安中益气，使中气健运，气血生化有源；枣肉补气益血，制为丸剂，意在缓调。诸药合用以收清热降逆，安中益气之功。如虚热重者，倍加白薇；烦喘者加柏实以宁心润肺。

【临床应用】

（一）古代应用

《类证活人书》：竹皮大丸治虚烦。

（二）现代应用

1. 内科疾病　用竹皮大丸治疗多种原因所致的呕吐，收到较好效果。病种包括急性胃炎、急性胆囊炎、急性食管炎、药物反应、不完全性肠梗阻、不明原因所致呕吐等。

2. 妇产科疾病　此方可治疗产后发热、妊娠呕吐、经前烦乱、更年期综合征等。

3.男科疾病 此方可治疗男科的阳痿、早泄、遗精、男性不育等。

【应用要点】

1. **抓主症** 心烦不宁、失眠多梦，或心悸、呕逆、舌红、脉细数等。

2. **明病机** 本方以阴血不足，虚热内扰为其主要病机。

第九章　承气汤类方

承气，指顺承胃气。承气汤类方指具有泻下阳明大肠作用的一类方剂。包括大承气汤、小承气汤、调胃承气汤、麻子仁丸、厚朴三物汤、厚朴大黄汤、厚朴七物汤和大黄甘草汤8方，主要用于大肠燥结。本类方药的组成有三大特点：一是苦咸寒之品与理气之品相配，主要用于痞满较甚之证，如大承气汤、小承气汤、厚朴三物汤、厚朴大黄汤和厚朴七物汤；二是苦咸寒之品与甘甜之品相配，主要用于燥热较甚之证，如调胃承气汤、大黄甘草汤；三是苦咸寒之品与理气之品和滑润之品相配，主要用于津伤便秘，如麻子仁丸。承气汤类方在临床主要用于阳明有形邪结之病证。

第一节　大承气汤

【组成用法】

> 大黄四两（酒洗）　厚朴半斤（炙，去皮）　枳实五枚（炙）
> 芒硝三合

上四味，以水一斗，先煮二物，取五升，去滓，内大黄，更煮取二升，去滓，内芒硝，更上微火一两沸，分温再服。得下，余勿服。

【主治方义】　本方峻下热结，为寒下剂的代表方。①阳明腑实证：潮热汗出，不恶寒，大便硬而难，腹胀满硬，疼痛拒按，烦躁或谵语，重则不识人，循衣摸床，惕而不安；或直视，目中不了了，睛不和；或热结旁流，自利清水，色纯青；或身重短气，腹满而喘，眩冒。舌苔干黄或焦燥起芒刺，脉沉实、沉迟，或沉滑（208，209，212，215，217，220，238，240，241，242，251，252，253，254，255，320，321，322，十·13）。②痉病热盛于里：壮热汗多，心烦或谵语，口渴饮冷，项背反张，卧不着席，四肢挛急，口噤齘齿，或胸腹满胀，疼痛拒按，大便秘结或热结旁流，小便短赤，重则不省人事。舌苔黄厚而燥，脉沉弦有力（二·13）。③宿食：脉数而滑，或寸口脉浮而大，按之反涩，尺中亦微而涩，下利，不欲食（256，十·21，十·22，十·23）。④下利，脉反滑，按之心下坚，或至时复发（十七·37，十七·38，十七·39，十七·40）。⑤产后胃实或恶露不尽，少腹坚痛，不大便，烦躁发热，不食，食则谵语（二十一·3，二十一·7）。本证包括内容颇多，但临床上只要抓住里热化燥结实、腑气不通之病机，便可举一反三。大承气汤是治疗这类病症的主方。

　　方中大黄苦寒，既可攻积导滞，又能泻火逐瘀，具有较强的攻下作用，使燥屎与邪热同消，针对主症，为方中君药。本方大黄的煎法寓有妙义，先煮枳实、厚朴，后下大黄，再下芒硝，取其"生者气锐而先行"，使泻下作用增强。大黄虽然可泻热通便，荡涤肠胃，但乏润燥软坚之力，干结的燥屎仍难速下，故臣以咸寒之性的芒硝，咸能软坚，稀释燥粪，寒能泻热，消除病因，与大黄相须为用，使水增舟行，急下以存阴。实热积滞内停，气机阻滞，腑气不通，故以厚朴行气除满，枳实下气消痞，并助芒硝、大黄推荡之力，共为佐药。使用本方时，应以痞、满、燥、实四症具备为依据。服本方后大便通畅得解，便可停服，勿使过剂，更伤正气。若服大承气汤后，不大便而腹反胀大，脉转微弱者，预后多不良。

　　【类证辨析】　大承气汤、小承气汤，调胃承气汤三方即俗称"三承气汤"。承气之意，在于顺承胃气，故三方均以大黄为君。正如邹澍在《本经疏证》所说："三承气汤中，有用枳朴者，有不用枳朴者；有用芒硝者，有不用芒硝者；有用甘草者，有不用甘草者；唯大黄则无不用，是承气之名，固当属大黄。"大承气汤大黄生用、后下，取其攻积破坚之锐气，重用枳实、厚朴以行气除痞满，芒硝同大黄后下，以软坚润燥，故本方适用于"痞、满、燥、实"四症俱全者。唯本方攻下之力最为峻猛，故"得下，余勿服"，以防伤正。小承气汤不用芒硝，而大黄与枳实、厚朴同煎，且枳朴量亦减，故其泻下力较轻，称为"轻下剂"。适用于痞、满、实而燥不明显的阳明腑实证，其痞、满二症也较大承气汤为轻。临床常以此方为使用大承气汤之前，作投石问路之用。调胃承气汤不用枳实、厚朴，大黄与甘草同煎，后下芒硝，而且"少少温服之"或"温顿服之"，故其攻下之力较前两方为缓，称为"缓下剂"。适用于阳明热结，有燥、实而痞满较轻者。

【临床应用】

（一）古代应用

《内台方议》：仲景所用大承气者，二十五证，虽曰各异，然即下泄之法也。其法虽多，不出大满大热大实，其脉沉实滑者之所当用也。

《卫生宝鉴》：治发狂，触冒寒邪，失于解利。因转属阳明证，胃实谵语者，本方加黄连。

《古今医统大全》：大承气汤治癫狂热壅，大便秘结。

《伤寒绪论》：治病人热甚，脉来数实，欲登高弃衣，狂言骂詈，不避亲疏，盖阳盛则四肢实，实则能登高也，大承气汤。

《仁斋直指方论》：热厥者，初病自热，然后发厥，其人畏热，扬手掷足，烦躁饮水，头汗，大便秘，小便赤，怫郁昏愦，盖当下失下，气血不通，故四肢逆冷，所谓热深则厥深，所谓下证悉具厥逆者，此也，与大承气汤。

《外台秘要》：崔氏承气汤（本方去厚朴，加杏仁、生姜），疗十余日不大便者。

《医经会解》：加味承气汤（本方加黄连、木香、皂角刺），治痢疾邪毒在里。

《本草汇言》：嘉祐方（铁锈磨水，入承气汤），治伤寒热实结胸。

《三因极一病证方论》大承气汤治刚痓……以阳明养宗筋，阳明者，胃也；风湿寒入于胃，则热甚；宗筋无以养，故急。直利阳明，以治其能养也。

《宣明论方》：三一承气汤（本方加甘草）治伤寒、杂病邪热内盛，积滞不去。症见腹满实痛，烦渴，便秘者，或惊癫狂乱，或湿热下痢，以及目疼、口疮、喉痹、疮疡等症。

《伤寒六书》：黄龙汤（本方加人参、当归、桔梗、甘草、姜、枣），为扶正攻下之剂。

（二）现代应用

1. 内科疾病

（1）传染性疾病：乙型脑炎神昏抽搐，乃热极生风所致。本方亦可用于细菌性痢疾、肝炎、肝昏迷等病。

（2）消化系统疾病：许多急腹症均可见阳明腑实证，故用大承气汤为主进行治疗，疗效颇佳。承气汤加减可明显改善服用精神科药物引起的便秘。

大承气汤配合电针法治疗老年患者术后胃瘫综合征，能有效改善患者术后胃肠功能。

（3）呼吸系统疾病：急性呼吸窘迫综合征的基本病理改变在于肺内微循环障碍，其临床表现与阳明腑实喘满相似，可用大承气汤泻下热结、荡涤积滞、通畅腑气为治。

（4）心脑血管疾病：大承气汤加减灌肠，对中风昏迷患者有显著疗效。大承气汤对肝性脑病有确切的疗效。

（5）泌尿系统疾病：本方治疗泌尿系结石，合真武汤治疗急性肾衰竭。

2.儿科疾病　本方治疗儿科乳蛾、口疮、鹅口疮。

【应用要点】

（1）本方在《伤寒论》中有 19 条，《金匮要略》中有 11 条，所治病症相当广泛，为峻下热结的代表方剂，主治阳明腑实证。应明确阳明腑实证"痞、满、燥、实"四者的成因及相互关系，以及实热积滞易于伤津耗液的道理。

（2）热结旁流一证，症见下利清水，此为热结肠道，燥屎不行，肠中浊液从旁而出的现象，必须明确热结旁流与虚寒泄泻的辨别要点。从舌脉而言，前者必舌紫红苔黄燥或焦黑，脉沉滑实；后者必舌淡胖苔白润或水滑，脉沉迟无力或微弱。

（3）大承气汤为攻下峻剂，用之得当，疗效颇佳，反之，盲目乱投或投之过量过久，则可引起不良后果。急腹症中，机械性肠梗阻、绞窄性肠梗阻、肠穿孔、肠坏死、肠出血等禁用，对极度衰竭者慎用。此外，老人、小儿、孕妇及体质虚弱者亦当慎用。

第二节　小承气汤

【组成用法】

> 大黄四两（酒洗）　厚朴二两（炙，去皮）　枳实三枚（大者，炙）

上三味，以水四升，煮取一升二合，去滓。分温二服。初服汤当更衣，不尔者尽饮之。若更衣者，勿服之。

【主治方义】　本方通腑泄实。主治腹胀满或腹痛拒按，大便硬或热结旁流，潮热，烦躁，或神昏谵语，舌红，苔黄燥，脉滑数（208，209，213，

214，250，251，374，十七·41）。

方中"三物同煎，不分次第，而服只四合，此求地道之通，故不用芒硝之峻，且远于大黄之锐矣，故称为微和之剂。"（柯韵伯《伤寒来苏集》）

【类证辨析】

1. 小承气汤与调胃承气汤、大承气汤　详见大承气汤之类证辨析项。

2. 小承气汤与厚朴三物汤、厚朴大黄汤　三者皆由厚朴、大黄、枳实组成，但因份量有别，炮制有异，煎法不同，故作用各有侧重。小承气汤以大黄为君，重在泻胃家实热；厚朴三物汤以厚朴为君，重在行胃肠滞气；厚朴大黄汤中厚朴、大黄用量均重，意在开胸顺气泄水饮。

【临床应用】

（一）古代应用

《素问病机气宜保命集》：顺气散（即本方），治中热，胃反能食，小便赤黄，微利至不欲食为效，不可多利。

《此事难知》：痞、实、满可服，腹中无转矢气。

《医学入门良方》：治痢初发，精气甚盛，腹痛难忍，或作腹闷，里急后重，数至圊而不能通，窘迫甚者。

《伤寒绪论》：少阴病手足厥冷，大便秘，小便赤，脉沉而滑者。

《小青囊》：治痘，因饮冷伤食，而腹痛甚者。

《幼科发挥》：三化丸（即本方改为丸剂），治腹中之宿食，阴茎之热。

（二）现代应用

1. 内科疾病　本方治疗鼻衄、术后胃瘫。

2. 儿科疾病　本方治疗小儿高热惊厥、小儿多动症、小儿紫癜。

【应用要点】　本方可用于伤寒阳明腑实症便秘，亦可用于症见大便不通或干燥的高血压、糖尿病、慢性支气管炎、更年期综合症等。

第三节　调胃承气汤

> 甘草二两（炙）　芒硝半升　大黄四两（去皮，清酒洗）

上三味，以水三升，煮取一升，去滓，内芒硝，更上火微煮令沸，少少温服之。

【主治方义】　本方泻热和胃，润燥软坚。主治不恶寒但热，蒸蒸发热，汗出，心烦或谵语，或口渴，腹胀满，不大便（29，70，94，105，123，207，248，249），舌红，苔黄，脉滑。

徐大椿在《伤寒论类方》中提到："仲景用此汤凡七见，或吐下津干，或因烦满气热，总为胃中燥热不和，而非大实满者比，故不欲其速下而去枳朴，欲其恋膈而生津，特加甘草以调和之，故曰调胃。"

【类证辨析】 调胃承气汤证与大承气汤、小承气汤证之辨析，详见大承气汤之类证辨析项。

【临床应用】

（一）古代应用

《此事难知》：治实而不满，腹中转矢气，有燥屎，不大便而谵语，燥、实、坚三症见者可用。

《外科枢要》：破棺散（本方为末，炼蜜为丸），治疮疡热极汗多，大渴便秘，谵语发狂。

《经验良方》：热留胃中，发斑及服热药过多，亦发斑，此药主之。

《口齿类要》：治中热，大便不通，咽喉肿痛或口舌生疮。

《东垣试效方》：治中消，渴而饮食多者。

《温病条辨》：新加黄龙汤（本方加生地黄、人参、玄参、麦门冬、当归、海参、姜汁），用于应下失下，正虚不能运药。增液承气汤（大黄、芒硝、生地黄、玄参、麦门冬），用于津液不足，无水舟停者。

（二）现代应用

1.消化系统疾病 可治疗急腹症、应激性溃疡、老年便秘等。

2.呼吸系统疾病 急性肺炎多属风热犯肺或痰热壅肺，对于急性肺炎而有大便秘结者，采用承气汤类通腑泻热，常可获效。亦可治疗扁桃体炎、肺心病。

3.心脑血管疾病 本方治疗冠心病、急性心肌梗死。

【应用要点】

调胃承气汤原治大便秘结、蒸蒸发热，或心烦谵语、腹微满等阳明腑实之轻证，其病因病机为燥热结实，胃气不和之患，故凡由此而引起的各种病症，均可用本方加减治疗。

第四节　麻子仁丸

【组成用法】

> 麻子仁二升　芍药半斤　枳实半斤（炙）　大黄一斤（去皮）
>
> 厚朴一尺（去皮）　杏仁一升（去皮尖，熬，别作脂）

上六味，蜜和丸，如梧桐子大，饮服十丸，日三服，渐加，以知为度。

【主治方义】　本方滋液润燥，泄热通幽。主治大便秘结，小便频数，或腹部胀满，趺阳脉浮涩（247，十一·15）。

本方为："下法，不曰承气，而曰麻仁者，明指脾约为脾土过燥，胃液日亡，故以麻、杏润脾燥，白芍安脾阴，而后以枳朴大黄承气法取之，则下不亡阴。法中用丸渐加者，脾燥宜用缓法，以遂脾欲，非比胃实当急下也。"（王晋之《绛雪园古方选注·上卷》）

【类证辨析】　麻子仁丸与小承气汤同治大便秘结之证，但小承气汤证为里热结实的阳明腑实证，其主症除大便硬之外，当有腹部胀满而疼痛，潮热，谵语，或热结旁流下利，舌苔黄燥，脉滑数，故治以宣气除滞，清热通便；而麻子仁丸证则为津液不足而兼其肠中燥热之证，其主症为大便秘结而难下，小便数，腹无所苦，或微满而不能，亦无潮热，谵语，舌苔薄黄少津，脉细涩，故治以滋液润燥，泄热通幽。

【临床应用】

（一）古代应用

《古今录验》：治疗大便难，小便利，而反不渴者，脾约。

《太平惠民和剂局方》：麻仁丸（本方去芍药、杏仁、厚朴、枳壳易枳实，加槟榔、菟丝子、山蓣、防风、山茱萸、肉桂、车前子、木香、羌活、郁李仁），治疗冷热壅结，津液耗少，大便秘结。

《证治准绳·女科》：麻仁丸（本方去芍药、杏仁，枳壳易枳实，加人参为蜜丸），治疗产后大便秘涩。

（二）现代应用

本方多用于治疗消化系统疾病，如脂肪肝、胃炎。亦可治疗2型糖尿病、急性气管炎、尿频等疾病。

【应用要点】 本方主治肠胃燥热，脾津不足所致的脾约病，临床以大便难，小便数为特点。现多用于治疗习惯性便秘，痔疮便秘及体质虚弱者、老年人肠燥便秘。本方虽为润肠缓下之剂，但其中含有攻下破滞之品，故年老体虚，津亏血少者，只可暂用，不宜常服，孕妇慎用。

第五节　厚朴三物汤

【组成用法】

> 厚朴八两　大黄四两　枳实五枚

上三味，以水一斗二升，先煮二味，取五升，内大黄，煮取三升，温服一升。以利为度。

【主治方义】 本方行气通腑泄满。主治腹部胀满疼痛，大便秘结（十·11），舌红苔黄，脉弦滑。

方中重用厚朴为君，意在行气；大黄、枳实通腑泄实，适用于里实气滞之证。

【临床应用】

（一）古代应用

《千金翼方》：厚朴汤主腹中热，大便不利。

《医宗金鉴》：腹满而痛便闭者，用厚朴三物汤，所以开其下也。

（二）现代应用

本方多用于治疗消化系统疾病，如腹胀、反流性食管炎、肠梗阻、肠麻痹、胃石症等，疗效确切。

【应用要点】 本方主要用于治疗食积气滞、腹满便秘、湿阻中焦、脘腹吐泻、痰壅气逆、胸闷、咳喘，以及湿滞伤中、腹胀、便秘、咳嗽等临床疾病的治疗。此外，由于其具有除湿痹、泄泻功效，对于消化不良、脘腹胀满、呕吐酸水、腹满而出现的气虚、尿白等临床症状，亦有良效。

第六节　厚朴大黄汤

【组成用法】

> 厚朴一尺　大黄六两　枳实四枚

上三味，以水五升，煮取二升，分温再服。

【主治方义】　本方泻实除满。主治支饮胸满，咳逆倚息，短气不得卧，其形如肿，兼见腹满，大便秘结（十二·26）。

尤在泾在《金匮要略心典》中提到：“厚朴大黄与大承气同，设非腹中痛而闭者，未可以此轻试也。”

【类证辨析】　厚朴大黄汤证与厚朴三物汤证、小承气汤证均有腹满，大便秘结等症，三方药味相同，同用枳实、厚朴、大黄，但由于三方主症有别，故而药量有所偏颇，临证当须详辨。厚朴大黄汤是痰饮停于胸膈而致咳倚息不得卧，其形如肿，此为痼疾，由于肺邪壅实，腑不通，而兼见腹满，甚则腹痛、大便秘结。而厚朴三物汤用于腹满“痛而闭者”，以腹部胀满疼痛、大便秘结为主症。小承气汤为阳明燥热，腑气壅滞所致，以潮热、汗出、腹胀满、大便硬或热结旁流、苔黄、脉滑而有力为主症。

【临床应用】　从临床角度看，本方药味与小承气汤，厚朴三物汤相同，因此在治疗腹满便秘时，则不必拘泥于病者是否属支饮兼证，根据有是证则用是药的原则，但见腹满，便秘则可用之。根据病机主症，或以行气之厚朴为主，治疗腹满甚者；或以苦寒之大黄为主，治疗便秘甚者；或加用其他药物配合治疗，临证当灵活权变。

【应用要点】

1.抓主症　咳喘，短气不得卧，咳痰清稀量多，胸中憋闷，腹胀，大便秘结，脉弦有力。

2. 明病机　饮邪壅肺，兼胃肠实热内结。

第七节　厚朴七物汤

【组成用法】

> 厚朴半斤　甘草三两　大黄三两　大枣十枚　枳实五枚
> 桂枝二两　生姜五两

上七味，以水一斗，煮取四升，温服八合，日三服。呕者加半夏五合，下利去大黄，寒多者加生姜至半斤。

【主治方义】　本方解肌发表，行气除满。主治发热，微恶寒，脘腹胀满或痛，拒按，大便秘结。舌边尖红，苔薄黄，脉浮数（十·9）。

本方为厚朴三物汤与桂枝汤去芍药重用生姜而成，诸药合用，显然为解表攻里并施之剂。

【类证辨析】 厚朴七物汤证与大柴胡汤均是表里皆病，前者为阳明里实兼有太阳表证，以腹满胀痛、大便秘结，发热，微恶寒，脉浮数为主症；后者是阳明里实兼有少阳病，以心下满痛、寒热往来、郁郁微烦、胸胁苦满等为主症。

【临床应用】

（一）古代应用

《三因极一病证方论》：七物厚朴汤（即本方）治腹满发热。

（二）现代应用

本方多用于治疗消化系统疾病，如急性胰腺炎、炎症性肠梗阻。

【应用要点】

1. 抓主症 素有脾胃病变，又感受外邪而表里同病的腹满证。

2. 明病机 阳明兼太阳同病。

第八节 大黄甘草汤

【组成用法】

大黄四两 甘草一两

上二味，以水三升，煮取一升，分温再服。

【主治方义】 本方泄热和胃止吐。主治食后即吐（十七·17），胃脘或痛或胀，或大便秘结，舌红苔黄，脉滑有力。

方中重用大黄为君药，直泻胃肠实热，使热去则胃气得和，呕吐自止。少佐以甘草调和胃气，使大黄泻不伤胃，且可延缓大黄泻下之性。二药合用，令胃热下泄，胃气和降，呕吐自止。

【类证辨析】 本方主治食已即吐，乃胃热上冲所致。与大半夏汤证胃虚上逆所致的朝食暮吐不同。

【临床应用】

（一）古代应用

《古今医鉴》：老军散，即本方为散，治发背痈疽，疔毒恶疮，一切无名肿痛焮热，初起未溃者。

（二）现代应用

1. 内科疾病

（1）消化系统疾病：本方治疗呕吐、重症急性胰腺炎、糖尿病胃轻瘫。

（2）泌尿系统疾病：本方治疗慢性肾衰竭，抗肿瘤药物所致的急性肾功能损害。

2. 儿科疾病　本方治疗新生儿不乳、便秘、胎黄、鹅口疮、脐部感染、肺炎。本方对新生儿有祛胎毒、下胎屎、洁脏腑、解热毒等功用。一般用量为大黄5克，甘草3克，每日1剂，水煎频服，以二便通调为度。

【应用要点】　临床应用以大便秘结，食后即吐，苔黄，脉滑实为用方要点。

第十章 栀子大黄汤类方

栀子大黄汤类方指以栀子和大黄为主药组成的一类方剂。包括茵陈蒿汤、栀子大黄汤和大黄硝石汤3方,主要用于黄疸的治疗。方药的组成有两大特点,一是纯由苦寒之品组成,主要用于黄疸湿热盛而兼里实的证治,如茵陈蒿汤、大黄硝石汤;二是苦寒之品与理气之品相配,主要用于黄疸而病位偏于心中或心下者,如栀子大黄汤。故栀子大黄汤类方在临床主要用于黄疸湿热内阻而偏于热之病证。

第一节 茵陈蒿汤

【组成用法】

> 茵陈蒿六两　栀子十四枚(擘)　大黄二两(去皮)

上三味,以水一斗二升,先煮茵陈蒿,减六升,内二味,煮取三升,去滓,分三服。小便当利,尿如皂荚汁状,色正赤。一宿腹减,黄从小便去也。

【主治方义】 本方清利湿热退黄。主治阳明病瘀热在里或谷疸,身目俱黄,色黄鲜明如橘子色,口渴欲饮,小便短赤而黄,振寒发热,剂颈而还,心烦懊憹,不欲饮食,或恶心呕吐,腹微满,大便不畅或秘结,舌红苔黄腻,脉弦滑数而有力(236,260,十五·13)。

方中茵陈蒿、栀子清热利湿,大黄泄热攻瘀,三药合用,重用茵陈为君,少用大黄者,特假其"推陈致新"之力,而助下趋之势,使血分"瘀热"疫毒从小便排除,故方后云:"一宿腹减,黄从小便去也。"

【类证辨析】 茵陈蒿汤证与栀子柏皮汤证、麻黄连翘赤小豆汤证均属湿热发黄之证。但栀子柏皮汤证属湿热内蕴,不得宣泄于外而发黄,热重于湿,外无表证内无里实之证,以心烦懊憹,口渴,身热,发黄为主症;麻黄连翘赤小豆汤证为伤寒表邪未解,汗不得出,瘀热在里与湿相合,湿热郁蒸而发黄,以发热，恶寒，无汗，身痒，发黄，小便不利为主症；茵陈蒿汤证则属湿热内壅，肝胆疏泄失职，郁蒸而发黄，以发热，口渴欲饮，小便黄赤，皮肤眼目发黄，色鲜明，腹满，大便不畅或秘结为主症。另抵当汤证亦可有身黄之症状，然其属热与血结的瘀血发黄。以小便自利，少腹急结或硬满，神志失常如狂、发狂，脉象沉涩或沉结为主症。

【临床应用】

（一）古代应用

《普济本事方》：茵陈蒿汤治胃中有热、有湿、有宿谷相搏发黄。

《济阴纲目》：茵陈汤治时行瘀热在里，郁蒸不散，通身发黄。

《温病条辨》：治阳明温病，无汗，或但头汗出、渴欲饮水、腹满舌燥黄、小便不利、发黄。

（二）现代应用

1. 内科疾病　本方多用于治疗急性传染性黄疸型肝炎、无黄疸型传染性肝炎、慢性肝炎、肝萎缩型肝炎、肝昏迷、胆道蛔虫病及胆系感染、胆石症及胆石症术后、慢性重症肝炎。

2. 妇产科疾病　茵陈蒿汤加苦参、紫荆皮、蒲公英煎服，治疗霉菌性、滴虫性和非特异性阴道炎。

3. 皮肤科疾病　茵陈蒿汤加黄芩、黄柏、丹参可治疗痤疮。茵陈蒿汤加粉草、生薏苡仁、车前子可治疗湿疹。亦可治疗过敏性皮炎、接触性眼炎、荨麻疹等，疗效确切。

【应用要点】

（1）茵陈蒿汤用大黄旨在泄热攻瘀解毒，非专为通腑泻下而设，故不论有无腹胀、便秘，皆须用之，然应酌情选择用量及煎法。

（2）本方为治黄专方，凡是黄疸病（病毒性肝炎）与黄疸症（非肝病引起的黄疸），其病机以湿热内蕴为主者，都可以本方或适当加减治之。

第二节　栀子大黄汤

【组成用法】

栀子十四枚　大黄一两　枳实五枚　豆豉一升

上四味，以水六升，煮取二升，分温三服。

【主治方义】 本方清心除烦，泄热退黄。主治心中懊憹或热痛，不能食，时欲吐，身黄、目黄、小便黄，舌红苔黄，脉滑数（十五·2，十五·4，十五·6，十五·15）。

方中栀子、淡豆豉清心中之郁热，枳实、大黄泄腹中之实热。全方适宜黄疸病热重湿轻之轻证。

【类证辨析】 栀子大黄汤证与茵陈蒿汤证、大黄硝石汤证，三证均属于湿热黄疸，均以尿黄、目黄、身黄先后出现为主症特点。三方证区别：栀子大黄汤证属热重湿轻，其舌红苔黄，脉略数；茵陈蒿汤证属湿热两盛，其舌红苔黄腻、脉滑；大黄硝石汤证属湿毒化热，热毒内盛，病热危重，其舌绛红苔黄燥、脉弦数有力。

【临床应用】

（一）古代应用

《备急千金要方》：枳实大黄汤（即本方），治伤寒饮酒，食少饮多，痰结发黄，酒疸心中懊憹而不甚热，或干呕。

《肘后备急方》：酒疸者，心中懊痛，足胫满，小便黄，饮酒发赤斑黄黑，由大醉当风入水所致，即用本方主治。

（二）现代应用

本方多用于治疗消化系统疾病，如急性胰腺炎、黄疸，亦可治疗冠心病、心绞痛。

【应用要点】 现代医学用于治疗湿热黄疸，热重湿轻，症见身黄如橘子色，心烦口渴者，亦可用于治疗热邪上扰胸膈、心神，而兼有腑气不通者，症见心胸烦满者。

第三节　大黄硝石汤

【组成用法】

大黄　黄柏　硝石各四两　栀子十五枚

上四味，以水六升，煮取二升，去滓，内硝，更煮取一升，顿服。

【主治方义】 本方通腑泄热逐瘀。主治身目尽黄，色泽鲜明，小便不利而赤，腹满便秘，潮热汗出（十五·19），舌绛红苔黄燥，脉弦数有力。方中栀子、黄柏苦寒清热，大黄、硝石攻下瘀热。全方为"瘀热"疫毒炽盛者而设。

【类证辨析】　见"栀子大黄汤"一节。

【临床应用】

（一）古代应用

《太平圣惠方》：治黄病腹胀满，小便不利而赤少，于本方中加冬葵子。

（二）现代应用

本方治疗黄疸病，属瘀热内结，湿热熏蒸，热甚于湿之阳黄。

【应用要点】　现代医学主要用于治疗热盛里实的黄疸重症。因为本方清泄之力峻猛，故患者有腹部胀满疼痛，大便秘结，小便短赤，舌红苔黄，脉象滑数有力，方可使用。

第十一章　柴胡汤类方

柴胡汤类方包括小柴胡汤、大柴胡汤、柴胡加芒硝汤、柴胡加龙骨牡蛎汤、柴胡桂枝汤、柴胡桂枝干姜汤、柴胡去半夏加瓜蒌根汤、四逆散等，其中小柴胡汤为基本方。小柴胡汤证表现为口苦，咽干，目眩，往来寒热，胸胁苦满，默默不欲饮食，心烦喜呕等典型的少阳枢机不利和胆气内郁证候；大柴胡汤证则为少阳病兼"热结在里"，可见心下急结，胸中痞硬，呕不止，郁郁微烦，便秘或下利臭秽等里热壅实症状；柴胡加芒硝汤证介于小柴胡汤证与大柴胡汤证之间，其里实不甚，而正气相对偏虚；柴胡加龙骨牡蛎汤证为病入少阳，邪气弥漫，心神被扰之证，症见胸满烦惊，小便不利，谵语，身重不可转侧等；柴胡桂枝干姜汤证为少阳病而兼痰饮内结或脾家虚寒，可见胸胁满微结，小便不利，渴而不呕，但头汗出，往来寒热或寒多热少，以及腹胀、便溏、纳差等症；柴胡桂枝汤系小柴胡汤与桂枝汤的合方，该方证除见少阳证候外，尚兼有发热，微恶风寒，肢节烦痛等太阳表证症状；柴胡去半夏加瓜蒌根汤证具有和解少阳，生津止渴之功效。主治疟病发渴，亦治劳疟；四逆散证为少阳肝胆气郁，少阳枢机不利，阳气受阻而见四肢厥冷，胸胁苦满，口苦，心烦，脉弦等。本章主要介绍上述方剂的临床应用，并通过对主症和病机的分析，以阐述临证使用该类方剂的方法和思路。

第一节　小柴胡汤

【组成用法】

> 柴胡半斤　黄芩三两　人参三两　半夏半升（洗）　甘草（炙）
> 生姜（切）各三两　大枣十二枚（擘）

上七味，以水一斗二升，煮取六升，去滓，再煎取三升，温服一升，日三服。若胸中烦而不呕者，去半夏、人参，加瓜蒌实一枚；若渴，去半夏，加人参，合前成四两半，瓜蒌根四两；若腹中痛者，去黄芩，加芍药三两；若胁下痞硬，去大枣，加牡蛎四两；若心下悸、小便不利者，去黄芩，加茯苓四两；若不渴，外有微热者，去人参，加桂枝三两，温覆微汗愈；若咳者，去人参、大枣、生姜，加五味子半升、干姜二两。

【主治方义】 本方在《伤寒论》中使用范围较广，涉及太阳、阳明、少阳、厥阴、瘥后劳复等诸多篇章。主要用于治疗邪入少阳、热入血室、瘥后发热、阳微结证等。《金匮要略》还用于治疗黄疸和产后郁冒证。《伤寒论》常把小柴胡汤证简称为"柴胡证"。是一种以气机郁结、枢机不利为中心病机的病证，包括外感和内伤两方面内容。就外感病而言，本证多发生于正气相对不足或体质较为虚弱的基础之上，即所谓血弱气尽，邪正相搏，其病位在半表半里或胸胁。据《伤寒论》和《金匮要略》叙述，本证主要包括：①邪入少阳，症见往来寒热、胸胁苦满、嘿嘿不欲饮食、心烦喜呕等（37、96、97、99、101、266）；②热入血室，为妇人中风伤寒，症见寒热发作有时，如疟状，经水适来适断，或胸胁下满，谵语，如见鬼状（144）；③阳明里实未甚，兼见少阳，症见发潮热、大便溏、小便自可、胸胁满不去，或胁下硬满、不大便而呕、舌上白苔（229、230、231）；④阳微结，症见头汗出、微恶寒、手足冷、心下满、不欲食、大便硬、脉细或沉紧（148）；⑤产妇郁冒，症见头晕目眩、郁闷不舒、脉微弱、呕不能食、大便反坚、但头汗出（二十一·2）；⑥诸黄，腹痛而呕（十五·21）；⑦伤寒瘥之后更发热（394）；⑧木强土弱，阳脉涩，阴脉弦，腹中急痛，先与小建中汤而不差者（100）；⑨呕而发热（379、十七·15）；⑩误下后柴胡证仍在者（103、104、149）；⑪小柴胡汤禁例（98）。

小柴胡汤为和解少阳之主方。少阳位于半表半里，为三阳出入表里之枢纽。邪犯少阳，正邪纷争，胆火内郁，枢机不运，经气不利，进而影响脾胃之升降运化，故见口苦、咽干、目眩、往来寒热、胸胁苦满、嘿嘿不欲饮食、心烦喜呕、苔白、脉弦细等症。往来寒热是少阳病的热型特点，既不同于太阳病恶寒发热，也不同于阳明病但热不寒。其呕，是胆邪犯胃所致，即《内经》所谓"邪在胆逆在胃"之义。方中柴胡、黄芩同用，一散一清，清透并用，外解半表之邪，内清半里之热，用以和解少阳；半夏、生姜调理胃气，降逆止呕；人参、甘草、大枣益气和中，既扶正以助祛邪，又实里以防邪入；柴胡配半夏，犹能升清降浊；生姜合大枣，更可调和营卫。七药为伍。寒温并用，升降协调，扶正祛邪，有疏利三焦，调达上下，和畅气机的作用。可使枢机畅利，脾胃安和，三焦疏达，内外宣通，则半表半里之邪得解。虽不用汗、吐、下三法，而达到祛邪之目的。

【临床应用】

（一）古代应用

《苏沈良方》：此药《伤寒论》虽主数十证，大要其间有五证最得当，服之必愈。一者，身热心中逆，或呕吐者，可服，若因渴饮水而呕者不可服，身体不温热者不可服；二者，寒热往来者可服；三者，发潮热者可服；四者，心烦胁下满，或渴或不渴，皆可服；五者，伤寒已差后，更发热者可服。此五证，但有一证，更无疑，便可服。若有三两证以上，更得当也。世人但知小柴胡汤治伤寒，不问何证，便服之，不徒无效，兼有所害，缘此药差寒固也。……元祐二年，时行无少长皆咳，本方去人参、大枣、生姜，加五味子、干姜各半两，服此皆愈。常时上壅痰实，只依本方，食后卧时服，甚妙。赤白痢尤效。痢药中无知此妙，盖痢多因伏暑，此药极解暑毒。

《伤寒来苏集》：本方为脾家虚热，四时疟疾之圣药。

《太平圣惠方》：治伤寒干呕不止，心胸烦躁四肢热，柴胡散方，于本方加麦门冬、枳壳、枇杷叶。又治伤寒十余日，热气结于胸中，往来寒热，柴胡散方，于本方去人参，加枳壳、赤芍药、桔梗。

《仁斋直指方》：于本方加乌梅，治男女诸热出血，血热蕴隆。

《伤寒蕴要全书》：小柴胡汤之近代名医加减法，若胸膈痞满不宽，或胸中痛，或胁下痞满，或胁下痛，去人参，加枳、壳桔梗各二钱，名柴胡枳壳汤；若胸中痞满，按之痛者，去人参，加瓜蒌仁三钱，枳壳、桔梗各二钱五分，黄连二钱，名柴胡陷胸汤；若脉弱虚发热，口渴不饮水者，人参倍用，加麦门冬一钱五分、五味子十五个，名柴胡清热饮，又名清热生脉汤；若脉弦虚发热，或两尺且浮无力，此必有先因房事，或曾梦遗走精，或病中还不固者，宜加知母黄柏各二钱，牡蛎粉一钱，名滋阴清热饮，若有咳嗽者，更加五味子十一个；若脉弦虚，发热口干，或大便不实，胃弱不实者，加白术、白茯苓、白芍药各一钱五分，名参胡三白汤；若发热烦渴，脉浮弦而数，小便不利，大便泄利者，加四苓散用之，名柴苓汤；内热多者，此名协热而利，加炒黄连一钱五分、白芍药一钱五分，腹痛倍用；若腹疼恶寒者，去黄芩，加炒白芍药二钱、桂一钱，名柴胡建中汤，若自汗恶风，腹痛发热者，亦主之。

若心下痞满，发热者，加枳实二钱，黄连一钱五分；若血虚发热，至夜尤甚者，加当归身、川芎、白芍药各一钱五分，生地黄一钱；若口燥舌干，津液不足者，去半夏，加瓜蒌根一钱五分、麦门冬一钱五分、五味子十五个；若内热甚者，错语心烦，不得眠者，加黄连、黄柏、山栀仁各一钱，名柴胡解毒汤；若脉弦长，少阳与阳明合病而热者，加葛根三钱，白芍药二钱，名柴葛解肌汤；若脉洪数无外证，恶热内热甚，烦渴饮水者，合白虎汤主之，名参胡石膏汤。

《宣明论方》：柴胡饮子，柴胡、黄芩、人参、当归、芍药、大黄、甘草各半两，为粗末，每服三钱，加生姜三片，水煎服，日三次。治骨蒸积热，寒热往来，蓄热寒战，及伤寒发汗不解，或口干烦渴，或下后热未愈，汗后劳复，或骨蒸肺痿喘嗽，妇人产后经病。

《素问病机气宜保命集》：柴胡四物汤，川芎、熟地黄、当归、芍药各一两半，柴胡八钱，人参、黄芩、甘草、半夏曲各三钱。为粗末，水煎服。治日久虚劳，微有寒热。

《伤寒六书》：柴葛解肌汤，柴胡、葛根、甘草、黄芩、芍药、羌活、白芷、桔梗、石膏、姜、枣，即小柴胡汤去半夏、人参加味而成。治外感风寒，寒郁化热，而见恶寒渐轻，身热渐甚，头痛肢楚，目痛鼻干，心烦不眠，眼眶疼痛，舌苔薄黄，脉浮微洪者。

《景岳全书》：柴平煎，即小柴胡汤与平胃散合方而成。治湿疟，一身尽痛，手足沉重，寒多热少，脉濡。

《医方考》：疟发时一身尽痛，手足沉重，寒多热少，脉濡者，名曰湿疟，柴平汤主之。

《温疫论》：柴胡养营汤，柴胡、黄芩、陈皮、甘草、当归、白芍药、生地黄、天花粉、知母、姜、枣。治温病下后，重亡津液，里证未尽，而表有余热者。

《杂病源流犀烛》：柴苓汤，即小柴胡汤与五苓散合方而成。治阳明疟；又治发热烦渴，脉浮弦而数，小便不利，大便泄利。

《张氏医通》：柴胡枳桔汤，即小柴胡汤加桔梗、枳壳。治少阳寒热、痞满。

《重订通俗伤寒论》：柴胡白虎汤，柴胡一钱，石膏八钱，天花粉、粳米各三钱，黄芩一钱五分，知母四钱，甘草八分，鲜荷叶一片。治寒热往来，寒轻热重，心烦汗出。口渴引饮，脉弦数有力。

柴胡陷胸汤，柴胡、桔梗各一钱，姜半夏三钱，黄连八分，黄芩、枳实各一钱半，瓜蒌仁五钱，生姜汁四滴（冲）。治少阳证具，而见胸膈痞满，按之痛者。

（二）现代应用

1. 内科疾病

（1）消化系统疾病：本方治疗急性肝炎、慢性肝炎、胆道感染、胰腺炎、肝硬化、胃炎、习惯性便秘、反流性食管炎、功能性消化不良、厌食症、肝癌、食管鳞癌等。

（2）呼吸系统疾病：本方治疗咳嗽、肺癌等。

（3）泌尿系统疾病：本方治疗泌尿系感染、肾结石、睾丸炎、附睾炎等。

（4）神经、精神疾病：本方治疗神经衰弱、神经官能症、抑郁症、神经性厌食症、周期性精神病等。

（5）发热性疾病：本方治疗感冒、流感、疟疾、术后发热、原因不明性发热、产褥热、月经期发热、恶性肿瘤发热等。

2. 妇产科疾病 本方治疗月经不调、经前期紧张综合征、乳腺炎、妊娠恶阻、更年期综合征等。

【应用要点】

1. 抓主症 ①往来寒热或发热；②胃肠症状，如食欲不振，恶心，呕吐等；③胸胁部症状，如胸胁苦满，胁痛等；④口苦，咽干，目眩。脉象多为弦细或弦数，舌苔多见薄白或薄黄。外感病以发热和胃肠症状为多见，杂病则常见胸胁症状、胃肠症状等。辨证时强调明病机和主症，不必面面俱到，即所谓"伤寒中风，有柴胡证，但见一证便是，不必悉具"。

2. 明病机 枢机不利，胆气内郁。

第二节　大柴胡汤

【组成用法】

> 柴胡半斤　黄芩三两　芍药三两　半夏半升（洗）
> 生姜五两（切）　枳实四枚（炙）　大枣十二枚

上七味，以水一斗二升，煮取六升，去滓，再煎。温服一升，日三服。一方加大黄二两，若不加，恐不为大柴胡汤。

【主治方义】 ①用于少阳病"热结在里"，复往来寒热；或发热，汗出不解，心中痞硬，呕吐而下利；或服小柴胡汤后，呕不止，心下急，郁郁微烦者（103，136，165）。②用于按之心下满痛者（十·12）。

本方是小柴胡汤去人参、甘草，加枳实、芍药、大黄而成。方中柴胡、黄芩和解少阳之邪；去人参、甘草，恐其甘缓恋邪；加大黄、枳实，以泄热结；加芍药者，于土中伐木，可敛阴和营；重用生姜，配半夏以止呕；配大枣而和营卫。诸药合用，共为和解少阳，兼泻里热之剂。

【类证辨析】 大柴胡汤证与柴胡加芒硝汤证均属少阳枢机不利兼里气壅实证，但其正气之强弱有别，燥实之轻重有异。大柴胡汤证属邪气壅实而正气未伤，其症呕吐、郁郁微烦、便秘、心下两胁痞硬较重，舌苔黄燥，脉弦有力；柴胡加芒硝汤证可因误下而成，邪气壅实较轻，而正气有伤，仅见潮热、呕逆而微利不止，舌苔黄而干燥不甚，脉弦而重按无力。

大柴胡汤证与大承气汤证均有里气壅实的一面，都可见大便秘结、腹痛、心烦、舌苔黄燥、脉实有力，但大承气汤证属阳明燥热结实，腹部满痛部位偏下；而大柴胡汤证属少阳枢机不利兼里气壅实，满痛部位以两胁心下为主，兼见往来寒热、胸胁苦满、呕不止等少阳病见症。

【临床应用】

（一）古代应用

《伤寒总病论》：干地黄汤，于本方去半夏、枳实、姜、枣，加干地黄、黄连。治妇人伤寒差后，犹有余热未去，谓之遗热。

《伤寒绪论》：（伤寒）发斑已尽，外势已退，内实不大便、谵语者，小剂凉膈散或大柴胡微下之。

《通俗伤寒论》：柴芩清膈煎，柴胡八分，大黄（酒浸）、枳壳、黄芩、薄荷各一钱五分，焦栀子三钱，桔梗一钱，连翘二钱，甘草六分，淡竹叶三十六片。治少阳表邪，内结膈中，膈上如焚，寒热如疟，心烦懊憹，大便不通。

（二）现代应用

1. 内科疾病 本方最常用于治疗消化系统疾病，如胆囊炎、胆石症、胆道蛔虫病、急性胰腺炎、溃疡病急性穿孔、肝炎、阑尾炎、急性胃炎、胆汁反流性胃炎等肝胆胰胃肠疾病。亦可治疗急腹症、慢性肺心病心力衰竭、胸痹、粘连性肠梗阻、胃火牙疼、发热、眩晕、头痛、癫狂、火眼、鼻衄、化脓性扁桃体炎等。

2.儿科疾病 本方治疗小儿高热。

【应用要点】

1.抓主症 ①少阳见症：往来寒热，胸胁满，心烦，呕吐下利等；②里实见症：心下急，胁腹满痛拒按或便秘等。

2.明病机 本证病机是在少阳枢机不利的基础上兼有"热结在里"。

第三节　柴胡加芒硝汤

【组成用法】

> 柴胡二两十六铢　黄芩一两　人参一两　甘草一两（炙）
> 生姜一两（切）　半夏二十铢　本云五枚（洗）
> 大枣四枚（擘）　芒硝二两

上八味，以水四升，煮取二升，去滓，内芒硝，更煮微沸，分温再服，不解更作。

【主治方义】 用于柴胡证误用丸药下之后，正气较虚而里实未甚，症见胸胁满而呕，日晡所发潮热，微利者（104）。

本方取小柴胡汤原方三分之一量，加入芒硝二两。小柴胡汤和解少阳，开提三焦，以外转其气，加芒硝以化胃中之结。"大柴胡汤加大黄枳实，乃合用小承气也；此加芒硝，乃合用调胃承气也。皆少阳阳明同治之方……"（《伤寒论类方》）

【类证辨析】 见"小柴胡汤""大柴胡汤"条。

【临床应用】

1.内科疾病 本方治疗发热性疾病伴有里实便秘，或习惯性便秘正气偏虚者。

2.妇产科疾病

（1）柴胡加芒硝汤去芒硝易大黄10克，加桃仁10克，牡丹皮12克，当归15克，赤芍15克，治疗妇人热入血室伴血瘀胞宫者。

（2）柴胡加芒硝汤去芒硝配牡丹皮15克，栀子12克，地骨皮15克，当归15克，治更年期五心烦热，寒热呕逆者。

（3）子宫内膜炎、附件炎，凡属湿毒带下，热结于里，血瘀包块，寒热时作脉弦数者，治宜柴胡加芒硝汤配黄柏 15 克，牡丹皮 12 克，赤芍 18 克，土茯苓 30 克，金银花 40 克，效佳。

【应用要点】 本方可用于小柴胡汤证兼里实未甚，或大柴胡汤证较虚者。

第四节　柴胡加龙骨牡蛎汤

【组成用法】

> 柴胡四两　龙骨　黄芩　生姜（切）　铅丹　人参
> 桂枝（去皮）　茯苓各一两半　半夏二合半（洗）　大黄二两
> 牡蛎一两半（熬）　大枣六枚

上十二味，以水八升，煮取四升，内大黄，切如棋子，更煮一两沸，去滓，温服一升。

【主治方义】 用于胸满烦惊，小便不利，谵语，一身尽重，不可转侧者（107）。

本方以小柴胡汤去甘草，扶正祛邪，转少阳之枢；加桂枝通阳和表；大黄泻热清里；龙骨、牡蛎、铅丹重镇理怯而安神止惊；茯苓通利小便以蠲饮宁心。诸药合用，为攻补兼施、表里兼治之剂。

【类证辨析】 本方证较之小柴胡汤证则偏于邪实，较之大柴胡汤证则偏于正虚。参见"小柴胡汤"条。

本方与桂枝去芍药加蜀漆牡蛎龙骨救逆汤、桃核承气汤、抵当汤等方证皆有惊狂之症，但病机不同，表现有异。本方证属下后正气受伤，邪陷少阳，相火挟胃火上扰心神所致，除烦、惊、谵语外，尚见少阳枢机不利所致胸满、小便不利、身重不可转侧等症；桂枝去芍药加蜀漆牡蛎龙骨救逆汤证属误用火法，过汗亡失心阳，痰饮之邪乘虚扰乱心神，以心悸、惊狂、卧起不安为主症，舌脉可呈阳虚挟痰之征；桃核承气汤与抵当汤证属太阳蓄血，瘀热在里，上扰心神之证，以发狂如狂、少腹急结硬满为主症，小便自利，舌脉可见瘀热在里之象。

【临床应用】

（一）古代应用

《伤寒论类方》：此方能下肝胆之惊痰，以之治癫痫必效。

《经验集录》：治小儿连日壮热，实滞不去，寒热往来，惊悸。

（二）现代应用

1.内科疾病 本方多用于治疗神经精神系统疾病，如神经官能症、神经衰弱、白主神经功能紊乱、癫痫、精神分裂症、焦虑症、强迫症、脑震荡后遗症、夜游症、舞蹈症等。亦可治疗胆心综合征、心脏神经症等。

2.妇产科疾病 本方治疗更年期抑郁症、更年期综合征。

3.儿科疾病 本方治疗小儿惊厥、婴儿痉挛症。

【应用要点】

1.抓主症 心烦或其他情志症状，口苦，大便干结。

2.明病机 本方证以枢机不利、胆气内郁、痰浊扰心为中心病机。

第五节 柴胡桂枝汤

【组成用法】

> 桂枝一两半（去皮） 黄芩一两半 人参一两半
> 甘草一两（炙） 半夏二合半（洗） 芍药一两半
> 大枣六枚（擘） 生姜一两半（切） 柴胡四两

上九味，以水七升，煮取三升，去滓。温服一升。

【主治方义】 ①用于太阳少阳并病，伤寒六七日，发热，微恶寒，肢节烦疼，微呕，心下支结，外证未去者（146）。②用于心腹卒中痛者（十·附方）。

本方是小柴胡汤与桂枝汤的合方。方取小柴胡之半和解少阳，燮理枢机；以桂枝汤之半调和营卫，解肌发表。用于治疗太阳未罢，邪入少阳之证。小柴胡汤又能调理肝胆之气，桂枝汤能调和脾胃气血，故又能用于心腹卒痛等肝胆脾胃气血失和之证。

【类证辨析】 见"小柴胡汤"节。

【临床应用】

（一）古代应用

《外台秘要》：疗寒疝腹中痛者，柴胡桂枝汤。

《三因极一病证方论》：治少阳伤风四五日，身热恶风、颈项强、胁下满、手足温、口苦而渴、自汗，其脉阳浮阴弦。

《证治准绳·杂病》：治疟，身多汗。

（二）现代应用

1. 内科疾病

（1）呼吸系统疾病：本方治疗感冒、慢性支气管炎、哮喘、扁桃体炎。

（2）消化系统疾病：本方治疗胃痛、慢性肝炎、肝脾肿大、早期肝硬化、消化性溃疡、慢性胰腺炎、胆道蛔虫、阑尾炎、粘连性肠梗阻、急腹症、克罗恩病等。

（3）神经系统疾病：癫痫、不寐、癔病性瘫痪等。

（4）风湿免疫疾病：本方治疗风湿性关节炎。

2. 妇产科疾病　本方治疗经前期紧张综合征或更年期综合征。

3. 皮肤科疾病　本方治疗过敏性紫癜、神经血管性水肿。

【应用要点】

1. 抓主症　本证常见症状为食欲不振、发热恶寒或往来寒热、口苦、恶心呕吐、肢节疼或身体痛、汗出、头痛、疲乏、心烦、脘腹疼痛、胁满胁痛、口干、心下痞等；其常见舌脉为浮弦、弦细、弦数脉，薄白、薄黄、黄白相间苔。

2. 明病机　本方证以枢机不利、营卫不和为中心病机。

第六节　柴胡桂枝干姜汤

【组成用法】

> 柴胡半斤　桂枝三两（去皮）　干姜二两　瓜蒌根四两
> 黄芩三两　牡蛎二两（熬）　甘草二两（炙）

右七味，以水一斗二升，煮取六升，去滓，再煎取三升，温服一升，日三服。初服微烦，复服汗出便愈。

【主治方义】　①用于伤寒五六日，经汗下之后，邪入少阳，枢机不利，津液不布或兼痰饮内结证（147）。②用于疟病寒多热微、或但寒不热（四·附方）。

本方是小柴胡汤加减变化而来，因其心烦、渴而不呕、胸胁满微结，故于小柴胡汤中去半夏、人参、大枣，加瓜蒌根、牡蛎。方中柴胡、黄芩同用，以和解少阳之邪；瓜蒌根、牡蛎并用，能散结逐饮生津；桂枝、干姜、炙甘草通阳化阴以行三焦。诸药同用，有和解散结、化饮除疟之功。方后注云"初服微烦，复服，汗出便愈"，是药后阳达津布，正复邪却的反映。

【类证辨析】 见"小柴胡汤"条。

【临床应用】

（一）古代应用

《外台秘要》：疟发渴者，与小柴胡去半夏加瓜蒌汤。经心录，疗劳疟。

《类证活人书》：本方去黄芩，名干姜柴胡汤，主治妇人伤寒，经脉方来初断，寒热如疟，狂言见鬼者。

（二）现代应用

1. 内科疾病

（1）消化系统疾病：本方治疗慢性胆囊炎、慢性胃炎、结肠炎、溃疡病之属于肝胆有热，脾虚有寒，症见两胁不舒、食少纳呆、口苦心烦，腹胀便溏者。

（2）呼吸系统疾病：本方治疗感冒、咳嗽。

（3）发热性疾病：可用于邪在少阳而发热日久不愈。

（4）内分泌疾病：本方治疗糖尿病，辨证以口渴能饮，兼有少阳诸症而为使用之依据。

2. 妇产科疾病 本方可用于赤白带下、产褥热、乳癖等。

【应用要点】

1. 抓主症 ①少阳见症：往来寒热、胸胁满、心烦、默默不欲食、口苦咽干等；②邪气结滞见症：头汗出、小便不利、胸胁脘腹结块、停饮等；③正虚见症：寒多热少、腹胀、泄泻、神疲乏力，一般病程较久，患者处于祛邪无力的状态。

2. 明病机 本方证与小柴胡汤证相比，偏于正虚，常伴有邪气结滞。在外感病方面主要为少阳枢机不利，正虚邪结，驱邪无力。其临床表现不一，或为水饮内结（如悬饮），或为寒多热少之牝疟。在杂病方面主要为胆热脾寒。

第七节　柴胡去半夏加瓜蒌根汤

【组成用法】

> 柴胡八两　人参　黄芩　甘草各三两　瓜蒌根四两
> 生姜二两　大枣十二枚

右七味，以水一斗二升，煮取六升，去滓，再煎取三升，温服一升，日二服。

【主治方义】　治疟病发渴者，亦治劳疟（四·附方）。

小柴胡汤方后加减法谓，"若渴，去半夏，加人参，合前成四两半，瓜蒌根四两"，本方与之组成相同，唯人参、生姜分量较小。疟邪亦在半表半里，入而与阴争则寒，出而与阳争则热，此少阳之象也，所以小柴胡亦为治疟主方。此少阳木火偏旺劫夺胃津，故于小柴胡汤去辛燥之半夏并减生姜量，加瓜蒌根甘润生津。

【类证辨析】　本方证与小柴胡汤证、柴胡桂枝干姜汤证均包括疟邪为患，但有疟之进退、阴阳多少之差别。《张氏医通》云："小柴胡汤，本阴阳两停之方，可随疟之进退。加桂枝干姜，则进而从阳；若加瓜蒌、石膏，则退而从阴，可类推矣。"

【临床应用】

（一）古代应用

《诸病源候论·疟病诸候》：凡疟积久不差者，则表里俱虚，客邪未散，真气不复，故疾虽暂间，小劳便发。

（二）现代应用

1.内科疾病　本方治疗发热、眩晕、消渴、黄疸、虚劳、咳嗽，证属邪客少阳，兼有津伤者。

2.妇产科疾病　本方可用于妇人胸胁痛，经水失调，以及经期感寒，经水忽停，热入血室，疟病发渴以及虚劳久疟。

【应用要点】

1.抓主症　①少阳见症：往来寒热、胸胁满、默默不欲食、口苦咽干等；②津伤见症：口渴。

2.明病机　邪客少阳兼有津伤。

第八节 四逆散

【组成用法】

| 甘草（炙） 枳实（破，水渍，炙干） 柴胡 芍药 |

上四味，各十分，捣筛，白饮和服方寸匕，日三服。咳者，加五味子、干姜各五分，并主下利。悸者，加桂枝五分。小便不利者，加茯苓五分。腹中痛者，加附子一枚，炮令坼。泄利下重者，先以水五升，煮薤白三升，煮取三升，去滓，以散三方寸匕，肉汤中，煮取一升半，分温再服。

【主治方义】
用于少阴病，四逆，其人或咳，或悸，或小便不利，或腹痛，或泄利下重之证（318）。

柴胡为君药，外可和解透邪，内可疏畅气机而解肝之郁；枳实为臣药，行气导滞，泄热降浊。二味一升一降，既清泄内陷之热邪，又透达内郁之阳气。佐以芍药柔肝敛阴；甘草缓肝之气，调中和胃，调协诸药。四味合用，能外走少阳之阳，内走厥阴之阴，则肝胆疏泄之性遂，而厥逆可通，急迫得缓则拘挛疼痛自解。

【类证辨析】
本证与四逆汤证均可见四逆，但其厥逆的程度和性质不同。四逆汤为寒厥，四逆散为阳气内郁，不能外达四末之厥。四逆散之四肢厥逆只限于四肢末端，而四逆汤之厥逆则常过肘过膝。四逆散证因气郁，或可伴有小便不利、腹满腹痛、泄利后重、脉弦。而四逆汤证则伴有小便清长、下利清谷、脉微细。四逆散宣郁通阳、破滞利气；四逆汤温补脾肾、回阳救逆。

【临床应用】

（一）古代应用

桂林古本《伤寒杂病论》：少阳病，气上逆，胁下痛，痛甚则呕逆，此为胆不降也，柴胡枳实芍药甘草汤主之。

《太平惠民和剂局方》：逍遥散，本方去枳实，加当归、茯苓、白术、薄荷、姜、枣，治肝郁血虚所致的劳倦，五心烦热，肢体疼痛，头目昏重，心忪颊赤，口燥咽干，发热盗汗，减食嗜睡，骨蒸劳热，或胁胀疼痛，寒热往来，月事不调，乳房作胀等。

《景岳全书》：柴胡疏肝散（陈皮、柴胡各二钱，川芎、枳壳、芍药、香附各一钱半，炙甘草五分），治肝气郁结、胁肋疼痛、寒热往来。

《医学入门》：祝某，始周身骨节疼，胸腹胀满，目闭肢厥，爪甲青紫，医以伤寒治之，7日昏沉弗效。此得之怒火与痰相搏，予四逆散加芩、连泻三焦火而愈。

《资生篇》：气上冲胸，心中痛热，惊悸不宁，是为火逆，四逆散主之。

（二）现代应用

1. 内科疾病

（1）消化系统疾病：由于本方可解郁泄热、调和肝脾，故用于治疗肝胆郁热的各种疾病，如肝胆疏泄不利的胸胁痛、肝脾肿大（如急性黄疸型肝炎、慢性肝炎、胆囊炎、胆结石、胆道蛔虫、胰腺炎等）。本方有行气导滞、泄热降浊的功效，临床上用于治疗郁热壅滞、脾胃失和、胃气上逆而导致的腹满、腹痛、嗳气反酸、柏油便等（如慢性胃炎、胆汁反流性胃炎、胃溃疡、上消化道出血、胃扭转、胃轻瘫、胃黏膜异常增生、肠梗阻）；由于肝脾失调，热郁肠胃而致的下利后重者（如溃疡性结肠炎、肠易激综合征、细菌性痢疾）亦常用本方加减治疗。本方亦可治疗功能性消化不良、萎缩性胃炎、反流性食管炎、呕吐、胰腺疾病。

（2）呼吸系统疾病：本方可用于悬饮（渗出性胸膜炎），还可加减治疗顽固性咳嗽、萎缩性鼻炎等。

（3）泌尿系统疾病：本方治疗输尿管结石、尿路感染。

（4）内分泌疾病：本方治疗甲亢、糖尿病。

（5）神经、精神疾病：本方治疗神经症、癔病。

2. 妇产科疾病 本方治疗月经不调、痛经、乳癖、输卵管阻塞性不孕、恶露不尽等。

3. 儿科疾病 本方治疗小儿发热。

4. 男科疾病 本方治疗阳痿、男性乳腺发育、急性睾丸炎、输精管结扎术后综合征等。

【应用要点】

1. 抓主症 手足不温、胸胁满闷疼痛、忧郁太息，或腹痛、泄利后重，脉弦或沉滑而弦。

2. 明病机 肝气郁结，或热邪内陷，阳郁于里，不能达于四肢而手足不温；肝胆气机不利而胸胁胀满；肝脾不和而泻泄。

第十二章 茯苓桂枝白术甘草汤类方

茯苓桂枝白术甘草汤类方包括茯苓桂枝白术甘草汤、茯苓桂枝甘草大枣汤、茯苓甘草汤、五苓散、茵陈五苓散、猪苓汤、猪苓散、牡蛎泽泻散、茯苓杏仁甘草汤、甘姜苓术汤、泽泻汤、茯苓戎盐汤、茯苓泽泻汤、葵子茯苓散，以及小青龙汤的加减变化方，包括茯苓桂枝五味甘草汤、桂苓五味甘草去桂加干姜细辛汤、桂苓五味甘草去桂加干姜细辛半夏汤、桂苓五味甘草去桂加干姜细辛半夏杏仁汤、桂苓五味甘草去桂加干姜细辛半夏杏仁大黄汤等。这些方剂多用茯苓、桂枝、泽泻、白术等健脾燥湿、温阳化饮的药物，治疗饮邪内停的病证。比如茯苓桂枝白术甘草汤温阳健脾、利水降冲，治疗脾阳虚不能制水，水停胸胁所致心下逆满，气上冲胸；茯苓桂枝甘草大枣汤温通心阳，化气行水，治疗脐下悸者，欲作奔豚；茯苓甘草汤温中化饮、通阳利水，治疗腹泻，心悸；五苓散利水渗湿、温阳化气，治疗头痛发热、小便不利、口渴、水入即吐。病机不同，选方不同，功效各异，充分体现了仲景辨证施治的运用思想。本章主要介绍上述方剂的临床运用，并通过对主症和病机的分析，以阐述临证使用的方法和思路。

第一节 茯苓桂枝白术甘草汤

【组成用法】

> 茯苓四两　桂枝三两（去皮）　白术　甘草（炙）各二两

上四味，以水六升，煮取三升，去滓，分温三服。

【主治方义】　本方健脾温阳，利水降逆。主治心胸阳气不足、痰饮内停所致心下逆满，气上冲胸，头晕目眩，甚则身为振振摇，咳嗽，痰多稀白，喘满，胸闷心悸，呕吐清水痰涎，小便不利，舌淡白而胖，苔白腻而润，脉沉紧或弦紧（67，十二·16，十二·17）。

方中茯苓甘淡渗湿以利水气，桂枝辛温通阳以助被损之阳气，白术甘温补脾燥湿，炙甘草补中益气。为《金匮要略》所谓"病痰饮者，当以温药和之"之代表方剂。

【类证辨析】 吴谦在《医宗金鉴》说："身为振振摇者，即战振身摇也；身振振欲擗地者，即战振欲坠于地也。二者皆为阳虚失其所恃，一用此汤，一用真武者，盖真武救青龙之误汗，其邪已入少阴，故主以附子，佐以生姜、苓、术，是壮里阳以制水也；此汤救麻黄之误汗，其邪尚在太阳，故主以桂枝，佐以甘草、苓、术，是扶表阳以涤饮也。至于真武汤用芍药者，里寒阴盛，阳衰无依，于大温大散之中，若不佐以酸敛之品，恐阴极格阳，必速其飞越也；此汤不用芍药者，里寒饮盛，若佐以酸敛之品，恐饮得酸，反凝滞不散也。"总之，真武汤证为肾阳虚，水邪泛滥；苓桂术甘汤证为脾阳虚，水停心下。前者重在温肾阳，本证则以温脾阳为要。至于原文中"发汗则动经，身为振振摇"一句，当是苓桂术甘汤证误治的变证，属真武汤主治之例。如此则与方义相符，与《金匮》之文义亦合。

【临床应用】

（一）古代应用

《备急千金要方》：用此方桂枝改桂心，名甘草汤，治疗心下痰饮、胸胁支满、目眩等。

《严氏济生方》：用本方去桂枝加人参、半夏，名理中化痰丸，治疗脾胃虚寒、痰涎内停、呕吐食少。

《证治准绳·类方》：用本方去桂枝、甘草加生姜，名姜术汤，治疗停饮怔忡。

《眼科锦囊》：治胸闷支饮上冲，目眩及睑水肿者。

《伤寒论今译》：用本方加车前子治胃水引发目疾、赤痛而多泪，奇效。

（二）现代应用

1. 内科疾病

（1）消化系统疾病：本方加干姜可治疗幽门狭窄，证属虚失运、水饮内停者。亦可治疗便秘、泄泻、肝硬化腹水、慢性胃炎、胃溃疡等。

（2）呼吸系统疾病：本方治疗慢性咽炎、慢性支气管炎、支气管哮喘，症见咳嗽痰多、痰稀色白、胸闷腹胀、喘促短气、舌淡胖、脉滑者。

（3）心脑血管疾病：本方治疗冠心病，病机多为心阳虚衰、水气上冲，症见胸痛、心悸、胸闷短气，夜间气上冲咽，面色多见黧黑，舌质淡嫩，苔水滑欲滴，脉或弦、或沉、或沉弦并见，病重时见脉结代或沉伏不起。治疗当然应予温阳利水、降冲之法，可选苓桂术甘汤作为主治方剂。

（4）泌尿系统疾病：本方治疗遗尿、结石梗阻性肾盂积水、特发性水肿。

（5）风湿免疫疾病：本方加乌药、威灵仙可治疗类风湿关节炎。亦可治疗结节性红斑、银屑病。

（6）神经、精神疾病：本方加法半夏、茶叶、生姜，治疗内耳眩晕病。

2.妇产科疾病 本方加味可治疗产后尿潴留，若症见小腹隐痛、恶露量少者加益母草、制香附、乌药；潮热汗出量多者加白芍、绿豆衣，有良效。

3.儿科疾病 本方治疗小儿脑积水。

4.其他疾病 本方治疗神经官能症、眼底出血、视网膜炎、结核性脑膜炎等。

【应用要点】

1.抓主症 头晕目眩，心下逆满或胸胁支满，气上冲胸，甚则身为振振摇、咳嗽、痰多稀白、喘满、气短心悸、呕吐清水痰涎、小便不利、胃部振水音、舌淡白而胖、苔白腻而润、脉沉紧或弦紧。

2.明病机 胃气虚弱，脾阳不振，水饮停于中焦，气逆上冲。

第二节　茯苓桂枝甘草大枣汤

【组成用法】

> 茯苓半斤　桂枝四两（去皮）　甘草二两（炙）　大枣十五枚（擘）

上四味，以甘澜水一斗，先煮茯苓减二升，内诸药，煮取三升，去滓，温服一升，日三服。作甘澜水法：取水二升，置大盆内，以杓扬之，水上有珠子五六千颗相逐，取用之。

【主治方义】 本方培土制水，平冲降逆。主治脐下悸动，欲作奔豚（65，八·4），小便不利，或伴心悸，舌淡而润，脉沉或沉微紧。

方中重用茯苓淡渗利水，先煮则更淡而力胜；桂枝温通阳气，并可平冲降逆；甘草、大枣补脾制水。水气去则脐下悸动自止。

【类证辨析】 吴谦说："此方即苓桂术甘汤，去白术加大枣倍茯苓也。

彼治心下逆满，气上冲胸，此治脐下悸，欲作奔豚。盖以水停中焦，故用白术，水停下焦，故倍茯苓。脐下悸，是邪上干心也，其病由汗后而起，自不外乎桂枝之法。仍以桂枝、甘草补阳气，生心液，倍加茯苓以君之，专伐肾邪，用大枣以佐之，益培中土，以甘澜水煎，取其不助水邪也。土强自可制水，阳健则能御阴，欲作奔豚之病，自潜消而默化矣。若已作奔豚，肾阴邪盛，又非此药所能治，则当从事乎桂枝加桂汤法矣。"（《医宗金鉴·订正仲景全书·伤寒论注》）

【临床应用】 本方治疗神经官能症，证属水饮内停，偏于下焦，症见小腹部怕凉、胀满、大便稀溏，或腹部有压痛，同时伴有气从小腹或脐下上冲等症。亦可治疗奔豚，症见脐下悸动、旋即逆气上冲、心慌不安、形寒肢冷、苔白腻、脉弦紧。

【应用要点】

1.抓主症 脐下动悸为其第一主症。其动悸时时上冲，或胸中堵塞不畅感，或心下、下腹剧痛，或呕吐，或头痛等为其目标。其他症状尚有心悸亢进、眩晕、头汗出、上冲，或尿量减少者。脉多浮数，亦有沉者，腹证为少腹拘急，右腹直肌挛急。

2.明病机 心阳不足、水寒之气欲动。

第三节 茯苓甘草汤

【组成用法】

> 茯苓二两 桂枝二两（去皮） 甘草一两（炙） 生姜三两（切）

上四味，以水四升，煮取二升，去滓，分温三服。

【主治方义】 本方温胃化饮。主治厥而心下悸，口不渴（73、355），或四肢不温，小便不利，舌质淡白，苔白润，脉弦。

方中桂枝、炙草温通心胸之阳，生姜宣散水气，茯苓导水湿下行。水精四布，气机得宜，则肢厥温和，心悸自宁。

【类证辨析】 汪苓友："五苓散、茯苓甘草汤，二方皆太阳标本齐病，表里兼主之剂。何谓标，太阳之经是也。何谓本，膀胱腑是也。经在表，本在里。五苓散证，邪已入腑，表证实微，故方中止用桂枝一味以主表，其余四味，皆主里之药也。茯苓甘草汤证，邪犹在经，里证尚少，故方中止用茯苓一味以主里，其余三味，皆主表之药也。"（《伤寒论辨证广注·辨太阳病脉证并治法中》）

【临床应用】　本方治疗心悸、特发性水肿、膀胱咳、便秘。

【应用要点】　现代医学研究发现，茯苓甘草汤有增强机体免疫的功能，有一定的抗肿瘤及保肝脏作用。但虚寒精滑或气虚下陷者忌服。

第四节　茯苓桂枝五味甘草汤

【组成用法】

> 茯苓四两　桂枝四两（去皮）　甘草三两（炙）　五味子半升

上四味，以水八升，煮取三升，去滓，分温三服。

【主治方义】　本方平冲降逆。主治咳嗽痰多，口中干燥，手足厥逆，小便难，时有气从小腹上冲胸咽，复下行至阴股，时时眩冒，面微热如醉，舌淡苔白滑，脉寸沉尺紧（十二·36）。

方中"茯苓、桂枝能抑冲气使之下行，然逆气非敛不降，故以五味之酸敛其气，土厚则阴火自伏，故以甘草之甘补其中也"。（《金匮要略心典》）

【类证辨析】　桂苓五味甘草汤证应与苓桂甘枣汤证、苓桂术甘汤证、茯苓甘草汤（苓桂姜甘汤）证相鉴别，见前有关方证。

【临床应用】

（一）古代应用

《柳选四家医案》：久遗下虚，秋冬咳甚，气冲于夜，上犯不能安卧，形寒足冷显然，水泛而为痰沫，当从内饮门治，若用肺药则谬矣。桂枝、茯苓、五味子、炙甘草、白芍、干姜。

（二）现代应用

本方加减可治疗充血性心力衰竭，下肢水肿明显，动则喘甚，舌质淡，苔白滑者加泽泻、熟附子；咳痰稀白，喘促不得卧者加干姜、细辛、半夏；咳痰黏稠、声高息粗、胸闷气促、难以平卧者加葶苈子、杏仁、厚朴、黄芩，呼吸急促、张口抬肩、气难接续、两颧潮红者加煅龙骨、煅牡蛎、沉香，面色㿠白、疲惫不堪、短气不足以息者加黄芪、防己，夜寐欠安、心烦易怒、舌红少苔者加酸枣仁、麦门冬，疗效确切。亦可治疗眩晕。

第五节　桂苓五味甘草去桂加干姜细辛汤

【组成用法】

> 茯苓四两　甘草三两　干姜三两　细辛三两　五味子半升

上五味，以水八升，煮取三升，去滓，温服半升，日三服。

【主治方义】　本方散寒泻满，蠲饮止咳。主治咳嗽痰多，清稀色白，胸膈不快，口不渴，舌苔白滑，脉弦滑（十二·37）。

冲气既低，治用前方去桂枝；而反咳满，加干姜、细辛，与茯苓、五味、甘草配伍，共奏消饮驱寒，以泄满止咳。

【临床应用】　本方多用于治疗呼吸系统疾病，如哮喘，寒哮合小青龙汤；热哮合桑白皮汤；兼阴伤合六味地黄汤；气虚合补肺汤，疗效显著。亦可治疗咳嗽，此类咳嗽多为阵发性，咽有痒感，胸闷目胀，咳声不扬，频急，痰色白而质清稀，经阵咳后能咯出，随即咳顿减，但逾时复咳，舌苔多薄白腻，脉多弦紧。

【应用要点】　现代医学常用于支气管炎、喘息、肺气肿、水肿等症见短气、咳嗽者。针对饮邪上逆，眩冒而呕的主症有良效。

第六节　桂苓五味甘草去桂加干姜细辛半夏汤

【组成用法】

> 茯苓四两　甘草　细辛　干姜各二两　五味子　半夏各半升

上六味，以水八升，煮取三升，去滓，温服半升，日三服。

【主治方义】　本方降逆化饮。主治时时头昏目眩，胸满呕逆，咳嗽吐痰稀白。口不渴，舌苔白腻，脉沉弦滑（十二·38）。

治用前方加半夏去胃中之饮。

【临床应用】　本方用于肺寒支饮，咳嗽痰多，清晰色白，口淡等症。

现代医学常用于支气管炎、喘息、肺气肿、水肿等症见短气、咳嗽、呕吐者。

【应用要点】 本方与苓甘五味姜辛汤均可治疗气逆胸中证。但本方不仅可治疗寒饮郁肺气逆胸中证，亦可治疗寒饮郁肺气攻于头证。

第七节 桂苓五味甘草去桂加干姜细辛半夏杏仁汤

【组成用法】

> 茯苓四两　甘草三两　五味子半升　干姜三两　细辛三两
>
> 半夏半升　杏仁半升（去皮尖）

上七味，以水一斗，煮取三升，去滓，温服半升，日三服。

【主治方义】 本方宣肺利气，化饮祛痰。主治头面肢体水肿、咳嗽痰多、痰白清稀、胸闷气喘、心悸头眩、舌苔白腻、脉沉弦滑、尺脉虚（十二·39）。

治用前方加杏仁，而不内麻黄者，乃由于其人本有尺脉微、手足痹等虚证，故不能用之。若违反病情，误用麻黄，则更耗散其阳，必有厥逆之变。

【临床应用】 本方是由桂苓五味甘草去桂加干姜细辛半夏汤再加杏仁而成。其既可治疗苓甘五味姜辛汤之寒饮郁肺气逆证，又可治疗桂苓五味甘草去桂加干姜细辛半夏汤之寒饮郁肺气攻证，更可治疗寒饮郁肺气乱之形肿证。形肿者乃寒饮之邪扰乱肺气，肺气失宣失降，饮邪乘之而外溢肌肤。

第八节 桂苓五味甘草去桂加干姜细辛半夏杏仁大黄汤

【组成用法】

> 茯苓四两　甘草二两　五味半升　干姜三两　细辛三两
>
> 半夏半升　杏仁半升　大黄三两

上八味，以水一斗，煮取三升，去滓，温服半升，日三服。

【主治方义】 本方化饮降逆，佐以泄热。主治面热如醉、咳嗽痰多、胸满呕逆、心悸头眩、小便微黄、大便秘结、舌苔白、中心略黄、脉沉滑（十二·40）。

治用前方加大黄一味，是于温化蠲饮方中佐以苦寒泄热，以治饮邪挟胃热上冲之证。

【类证辨析】 本方与前述三方，都是在桂苓五味甘草汤的基础上，去桂枝随症加味而成。以上五条，等于一份痰饮咳嗽的病历，记载了服小青龙汤以后的各种变化。在治疗上，药随症转，具体反映了辨证施治的原则性与灵活性。其主要精神，在于说明下虚上实的痰饮咳嗽之证，不同于一般的痰饮病情，而痰饮又有虚寒与挟热的不同，因此，其中饮逆与冲气的鉴别，戴阳与胃热的互勘，虚实标本，错综复杂，必须细致分析，认真辨别，灵活处理。

【临床应用】 本方与前述桂苓五味甘草汤等五方，古今医家照原方用之者较少，多是师其辨证论治的精神，灵活加减运用。

【应用要点】 本方治支饮，胃中燥热证。若支饮形体水肿已消，而见面热如醉状者，是因多次用辛温的丁姜、细辛、半夏燥化太过，或水饮郁久化热，致使水饮夹胃热上冲熏灼于面，治应寒热并调，宜用本方。

第九节　五苓散

【组成用法】

> 猪苓十八铢（去皮）　泽泻一两六铢　白术十八铢
> 茯苓十八铢　桂枝半两（去皮）

上五味，捣为散，以白饮和服方寸匕，日三服。多饮暖水，汗出愈。如法将息。

【主治方义】 本方化气行水，为太阳经腑两解之剂。主治：①太阳蓄水证，见发热，烦渴或渴欲饮水，水入则吐，小便不利，或恶风自汗，或心下痞，或头目眩晕，苔白，脉浮或浮数（71、72、73、74、141、156、244）。②霍乱热多欲饮水者（386）。③痰饮病，脐下有悸，吐涎沫而癫眩者（十二·31）。

"君泽泻之咸寒，咸走水府，寒胜热邪；佐二苓之淡渗，通调水道，下输膀胱，则水热并泻也；用白术之燥湿，健脾助土，为之堤防以制水也；用桂之辛温，宣通阳气，蒸化三焦以行水也。泽泻得二苓下降，利水之功倍，则小便利，而水不蓄矣。白术借桂上升，通阳之效捷，则气腾津化，渴自止也。"（《医宗金鉴·订正仲景全书·伤寒论注》）白饮和服，多饮暖水，助阳以发汗，故方后云"汗出愈"。

【类证辨析】 五苓散证与猪苓汤证皆有脉浮发热、渴欲饮水、小便不利，但五苓散证为表邪入腑，膀胱气化失职，水蓄下焦，故除烦渴，小便不利外，尚可兼有表证，或见渴欲饮水，水入即吐的水逆证。猪苓汤证为阴伤有热，水热互结于下焦。故两方均用二苓、泽泻利水，而五苓散兼用桂枝发表，猪苓汤兼用阿胶养阴。

【临床应用】

（一）古代应用

《太平惠民和剂局方》：治伤寒、温热病，表里未解，头痛发热，口燥咽干，烦渴饮水，或水入即吐；烦渴不止者，宜服之；又治霍乱吐利，躁渴引饮；又治瘀热在里，身发黄疸，浓煎茵陈蒿汤调下，食前服之；疸病发渴，及中暑引饮，亦可用水调服之。

《三因极一病证方论》：五苓散治伏暑饮热，暑气流入经络，壅溢发衄，或胃气虚，血渗入胃，停留不散，吐出一二升许。

《脾胃论》：治渴而小便不利，无恶寒者，不得用桂；治烦渴饮水过多，或水入即吐，心中淡淡，停湿在内，小便不利。

《景岳全书》：凡发黄黄疸等症，多由湿热。如小便不利，或黄或赤，或小腹胀满不痛，或大便实而渴甚，脉来沉实有力，皆湿热之证。轻则茵陈五苓散，重则茵陈汤。乃利水导湿之剂也；若外伤暑热，霍乱泄泻，小水不利，内阴外阳者，宜五苓散；酒质伤脏，致生泄泻不已，若气强力壮者，唯五苓散、胃苓汤之类，皆可除湿止泻。

《医宗金鉴》：加人参名春泽汤，其意专在助气化以生津。加茵陈名茵陈五苓散，治湿热发黄，表里不实，小便不利者，无不效也。

（二）现代应用

1. 内科疾病

（1）呼吸系统疾病：本方加商陆、党参、赤芍，可治疗结核性渗出性胸膜炎。五苓散加黄连、车前草治疗百日咳，疗效满意。

（2）心血管系统疾病：五苓散合麻黄附子细辛汤加椒目、石菖蒲、牛膝，可治疗心包积液。本方还治疗慢性充血性心力衰竭，疗效满意。

（3）消化系统疾病：治疗急性胃肠炎及痢疾，因饮食不节或贪凉饮冷太过，导致胃肠功能失调，水液代谢紊乱，出现呕吐泄泻、畏寒发热等。在本方基础上加用金银花、连翘、黄柏，以增强清热解毒杀菌；兼表证加葛根，食欲不振者加焦山楂、六神曲；呕吐较重者加竹茹、藿香、代赭石等，疗效满意。亦可治疗黄疸、功能性消化不良、慢性胃炎等。

（4）泌尿系统疾病：鉴于本方有化气行水之功，故而现代临床常用治泌尿系统之疾患。五苓散加茅根治疗急性肾炎水肿、肾积水、肾性高血压，疗效显著；以本方加附子、益智仁，治疗垂体性尿崩症之渴饮、小便频数量多者，亦获卓效；本方加知母可治疗阳强易举；遗尿、尿失禁、尿潴留、阳痿、遗精、输尿管结石、早期肾功能不全、移植肾急性肾衰竭、肾盂肾炎等肾性疾患均可用本方随症加减治疗。

（5）生殖系统疾病：本方为主用于睾丸鞘膜积液、结扎术后并发阴囊血肿、前列腺炎、阴汗、卵巢囊肿、闭经、带下、白浊、老年性阴道炎等，均获满意疗效。

（6）神经、精神系统疾病：本方治疗脑积水、顽固性偏头痛、三叉神经痛、癫痫、精神性尿频等，疗效满意。

（7）五官科疾病：本方加减治疗中耳炎、耳聋、青光眼、过敏性鼻炎、假性近视眼、中心性视网膜脉络膜炎等，可获满意疗效。

2. 妇产科疾病　本方加半夏治疗妊娠后饮食即吐。

3. 外科疾病　本方加荔枝核、小茴香、大腹皮为基础方，治疗水疝，湿热下注型加黄柏、川楝子；寒湿凝聚型加桂枝、吴茱萸，疗效显著。本方加防己、黄芪，治疗骨折后肢体肿胀、膝关节滑膜炎有效。

4. 儿科疾病　本方治疗新生儿黄疸、婴幼儿泄泻。

5. 皮肤科疾病　本方治疗乳腺增生、脱发、荨麻疹、湿疹、脓疱疮，辨证属湿邪内蕴者有效。

【应用要点】

1. 抓主症　小便不利、水滑苔。

2. 明病机　膀胱气化不利、水饮内停。

第十节　茵陈五苓散

【组成用法】

茵陈蒿末十分　　五苓散五分

上二物和，先食饮方寸匕，日三服。

【主治方义】 本方利湿退黄。主治黄疸病之身黄，目黄，小便黄少（十五·18），肢体困倦，腹满，食欲不振，小便不利，便溏，舌苔白腻微黄，脉缓。

方中茵陈为退黄之专药，五苓散为利水之专方。全方主治黄疸病湿重热轻者。

【类证辨析】 茵陈五苓散与茵陈蒿汤证均属湿热蕴蒸的阳黄证。茵陈五苓散证是湿重于热，以脉缓，苔白腻微黄为特点；茵陈蒿汤证为湿热并重证，以脉滑或数，舌苔黄腻为特点。

【临床应用】

（一）古代应用

《三因极一病证方论》：五苓散治伏暑郁发黄，小便不利，烦渴，用茵陈煎汤调下。

《严氏济生方》：五苓散去桂加茵陈，治饮食伏暑郁发黄，烦渴，小便不利。

（二）现代应用

1.内科疾病

（1）消化系统疾病：本方加减，治疗急性黄疸型传染性肝炎，中医辨证为阳黄湿重于热之证，疗效明显。本方去桂枝，加郁金、金银花，治疗传染性肝炎，临床表现为精神倦怠、发热、黄疸、饮食不振、恶心、肝肿大、肝区压痛等，收到满意疗效。本方还治疗脂肪肝、肝硬化腹水。

（2）心脑血管疾病：对于湿热型高血压，临床症见头昏目眩、头疼脑涨、体胖困乏无力、纳差、小便量多、舌淡胖、苔黄白或厚腻、脉弦滑，可用本方加丹参、夏枯草、草决明、山药、半夏、焦山楂、甘草，疗效显著。

（3）风湿免疫疾病：本方治疗痛风性关节炎，证属湿热瘀阻型，可以本方加牡丹皮、赤芍、丹参为基础方。痛甚者，加延胡索、金银花藤活血通络止痛；红肿明显，加黄柏、生石膏清热利湿解毒，疗效可靠。

（4）内分泌疾病：治疗甲状腺功能亢进多汗症，症见盗汗、自汗、乏力、恶寒，舌淡红、苔白腻、脉和缓，本方有显效。还治疗糖尿病。

2.儿科疾病 本方治疗新生儿黄疸。

【应用要点】 本方主症为属湿热内蕴，湿重于热的阳黄证。

第十一节　猪苓汤

【组成用法】

> 猪苓（去皮）　茯苓　泽泻　阿胶　滑石（碎）各一两

上五味，以水四升，先煮四味，取二升，去滓，内阿胶烊消。温服七合，日三服。

【主治方义】

本方利水清热养阴。主治水热互结所致的小便不利，发热，口渴欲饮（223，224，十三·13）；或少阴病下利，咳而呕渴，心烦不得眠者（319）。又治血淋，小便涩痛，点滴难出，小腹满痛者。

方中二苓、泽泻渗利水湿，使水邪从小便而去；滑石清热利水，以祛湿中之热；阿胶滋阴润燥，以复热伤之阴。五药合方，利水与清热养阴并进，利水而不伤阴，滋阴而不敛邪，使水湿去，邪热清，阴津复，则诸症自解。

【类证辨析】

本方证与五苓散鉴别见"五苓散"一节。

【临床应用】

（一）古代应用

《名医类案》：肾开窍于二阴，前有淋浊之新恙，后有肠红之旧疾，皆由于阴虚而有湿热也，寓育阴于利水清热之中，猪苓汤合加味槐花散主之。

《医方集解》：通治湿热、黄疸、口渴、溺赤。

（二）现代应用

1. 内科疾病

（1）泌尿系统疾病：本方治疗肾积水，症见右下腹剧痛、腰痛、小便不利、尿频急、面浮肢肿、唇红、舌红苔微黄、脉弦略数，猪苓汤加减以滋化源、利膀胱，疗效显著。还治疗慢性肾盂肾炎，症见时发高热、头痛、腰酸、食欲不振、尿意窘迫、排尿少、有不快与疼痛感，证属湿热浸及下焦，本方可清利下焦湿热，疗效显著。用本方常加桔梗开提肺气，治疗急性膀胱炎。若尿短淋漓，加车前子；尿时涩痛，加石苇、芍药；尿血加白茅根、茜草炭；肾阴素亏，加玄参；腰痛加桑寄生、怀牛膝。本方加白花蛇舌草、半边莲、半枝莲、山慈姑，治疗中晚期膀胱癌，疗效确切。还治疗肾结石、血淋等。

（2）神经、精神系统疾病：本方治疗内耳眩晕症，证属水气上冲，蒙蔽清窍者。若痰湿中阻，加半夏、白术、石菖蒲、天麻以燥湿化痰，豁痰开窍；肝阳上亢加天麻、钩藤、石决明、杜仲、牛膝以平肝潜阳，熄风定眩；脾肾阳虚加熟地黄、山药、菟丝子、附子、鹿角胶，桂枝以温肾健脾。

（3）传染性疾病：本方治疗流行性出血热，有腹泻者加滑石，疗效可靠。

2. 妇产科疾病　猪苓汤加车前子、白茅根为基础方，治疗产后癃闭。小儿枕痛者加蒲黄、五灵脂；气虚显著者加党参、黄芪；血虚便秘者加当归、肉苁蓉。

3. 儿科疾病　本方治疗小儿急性腹泻，症见大便次数多、量多、水分大，黄色水样或蛋花样便，伴或不伴少量黏液脓血便；尿少，烦躁哭闹、日晡到前半夜尤甚，下半夜安然入睡，口渴思饮，舌红少苔，脉微细；或伴发热和呼吸道感染症状；或伴脱水、酸中毒及电解质紊乱者。

【应用要点】

（1）本方重在利水渗湿，其主症为小便不利，同时兼有内热、阴虚之象，如小便赤涩、心烦不眠、舌红、苔黄、脉数等。

（2）本方组成特点为利水与养阴配合，治水湿内停兼见阴虚之证。但利水药最易伤阴，养阴药常能碍湿。方中五药用量相等，确有利水不伤阴，滋阴不留邪之妙。然终为渗利之剂，阴津大亏者慎用。仲景在《伤寒论》224条明确告诫："阳明病，汗出多而渴者，不可与猪苓汤，以汗多胃中燥，猪苓汤复利其小便故也。"

第十二节　猪苓散

【组成用法】

> 猪苓　茯苓　白术各等分

上三味，杵为散，饮服方寸匕，日三服。

【主治方义】　本方健脾利水。主治口干多饮，饮后呕吐，吐后又渴而饮（十七·13），苔白或白滑，脉弦。

方中猪苓、茯苓、白术三药共奏健脾利水之功，以防止水饮复留。

【临床应用】

1. 内科疾病　本方加减治疗肝硬化腹水。气滞湿阻加柴胡疏肝散、平胃散等以疏肝理气、除湿消满；腹胀甚加木香、砂仁、地蛄蝼、大腹皮等；泛吐清水加半夏、干姜；挟热加白茅根、车前草；湿热蕴结加黄芩、黄连、知母、大黄、板蓝根、栀子、虎杖、茵陈等清热，枳实、厚朴、陈皮、砂仁等行气导滞；脾虚水困加香砂六君子丸或汤。

2. 妇产科疾病　本方加肉桂、杜仲，治疗妊娠恶阻，症见恶心呕吐、口淡多涎、喜冷饮、饮入则舒、腰酸、舌淡红、苔薄腻。

3. 儿科疾病　本方加半枝莲，治疗小儿单纯性消化不良。

【应用要点】　现代医学多用于治疗急慢性胃炎、胃神经官能症、神经性呕吐、肝硬化腹水、眩晕、经期水肿等症见脾虚停饮者。

第十三节　牡蛎泽泻散

【组成用法】

> 牡蛎（熬）　　泽泻　　蜀漆（暖水洗去腥）　　葶苈子（熬）
>
> 商陆根（熬）　　海藻（洗去咸）　　瓜蒌根各等分

上七味，异捣，下筛为散，更于白中治之，白饮和服方寸匕，日三服。小便利，止后服。

【主治方义】　本方为逐水之剂。主治水肿，腰以下肿甚（395），小便不利，大便秘结，腹部胀满，舌稍红，苔白黄，脉沉有力。

方中牡蛎软坚行水，泽泻渗湿利水，蜀漆祛痰逐水，葶苈子宣肺泄水，商陆、海藻专于润下行水，共使水邪从小便排出。瓜蒌根止渴生津液，为本方之反佐，使水走而津液不伤。

【临床应用】

（一）古代应用

《临证指南医案》：某男，脉如涩，凡阳气动则遗，右胁汩汩有声，坠水少腹。可知肿胀非阳道不利，是阴道实，水谷之湿热不化也。议用牡蛎泽泻散。左牡蛎、泽泻、天花粉、川桂枝木、茯苓、紫厚朴，午服而愈。

（二）现代应用

1.泌尿系统疾病 本方加白术、茯苓、猪苓、桂枝、防己，治疗类脂性肾病，症见全身水肿、按之没指、尿短赤、腹胀、困倦、舌苔白腻、脉濡缓，证属脾阳不振、水湿内蕴，疗效确切。用牡蛎、白花蛇舌草、半枝莲、泽泻、瓜蒌根、海藻、生黄芪、山药、苍术、葶苈子为基础方，治疗慢性肾炎蛋白尿证属气虚湿热者佳；舌边有瘀点，或尿镜检红细胞阳性者加益母草、白茅根；下肢水肿甚者加冬瓜皮；纳呆者加红枣、炒谷麦芽。

2.呼吸系统疾病 以牡蛎、泽泻、海藻、青果、瓜蒌根、玄参、桔梗、甘草为基础方，治疗外感后失音，发热加金银花、黄芩；口干欲饮，加知母、麦门冬；咳嗽痰多加茯苓、贝母；便秘加大黄；脾胃虚弱合补中益气汤；肺肾阴虚合六味地黄丸。本方还治疗渗出性胸膜炎，若往来寒热等结核中毒证重者，可先以本方合小柴胡汤与之，待寒热证去，再投本方专攻水饮；若正虚堪虞，则先与仲景柴胡桂枝干姜汤，不瘥者再投本方小量与服，或加参芪；若水结日久，兼气虚血瘀者，可以本方去蜀漆并减商陆用量，加人参、桃仁、红花、丹参；若胸胁痹闷，咳唾引痛者，以本方合四逆散；若阴津灼伤，症见午后潮热，心烦不寐，夜来盗汗，舌红口干少苔，脉弦细数者，本方去蜀漆减商陆量，加沙参、麦门冬、生地黄、玉竹等；若水结日久，兼现肾阳虚衰，症见肢冷脉细、神萎气衰者，加肉桂、附子。

3.心脑血管疾病 本方治疗肺心病水肿，证属水湿痰血交阻，可用本方增损以逐水行气、祛瘀豁痰。若心悸气衰明显，亦可去蜀漆加人参，血瘀明显，加红花、丹参、桃仁；湿郁水遏化热时，可先与木防己汤，不瘥者可以牡蛎泽泻散合木防己汤与之；若实热证明显，大便秘者，可以本方合防己去石膏加茯苓芒硝汤与之；若阳虚之象明显，加附子、肉桂。若湿阻与津亏阴虚同见者，可以本方合二地、二冬利水与滋阴同施，以收邪去而阴津不伤之效。

4.传染性疾病 本方治疗丝虫病下肢肿胀，症见肢体肿胀、疼痛等，治疗多用行气祛风、逐水活血之法，故可用本方加减治疗。瘀血明显者，可加红花、桃仁、赤芍等；肿胀明显者，加川木瓜、川牛膝、威灵仙、寻骨风等；疼痛明显者，加老鹳草、青木香、金银花根、海桐皮、制乳没等；溃疡久愈者，可合生黄芪、全当归、苍白术、红花等。

【应用要点】 牡蛎泽泻散对于急性、亚急性热病的恢复期突然出现的水肿，以及慢性疾病的水肿虚证疗效不明显，或虚象改善后较为适合。应用指征为下肢水肿、小便不利，不伴有气虚、血虚、脾虚、肾虚。

第十四节　茯苓杏仁甘草汤

【组成用法】

> 茯苓三两　杏仁五十枚　甘草一两

上三味，以水一斗，煮取五升，温服一升，日三服。不差，更服。

【主治方义】　本方宣肺化饮。主治胸痹，胸中气塞，短气（九·6），或咳嗽吐痰等症。

方中茯苓、甘草健脾渗湿化饮，杏仁宣肺利气。

【类证辨析】　茯苓杏仁甘草汤证、茯苓桂枝白术甘草汤证、茯苓桂枝甘草大枣汤证均属饮邪内停。茯苓杏仁甘草汤证为饮邪犯肺，症见胸中气塞、短气。茯苓桂枝白术甘草汤证为饮阻中焦，脾阳不健，症见胁胀满、气上冲胸、起则头眩。茯苓桂枝甘草大枣汤证为下焦素有水饮，发汗后心阳不足、水饮内动，症见脐下悸、欲作奔豚。

【临床应用】

（一）古代应用

《肘后备急方》：治胸中痞塞，短气者，甘草二两，茯苓三两，杏仁五十枚，碎之，水一斗三升，煮取六升，分为五服。

（二）现代应用

1.内科疾病

（1）心脑血管疾病：茯苓杏仁甘草汤加枳壳，治疗心律失常，症见胸中痞塞、短气、脘闷、纳呆、恶心欲吐、动则短气、心悸不适、舌略胖、脉结代，疗效满意。亦有报道用本方治疗房中隔缺损者，症见心悸、面色苍白、心下痞坚、腹满、有腹水、脐两边压痛、下肢水肿、足尖凉、脉弱。

（2）呼吸系统疾病：本方加味治疗慢性气管炎，症见胸中气塞、咳嗽短气、形寒怯冷、胸胁胀满、吐涎沫。

2.其他疾病　本方加减可治疗皮肤病瘙痒、三叉神经痛、吸吮障碍。

【应用要点】　本方针对胸痹之轻证，以胸中气塞、短气为特征。

第十五节　甘草干姜茯苓白术汤

【组成用法】

> 甘草　白术各二两　干姜　茯苓各四两

上四味，以水五升，煮取三升，分温三服，腰中即温。

【主治方义】　本方温阳散湿，燠土制水。主治肾着之病，其人身体重，腰中冷，如坐水中，形如水状，反不渴，小便自利，饮食如故，病属下焦，身劳汗出，衣里冷湿，久久得之，腰以下冷痛，腹重如带五千钱（十一·16）。舌淡苔白，脉沉缓。

方中甘草、茯苓、白术健脾燥利水；干姜温中散寒除湿。尤在泾《金匮要略心典》：病不在肾之中脏，而在肾之外府，故其治法，不在温肾以散寒，而在燠土以胜水。甘、姜、苓、术，辛温甘淡，本非肾药，名肾着者，原其病也。

【类证辨析】　本方与理中丸相比，用药只一味之差，理中丸用人参与干姜配伍，为温中补虚之剂，主治中焦脾胃虚寒证；本方以干姜与茯苓配伍，成温中利湿之方，主治中焦寒湿下侵之证。本方与苓桂术甘汤相比，亦只一味之差，苓桂术甘汤君茯苓，臣桂枝，旨在温阳利湿化饮，而以祛水饮为主；此方君干姜，臣茯苓，意在温中散寒祛湿，而以祛寒湿为要。

【临床应用】

（一）古代应用

《三因极一病证方论》：除湿汤（即本方），治冒雨着湿，郁于经络，血溢作衄，或脾不和，湿着经络，血流入胃，胃满吐血。

《宣明论方》：肾着汤（即本方），治胞痹，小便不利、鼻出清涕者。

《备急千金要方》：肾着汤治妊妇浮肿，小便自利，腰体冷痛，喘咳者。又云：治老人平日小便失禁，腰腿沉重冷痛者。又，男女遗尿，至十四五岁犹不已者，最为难治，此方加反鼻（蝮蛇霜也），能奏效，宜随症加附子。

（二）现代应用

1. 内科疾病

（1）消化系统疾病：本方治疗胃炎，症见胃脘部胀满不适、疼痛，痛无定时，时轻时重，恶心呕吐，嗳气吞酸，舌淡红，苔白滑，脉沉紧或弦细，证属脾胃阳虚、寒湿内蕴，用本方加益母草、红花、延胡索为主，随症加减，治疗效果满意。还治疗泄泻。

（2）泌尿系统疾病：本方治疗遗尿，症见口干不欲饮，饮后小便频、质清，大便偏干，腰部发凉，纳可，舌质淡红，脉沉细无力，证属中焦虚寒，用本方温中祛寒化湿，疗效显著。

（3）风湿免疫疾病：本方治疗风湿性关节炎，证属于寒湿所致的肌肉或诸关节痹痛，随症加减，可获良效。

2. 妇产科疾病　本方加苍术可治疗寒湿阻滞胞宫而致带下证，症见带下量多色白质稀、腰痛、头晕，疗效显著。亦可治疗羊水过多。

3. 其他疾病　本方还治疗腰痛、肾着、食少便溏、眩晕、水肿、鹤膝风、痿证。

【应用要点】

1. 抓主症　腰中冷重疼痛为主。

2. 明病机　脾虚湿盛，湿邪下注。

第十六节　泽泻汤

【组成用法】

> 泽泻五两　白术二两

上二味，以水二升，煮取一升，分温再服。

【主治方义】　本方利水健脾。主治心下有支饮，其人苦冒眩，甚则恶心呕吐，或耳鸣等症（十二·25）。

方中重用泽泻利水除饮，佐以白术健脾制水。

【类证辨析】　泽泻汤证与苓桂术甘汤证，均因痰饮停留于中焦而见头目昏眩等症，同以健脾利水为治，但二者病症有所不同。泽泻汤证以饮停为急，故重用泽泻以利水饮；苓桂术甘汤证为脾虚停饮，故健脾与利水并重。

【临床应用】

（一）古代应用

《吴鞠通医案》：陈某，51 岁。人尚未老，阳痿多年。眩晕昏迷，胸中如伤油腻状，饮水多则胃不快，此伏饮眩晕症也。先与白术泽泻汤逐其饮，再议缓治湿热之阳痿。岂有六脉俱弦细，而恣用熟地黄，久服六味之理哉。冬于术二两，泽泻二两，煮三杯，分三次服。已效而未尽除，十三日再服原方十数帖而愈。

（二）现代应用

1.内科疾病

（1）心脑血管疾病：本方治疗高血压。

（2）消化系统疾病：本方治疗习惯性便秘，伴头晕、体胖、舌淡胖有齿痕、苔薄白水滑、脉弦细滑，证属脾虚湿盛，本方有效。还治疗急性肾炎、水肿。

（3）神经、精神系统疾病：以头目眩晕或头重如裹为主症，兼见食欲不振、嘈杂不安、恶心、呕吐，受风寒后眩晕更甚，以泽泻汤加味治疗，善后用归脾汤、右归饮等治本之方，疗效较好。

2.儿科疾病 本方治疗小儿秋季腹泻。

3.五官科疾病 泽泻汤加柴胡，治疗化脓性中耳炎，效果佳。本方还治疗中耳迷路水肿、中耳积液、梅尼埃病。

4.其他疾病 本方治疗高脂血症、脱发、术后脑积水、手术部位臌胀、头目发胀、耳鸣、耳聋、尿频、尿急。

【应用要点】

1.抓主症 头目眩晕、水滑苔。

2.明病机 水饮上扰。

第十七节　茯苓戎盐汤

【组成用法】

茯苓半斤　白术二两　戎盐弹丸大一枚

上三味，先将茯苓、白术煎成，入戎盐再煎，分温三服。

【主治方义】 本方益肾健脾渗湿。主治腹部胀满，小便不利，尿后余沥不尽（十三·11）。

方中茯苓甘淡渗湿，白术健脾燥湿，戎盐即北海之盐，咸能润下。全方在通溺中兼补益之功。"茯苓戎盐汤为膏淋、血淋阻塞水道通治之方也，茯苓、白术以补中而抑水，戎盐以平血热，泄瘀浊，而小便乃无所窒碍矣，此又小便不利，兼有淋证之治也。"（曹颖甫《曹氏伤寒金匮发微合刊》）

【临床应用】

（一）古代应用

《张氏医通》：茯苓戎盐汤用以治胞中精枯血滞，小便不利。

（二）现代应用

本方多用于治疗泌尿系统疾病，如膀胱结石，症见小便不利、点滴难通、尿痛、痛引脐中。本方还治疗急性肾盂肾炎。

【应用要点】 本方主要治疗脾肾两虚，兼有湿热的小便不利，为膏淋、血淋阻塞水道通治之方。

第十八节　茯苓泽泻汤

【组成用法】

茯苓半斤　泽泻四两　甘草二两　桂枝二两　白术三两
生姜四两

上六味，以水一斗，煮取三升，内泽泻，再煮取二升半，温服八合，日三服。

【主治方义】 本方健脾利水止呕。主治反复呕吐，吐后渴欲饮水（十七·18），或头眩、心下痞，舌淡苔白滑。

方中白术、茯苓、泽泻健脾渗湿，桂枝、生姜、甘草和胃降逆。全方辛甘相合，化生阳气，能促使停饮从小便排泄。

【类证辨析】 李博鉴《金匮要略注评》："本方用五苓散去猪苓加甘草、生姜而成，亦即苓桂术甘汤加生姜、泽泻而成。本证与五苓散水逆消渴病机相似，故其大法相似。唯五苓散重点在于膀胱气化不行，小便不利，以致水反上逆；本条证候重点在于水停在胃，中阳不运，故口渴、呕吐并见。五苓散偏于利小便，故泽泻用量独重，佐以桂枝二苓；本方偏于和胃止呕，故茯苓独重，配以甘草、生姜，至于化气利水，则桂枝之功，二方皆有。本方独不用猪苓者，恐其淡渗太过，以其人多吐伤津也。"

【临床应用】

（一）古代应用

《圣济总录》：茯苓饮，即本方去生姜加干姜。治胃反吐逆，发渴饮水。

《宣明论方》：桂苓白术丸，即本方用生姜加半夏，红皮为丸。消痰逆，止咳嗽，散痞满壅塞，开坚结痛闷。

《三因极一病证方论》：茯苓泽泻汤，治霍乱，吐利后，烦渴欲饮水。

（二）现代应用

1.内科疾病

（1）消化系统疾病：本方治疗呕吐，见呕吐时间不定，多一日吐一次，或两日吐一次，吐出物水饮与食物混杂，有时精神不振、全身水肿、面色苍白、便溏、口淡无味、舌质淡苔薄白而润脉象缓滑，疗效满意。本方加减治疗胃炎有效，症见呕吐黏液而口渴欲饮水、心下悸、小便不利者。

（2）心脑血管疾病：本方治疗慢性原发性低血压，以头晕头痛为主症，伴见恶心、精神疲倦、健忘失眠、心悸、耳鸣，以本方加黄芪、川芎为基础方。头痛甚加重川芎；神疲乏力加党参；心悸失眠严重加炒酸枣仁；耳鸣重加石菖蒲、当归，疗效可靠。还治疗高脂蛋白血症，症见乏力、纳差、胸脘痞闷、头晕、舌淡胖、苔白而润、脉滑，证属脾虚湿盛、痰瘀内阻加红花、丹参；脾肾阳虚加干姜、炮附子、淫羊藿；肝气郁滞加柴胡、当归、白芍，疗效满意。

2.皮肤科疾病 本方治疗淤积性皮炎，此类病证病机多为脾失健运、湿邪下注、经络闭阻、气血阻滞而成，以本方加干姜、当归、丹参、川牛膝、白鲜皮为基础方治疗。肿胀较甚加车前子、猪苓；皮损色红、灼热加金银花、蒲公英；皮损增厚，皮色暗褐加三棱、莪术；大便干结去生姜加大黄；便溏加山药、生薏苡仁；瘙痒剧烈加苦参、蛇床子；气虚加生黄芪、党参，疗效确切。

【应用要点】

1.抓主症 渴欲饮水，恶心呕吐，水滑苔。

2.明病机 脾虚水停，胃气上逆。

第十九节　葵子茯苓散

【组成用法】

葵子一斤　茯苓三两

上二味，杵为散，饮服方寸匕，日三服，小便利则愈。

【主治方义】　本方通窍利水。主治妊娠有水气，身重，小便不利，洒淅恶寒，起则头眩（二十·8），或身微肿，或但足跗水肿，脉滑。

方中重用葵子滑窍利水，茯苓甘淡渗湿。此去水湿以安胎之法。

【临床应用】

（一）古代应用

《太平圣惠方》：葵子散（即本方加汉防己，三味各二两），治妊娠身体浮肿，小便不利，洒淅恶寒。

《产科心法》：葵茯汤，冬葵子炒半斤，茯苓三两，共为末，每次饮服三钱。治妊娠妇人常有面目腿足肿胀，故有水气、子满、胎水各种之名，其实皆由脾土不足以传化水谷之湿，而胞胎壅遏，膀胱不化，水泛横流，致肺气不降而喘息，小便淋漓不利。

（二）现代应用

本方治疗孕妇心脏性或肾脏性水肿，见心悸肿满、小便不利、身重恶寒、起则头眩等症。若兼腹满者，可加紫苏、砂仁，头面四肢皆肿者，加泽泻、猪苓，喘者，加葶苈子、桑皮。还可加减治疗胞衣不下、产后小便不利、缺乳等。

【应用要点】

对于葵子茯苓散中"葵子"一味药，李时珍在《本草纲目》中指出："葵，气味俱薄，淡滑为阳，故能利窍通乳，消肿滑胎也，其根叶与子，功用相同。"一些《金匮》注家也认为葵子性滑利，有滑胎之弊，妊娠不宜用之。但观仲景此方之用，表明葵子并非妊娠禁用之品。要方证相应，兼顾体质。对于实证子肿，本方不忌。但若素体气虚，或有滑胎史者，则不宜用本方。此外，运用本方时，用量应审慎，葵子量不能过大。

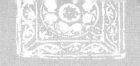

第十三章　干姜附子汤类方

　　干姜附子汤类方包括干姜附子汤、四逆汤、茯苓四逆汤、白通加猪胆汁汤，这些处方组成相似，均用附子、干姜，其证亦颇近似，均以恶寒蜷卧、精神萎靡、四肢厥逆、下利清谷、呕吐、脉微欲绝为主症。但干姜附子汤峻补回阳，用于阳虚阴盛，格阳于外，有阳气欲脱之势；四逆汤证重在回阳救逆，用于阳衰阴盛证；若阳虚阴伤，兼烦躁者用茯苓四逆汤。若阴盛格阳，真阳欲脱，除有四逆汤证外，兼面色赤、反不恶寒、汗出、咽痛等症，轻则用通脉四逆汤回阳复脉，重则用通脉四逆加猪胆汁汤回阳固脱，使阴阳顺接。若少阴虚寒下利，阳气衰微，阴寒内盛，寒来困阳，致使阳气抑郁不达者，则用白通汤破阴以通阳；若阳虚且被阴寒之气格拒而出现虚阳上浮者，可用白通加猪胆汁汤通阳复脉，滋阴和阳。本章主要介绍上述方剂的临床应用，并通过对主症和病机的分析，阐述临证使用的方法和思路。

第一节　干姜附子汤

【组成用法】

> 干姜一两　附子一枚（生用，去皮，切八片）

　　上二味，以水三升，煮取一升，去滓。顿服。

　　【主治方义】　用于病在太阳，先下而复汗使阳气大伤，阴寒内盛所致手足厥冷，昼日烦躁不得眠，夜而安静，脉沉微，身无大热者（61）。

　　方中生附子、干姜大辛大热，以复先后天脾肾之阳。附子生用，取其破阴回阳之力更强，一次顿服，使药力集中，回阳效果迅速。

　　【类证辨析】　本方加炙甘草即为四逆汤，加葱白名白通汤，均为回阳救逆之剂。但此证因无阴盛阳郁之象，故不用白通汤；阴寒势甚，亡阳于顷刻，故当急温，迟则无及，故也不用四逆汤。本证阳气暴虚，阴寒独盛，寒极发躁，残阳欲亡，故舍甘草之恋缓，单取姜附之迅猛，急以扶阳抑阴为先。

【临床应用】

（一）古代应用

《千金翼》：姜附汤（生姜、附子），治痰冷澼气。

《三因极一病证方论》：干姜附子汤，治中寒卒然晕倒，或吐逆涎沫，状如暗风，手足拳搐，口噤，四肢厥冷，或复燥热。

《太平惠民和剂局方》：姜附汤，治暴中风冷、久积痰水、心腹冷痛、霍乱转筋，一切虚寒，并皆治之。

（二）现代应用

1. 内科疾病

（1）呼吸系统疾病：此方加味可治疗喘证。若咳逆上气，不得平卧，形寒肢冷为肾阳不足，摄纳无权所致，宜用本方扶肾阳、祛阴寒，再合小青龙汤散寒蠲饮，其效益彰。

（2）心血管系统疾病：本方治疗冠心病心绞痛、心肌梗死、高血压、心力衰竭等病，辨属阳气虚衰者。

（3）消化系统疾病：本方用于治疗复发性口腔溃疡、咽痛、食管痉挛、胃下垂、腹痛、腹泻、便秘、脱肛等病，证属脾肾阳虚者。

（4）发热性疾病：可治疗疟疾、毒血症、发热待查等病，属阳虚者。

2. 妇产科疾病 本方加减可治疗痛经、经期淋症、崩漏、经行腹泻属阳虚证型。

3. 其他疾病 本方治疗麻疹逆证、长期嗜睡、不寐、癫痫、过敏性鼻炎、鼻衄、多汗证等。辨证以形寒肢冷、舌质淡、脉沉弱为依据。

4. 外用 本方既能内服，亦可外用，均能起到回阳救逆之效，可研末热水调敷涌泉穴。

【应用要点】

1. **抓主症** 昼日烦躁不得眠，夜而安静，脉沉微，身无大热。

2. **明病机** 阳气暴虚，阴寒内盛。

第二节 四逆汤

【组成用法】

> 甘草二两（炙）　干姜一两半　附子一枚（生用，去皮，破八片）

上三味，以水三升，煮取一升二合，去滓，分温再服。强人可大附子一枚，干姜三两。

【主治方义】　①用于伤寒太阳表虚重汗攻表或烧针劫汗，则伤少阴阳气出现少阴阳虚诸症（29）。②用于太阳病误用攻下而致阳气衰微，阴寒内盛之下利，四肢厥逆证（91）。③用于表里俱病，以里虚为急之证（92、225、372）。④用于少阴病、厥阴病阴盛阳衰的四肢厥逆等症（323、353、354、377）。⑤用于阳虚里寒外热之霍乱吐利交作证（388、389）。⑥用于少阴阳虚之寒饮干呕证（324）。

本方以大辛大热之附子为君药，补益先天命门真火，通行十二经，迅达内处以温阳逐寒；干姜温中焦之阳而除里寒，助附子伸发阳气为臣药；生附子有大毒，与干姜同用，其性峻烈，故又用益气温中之炙甘草为佐药，既能解毒，又有缓姜、附辛烈之性，合而回阳救逆，其效速而力大持久。

【类证辨析】　四逆汤、四逆加人参汤、茯苓四逆汤、通脉四逆汤、白通加猪胆汁汤，这些汤方组成相似，其证亦颇近似，均以恶寒蜷卧、精神萎靡、四肢厥逆、下利清谷、呕吐、脉微欲绝为主症。但四逆汤证重在回阳救逆，用于阳衰阴盛证。若兼亡阴气脱、气短乏力者用四逆加人参汤，回阳益气，救逆固脱。若阳虚阴伤，兼烦躁者用茯苓四逆汤。若真阳欲脱，症状除见四逆汤证外，还可见面色赤、反不恶寒、汗出、咽痛等，轻症用通脉四逆汤回阳复脉，重症用通脉四逆加猪胆汁汤回阳固脱，使阴阳顺接。若阳虚且被阴寒之气格拒而出现虚阳上浮者，可用白通加猪胆汁汤通阳复脉、滋阴和阳。

【临床运用】

（一）古代应用

《严氏济生方》：姜附汤（即四逆汤方：干姜、附子、甘草），治五脏中寒，口噤，四肢强直，失音不语，或卒然晕闷，手足厥冷者。

（二）现代应用

见"干姜附子汤"一节。

【应用要点】

1.抓主症　四肢厥逆、神疲困倦、蜷卧恶寒、下利清谷、脉沉微细、舌质淡或紫而青滞，或舌质娇嫩而胖大，一派阳气不足的状态。

2.明病机　本方证的病机属阳气虚弱、阴寒内盛，主要为阳气虚弱为主。不管外感证或内伤杂病，都应以此病机为依据。

第三节　茯苓四逆汤

【组成用法】

> 茯苓四两　人参一两　附子一枚（生用，去皮，破八片）
> 甘草二两（炙）　干姜一两半

上五味，以水五升，煮取三升，去滓。温服七合，日二服。

【主治方义】　用于汗下后阴阳俱虚的烦躁证（69）。

本方即四逆加人参汤另加茯苓而成。方中附子、干姜温经以回阳，人参益气生津以救阴，茯苓宁心安神，甘草和中。《神农本草经》谓：人参味甘微寒，主补五脏，安精神，定魂魄，止惊悸。茯苓主忧恚、惊邪、恐悸……久服安魂养神。诸药相合回阳益阴，宁心安神。

【类证辨析】　本方与干姜附子汤证均有烦躁之症，但本方证属误治后阴阳俱虚，水火失济，故除烦躁外尚有恶寒、四逆、下利、脉微细等症，且烦躁属阴阳俱虚者。干姜附子汤证属误治后阳虚阴盛之烦躁，且表现为昼日烦躁，夜而安静。从阳气虚损的程度看，茯苓四逆汤证重于干姜附子汤证。正如《伤寒附翼》云："先汗后下，于法为顺，而表仍不解，是妄下亡阴，阴阳俱虚而烦躁也，故制茯苓四逆，固阴以收阳。先下后汗，于法为逆，而表证反解，内不呕渴，似于阴阳自和，而实妄汗亡阳，所以虚阳扰于阳分，昼则烦躁也。故专用干姜附子，固阳以配阴。二方皆从四逆加减，而有救阳救阴之异。"

【临床应用】

（一）古代应用

《圣济总录》：平胃汤（即本方），治霍乱脐上筑悸。

（二）现代应用

1. 内科疾病

（1）消化系统疾病：本方可用于泄泻，症见腹痛腹泻、泻下清水、脐周疼痛、喜温喜按、畏寒、苔白、脉沉弱，证属肾阳虚弱，本方疗效显著。

（2）传染性疾病：本方治疗疟疾，症见寒热往来、下黑屎，牙关紧急、不能言语、四肢厥逆、六脉沉微欲绝，本方有效。

2. 其他疾病 本方治疗肾盂肾炎、阳虚感冒、眩晕、雷诺病等疾病。辨证以阳虚水湿内盛诸症为使用依据。

【应用要点】

1. 抓主症 本方证的表现为恶寒、四肢厥冷、下利、乏力倦怠、脉微等。并兼湿邪偏盛的见症为眩晕、烦躁、下肢水肿、小便不利、舌体胖大、苔水滑等。

2. 明病机 本方证以阴阳俱虚而偏阳虚为其病机。在外感证方面主要为太阳病误汗误下后阴阳俱虚，水火失济；在杂病方面主要为阳虚兼湿邪。

第四节　白通加猪胆汁汤

【组成用法】

> 葱白四茎　干姜一两　附子一枚（生，去皮，破八片）
>
> 人尿五合　猪胆汁一合

上五味，以水三升，煮取一升，去滓，内胆汁、人尿，和令相得。分温再服。若无胆，亦可用。

【主治方义】 用于少阴虚寒下利，阳虚阴盛，阴盛格阳者（315）。

本方即白通汤加人尿、猪胆汁组成。以白通汤破阴回阳，通达上下。因干呕、心烦属阳气被阴寒之气格拒，而出现的虚阳上浮、"阴盛格阳"的假热之象，故加咸苦寒之人尿、猪胆汁引阳入阴，使热药不被寒邪所格拒，发挥其回阳救逆之作用。

【类证辨析】　本方与白通汤均治少阴虚寒下利、脉微者。但白通汤属阳气衰微，阴寒内盛，阳被阴抑者；白通加猪胆汁汤证除上述白通汤证的病机外，尚有阴盛格阳的干呕、心烦症。本方证比白通汤证重，临证用药不可不辨。

【临床应用】

1. 发热性疾病　此方可治疗邪在少阴日久而阴盛格阳者。

2. 消化系统疾病　本方可于治疗泄泻、呃逆。

3. 双手震颤　症见双手震颤、言语不清、面红急躁、纳呆、口吐清水、小便数而清、舌淡红、脉沉细，辨为卜元虚寒、虚阳浮越、寒凝经脉、筋脉失养。用本方加当归、细辛、全蝎，治疗有效。

【应用要点】

1. 抓主症　全身阳气衰微表现：畏寒怕冷、四肢厥逆、精神萎靡、下利清谷、舌质淡苔白、脉微细欲绝等。阴盛格阳见症：烦躁不宁、弃衣掀被、面赤等。

2. 明病机　阳气虚弱，阴盛格阳。

第十四章　甘草干姜汤类方

甘草干姜汤类方包括甘草干姜汤、理中丸或汤（人参汤）、大建中汤和吴茱萸汤。本类方证相近，均有脾胃阳虚之腹痛、呕吐、畏寒怕冷等症。甘草干姜汤证为阳虚阴伤，偏于阳虚，尤其偏脾胃阳虚，出现手足厥冷、咽干烦躁、吐逆；理中丸或汤（人参汤）证尚有寒湿内盛之下利、多唾等，故方中用干姜、白术相伍，温中健脾燥湿；大建中汤证则偏于阴寒内盛，主要以腹痛为主，且痛势剧烈，因此，用干姜、蜀椒配伍温中祛寒；吴茱萸汤则是肝胃同病，虽然表现有呕吐、下利，但兼有胸满、头痛、脉沉弦或弦迟等，因此，重用吴茱萸温胃暖肝。本章主要介绍上述方剂的临床应用，并通过对主症和病机的分析，阐述临证使用该类方剂的方法和思路。

第一节　甘草干姜汤

【组成用法】

甘草四两（炙）　　干姜二两

上二味，以水三升，煮取一升五合，去滓。分温再服。

【主治方义】　①用于伤寒挟虚误汗出现手足厥冷、咽干烦躁、吐逆者（29）。②用于虚寒肺痿（七·5）。

方中甘草益气和中，干姜温中复阳，二药配伍，辛甘化和为阳，中阳得复，寒邪即除。

【类证辨析】　本方即四逆汤去附子。四逆汤以附子为主，重在温少阴以回阳救逆，且附子生用又佐以干姜甘草，是取其效速而力大持久，常用于阳脱、亡阳之急救。而本方用甘草、干姜配伍，且甘草量大于干姜，用以扶脾胃之阳，安抚肠胃。因本方证除阳虚外，还有脚挛急、咽中干等阴虚之证，因此在扶阳时特别注意不可耗伤弱阴，这也是仲景用干姜不用附子的原因。

由于扶阳之药多刚燥，故不仅要避免用燥烈之附子，而且还要倍用甘草制约干姜之峻，以护其阴。故此方既可扶阳而又能摄阴。临床上对虚寒性脘腹疼痛、胃肠出血、呕吐下利、涎唾多而小便失禁者，多有疗效。

【临床应用】

（一）古代应用

《外台秘要》：引自《备急千金要方》，治疗吐逆，水米不下，干姜甘草汤去滓顿服则定，少间与粥则不呕，神验。

《仁斋直指方》：干姜甘草汤治脾中冷痛，呕吐不食，于本方加大枣一枚。又甘草干姜汤治男女诸虚出血，胃寒，不能引气归元，无以收约其血。

（二）现代应用

1.内科疾病　本方治疗呕吐、泄泻、胃脘痛、哮喘、肺炎、过敏性鼻炎、遗尿、老年性劳淋等。

2.妇产科疾病　本方治疗痛经、崩漏等。

3.其他疾病　本方治疗痹证、眩晕、失音、晚期肺癌咯血等，辨证以脾胃阳虚诸症为使用依据。

【应用要点】

1.明病机　本方证属阳虚阴伤，偏于阳虚，尤其偏脾胃阳虚。

2.抓主症　阳虚表现：手足不温、涎唾多、吐逆、腹痛、肠鸣、小便数、头眩、舌质淡、苔白、脉沉弱等。兼阴伤见症：咽中干、烦躁等。但本方证以阳虚为主要矛盾。

第二节　理中丸或汤（人参汤）

【组成用法】

人参　干姜　甘草（炙）　白术各三两

上四味，捣筛，蜜和为丸如鸡子黄许大。以沸汤数合和一丸，研碎，温服之，日三四、夜二服。腹中未热，益至三四丸，然不及汤。汤法：以四物依两数切，用水八斤，煮取三升，去滓。温服一升，日三服。若脐上筑者，肾气动也，去术加桂四两；吐多者，去术加生姜三两，下多者还用术；悸者，加茯苓二两；渴欲得水者，加术，足前成四两半；腹中痛者，加人参，足前成四两半；寒者，加干姜，足前成四两半；腹满者，去术，加附子一枚。服汤后，如食顷，饮热粥一升许，微自温，勿发揭衣被。

【主治方义】 ①用于中焦虚寒，寒湿内盛的霍乱证（386）。②用于肺脾虚寒，津液不摄的喜唾证（396）。③用于中焦阳虚之胸痹（九·5）。

方中以辛热之干姜为君，温中焦脾胃而祛里寒。人参大补元气，助运化而正升降，为臣药。白术健脾燥湿；炙甘草益气和中，并为佐使之用。四药配合，中焦之寒得辛热而去，中焦之虚得甘温而复，清阳升而浊阴降，运化健而中焦治，故曰"理中"。本方为一方二法，既可制成丸剂，亦可煎汤服用。病情缓而需久服者，可用丸；病势急或服丸效差者，当用汤剂。服药后，腹中由冷而转有热感者，说明有效，可续服；若腹中未热，说明效不显或无效，是病重药轻，当增加丸药的服用量，由一丸加至三四丸，或改用汤剂。为增强药物疗效，温养中气，服药后约一顿饭的时间，可喝些热粥，并温复以取暖。

【类证辨析】 本方证与大建中汤证、吴茱萸汤证相近，三者均有脾胃阳虚之腹痛、呕吐、畏寒怕冷等症，但本方证除上述症状外尚有寒湿内盛之下利、多唾等，故方中用干姜、白术相伍温中健脾燥湿；而大建中汤证则偏于阴寒内盛，主要以腹痛为主，且痛势剧烈，因此用干姜、蜀椒配伍温中祛寒；吴茱萸汤则是肝胃同病，虽然表现有呕吐、下利，但兼有胸满、头痛、脉沉弦或弦迟等，因此重用吴茱萸温胃暖肝。临证时以资鉴别。

【临证应用】

（一）古代应用

《备急千金要方》：治中汤（即本方），治霍乱吐下，胀满，食不消化，心腹痛。

《妇人大全良方》：人参理中汤（即本方），治产后阳气虚弱，小腹作痛，或脾胃虚弱，少思饮，或下痢无度，或呕吐腹痛，或饮食难化，胸膈不利者。

《普济方》：产后虚证，下痢纯白，腹痛，里急后重，手足冷。

《赤水玄珠》：理中汤治小儿吐泻后，脾胃虚弱，四肢渐冷，或面有浮气，四肢虚肿，眼合不开。

《类证活人书》：枳实理中丸（即本方加茯苓、枳实），治伤寒结胸欲绝，心膈高起，手不得近者，宜此治之。

《三因极一病证方论》：理中汤能止伤胃吐血者，以其功最理中脘，分利阴阳，安定血脉。

《叶氏女科》：（本方加五味子）治肾虚经来泄泻，经来之时五更泄泻，如乳儿尿。

（二）现代应用

1. 内科疾病

（1）呼吸系统疾病：本方治疗咳嗽、气喘等病。

（2）心血管系统疾病：本方治疗胸痹（冠心病）。

（3）消化系统疾病：本方治疗慢性溃疡性结肠炎以腹痛、腹泻、黏液脓血便反复发作为主症，伴纳差乏力、面黄体瘦、舌体胖大、舌质淡、苔白等症，乃属脾胃虚弱（寒），肠中有热（湿）之象，属本虚标实，用本方温中健脾，以培其本。加败酱草、瓜子、枳实、芍药以治标，疗效满意。本方还治疗慢性细菌性痢疾、慢性溃疡性结肠炎、习惯性便秘、胃脘疼痛、呕吐、泄泻等病。

2. 儿科疾病 本方加乌药、香附、桔梗，治疗小儿夜啼，症见面色清白、神倦无力、便溏、舌质淡、苔薄白、指纹淡红。治疗口疮，证属脾阳虚弱、虚阳上浮。还治疗小儿流涎，辨为阳虚不摄者有效。

3. 皮肤科疾病 本方治疗荨麻疹。

4. 其他疾病 本方治疗痹证、慢性咽炎、崩漏、腰腿痛、骨折后肿胀不消等疾病，辨证以神倦、面色㿠白、畏寒喜温、大便溏、舌淡等中阳虚诸症而为使用之依据。

【应用要点】

1. 抓主症 ①中焦阳虚表现，如腹满、时腹自痛、食不下、四肢厥冷、面色无华、舌质淡。②寒湿内盛见症，如呕吐、多唾、下利等症。一般病程较长，患者处于祛邪无力状态。

2. 明病机 本方证以中焦阳虚，寒湿内盛为其主要病机。

第三节 大建中汤

【组成用法】

蜀椒二合（去汗） 干姜四两 人参二两

上三味，以水四升，去滓，内胶饴一升，微火煎取一升半，分温再服；如一炊顷，可饮粥二升，后更服，当一日食糜，温覆之。

【主治方义】 用于脾胃虚寒的腹满痛证（十·14）。

方中蜀椒、干姜温中散寒，人参、饴糖温补脾胃，诸药合用，大建中气，使中阳得运，则阴寒自散。为增强药效，温补中焦之气，故方后强调：如一炊顷，可饮粥二升，后更服，当一日食糜，温覆之。

【类证辨析】 见"理中汤"一节。

【临床应用】

1.内科疾病 本方可治疗休息痢、胃溃疡、胃下垂、胆绞痛、功能性便秘、梅尼埃病等。

2.外科疾病 本方治疗肠梗阻、腹股沟斜疝等病，辨证属脾胃阳虚，推动无力。

3.其他疾病 本方治疗多发性大动脉炎、睾丸鞘膜积水等病，以脘腹疼痛、畏寒怕冷等脾胃阳虚症状为使用依据。

【应用要点】

1.抓主症 ①脾胃阳虚表现：身体瘦弱，乏力，畏寒怕冷，腹壁薄弱，弛缓，有皱纹，可望及肠形，舌淡，脉沉迟。②阴寒内盛表现：腹冷痛，痛势剧烈，得热则舒，呕吐，四肢厥冷等。

2.明病机 本方证以脾胃阳虚，阴寒内盛为其主要病机。

第四节 吴茱萸汤

【组成用法】

> 吴茱萸一升（洗） 人参三两 生姜六两（切） 大枣十二枚（擘）

上四味，以水七升，煮取二升，去滓，温服七合，日三服。

【主治方义】 ①用于胃阳虚衰，食谷欲呕证（243）。②用于肝寒犯胃，浊阴上逆证（378，十七·8，十七·9）。③用于少阴吐利，手足逆冷，烦躁欲死（309）。

方中吴茱萸味辛而苦，性燥热，既有温胃散寒，开郁化滞之功，又具下气降浊之用，所以作为本方君药。人参大补元气，兼能益阴，用为臣药，补胃之虚。生姜温胃散寒，大枣益气滋脾，以助君臣药温胃补虚，姜、枣相合，还能调和营卫，皆是佐药之义。如此配伍，共奏温中补虚，消阴扶阳之功，使逆气平，呕吐止，余证亦除。

【类证辨析】 本方证中有吐利、手足逆冷，与四逆汤证相似，但四逆汤证是阴盛阳亡，阳虚的程度重，且厥冷上以过肘，下以过膝；而本方证阳虚寒盛，涉及脏腑肝胃虚寒，阳虚程度比四逆汤证轻，仅手足厥冷，另外尚有肝寒上逆之胸满、头痛、眩晕、呕吐、脉沉弦等。临证应当详辨。

【临床应用】

（一）古代应用

《肘后备急方》：治人食毕，噫醋及醋心。

《兰室秘藏》：厥阴头项痛，或吐痰沫，厥冷，其脉浮缓。

《圣济总录》：人参汤（即本方），治心痛。

《医方集解》：治肝气上逆，呕涎头痛，加附子治寒疝腰痛牵及睾丸，尺脉沉迟。

《伤寒论浅注》：噎膈反胃。

（二）现代应用

1. 内科疾病

（1）消化系统疾病：本方加乌贼骨、半夏、肉桂，治疗胆汁反流性胃炎，症见胃脘胀闷、疼痛连胁、嗳气、恶心。本方加焦白术、赤白芍、防风、陈皮等，治疗非特异性溃疡性结肠炎。还治疗浅表性胃炎。

（2）呼吸系统疾病：本方治疗慢性支气管炎、肺气肿。

（3）心血管系统疾病：本方加丹参可治疗心绞痛，症见胸闷、胸痛、心悸、神疲气短、咳痰、形寒肢冷。还治疗高血压，症见巅顶部头痛，并时作干呕、吐涎沫，或口中黏腻、多唾不爽，或胸膈满闷、胃脘痞塞、吞酸嘈杂、口淡乏味、饮食不馨、面色晦滞无华、舌淡、苔白滑、脉沉弦滑，或细滑或沉迟等，部分患者血压增高时，还出现手足不温、心中烦躁等。

（4）神经系统疾病：本方治疗梅尼埃病，症见头晕目眩、耳鸣、恶心欲吐、头顶发凉、时吐涎沫、四肢逆冷、细弦，辨属肝寒犯胃、浊阴上逆，用本方加半夏疗效满意。治疗三叉神经痛，辨属厥阴受寒、浊阴上犯者。还治疗神经官能症，其表现复杂，多见疲劳、易激怒、头痛、失眠、注意力不集中等，认为本病与肝脾不和、失于条畅有关,本方可调理肝脾、开郁醒络,疗效确切。

2. 妇产科疾病 本方治疗妇科痛经、恶阻、带下病、产后自汗等。

3. 男科疾病 本方治疗阳痿阴缩,伴见少腹阴器隐痛、舌淡红、苔薄白、脉沉缓而弱,辨属肝经虚寒、肾精亏虚,以本方加枸杞子、鹿角胶、肉桂、附子、暖肝散寒、补益精气,治疗有效。

【应用要点】

1. 抓主症 胃中虚寒及肝寒犯胃表现相互兼见为辨证要点:胸膈满闷、胃脘疼、呕吐清水、手足厥冷、烦躁欲死、下利、巅顶头痛、舌淡、脉沉弦等。

2. 明病机 胃中虚寒、浊阴上逆为其主要病机,并兼肝寒犯胃。

第十五章　附子汤类方

仲景在《伤寒论》和《金匮要略》中创立了以附子为首的许多方剂，《伤寒杂病论》中有 32 首方剂不同程度地运用了附子，如祛湿止痛的桂枝附子汤、桂枝附子去桂加白术汤、甘草附子汤、附子汤；温阳化气行水的真武汤；功专缓急、止痛扶阳的芍药甘草附子汤；祛寒除湿的寒疝良方附子粳米汤、赤丸、大乌头煎、乌头桂枝汤；疗寒湿历节的乌头汤、《近效方》术附汤；疗阳虚失精的天雄散；疗大实寒胸痹的九痛丸等，皆以附子温阳为先导，取其大辛大热之性以和调阴阳。归其病由，则不出虚实两端，实乃风、寒、湿邪三气杂至，痹阻于肌肉、关节，即发为外湿；虚乃气血阴阳不足，风寒湿乘虚而入，停于上焦、中焦或下焦，气血因而胶着不畅，不通则痛。

第一节　真武汤

【组成用法】

> 茯苓　芍药　生姜各三两（切）　白术二两
>
> 附子一枚（炮，去皮，破八片）

上五味，以水八升，煮取三升，去滓。温服七合，日三服。若咳者，加五味子半升，细辛、干姜各一两；若小便利者，去茯苓；若下利者，去芍药，加干姜一两；若呕者，去附子加生姜，足前成半斤。

【主治方义】　本方温阳散寒，化气行水，主治：①脾肾阳虚，水气内停所致的小便不利、四肢沉重疼痛、腹痛、下利，其人或咳，或小便利，或呕，或肢体水肿，苔白不渴，脉沉（316）。②太阳病，发汗，汗出不解，其人仍发热、心下悸、头眩、身瞤动、振振欲擗地（82）。

方中以大辛大热的附子为君药，温肾助阳，化气行水，兼暖脾土；茯苓甘淡渗利，健脾渗湿以利水；生姜辛温而散，既助附子以温阳祛寒，又伍茯苓以散水气；白术健脾燥湿，以扶脾之运化；芍药利小便，敛阴缓急止腹痛。《神农本草经》曾言：芍药"主邪气腹痛……利小便"，将其佐入大队温阳利水药中，其寒性减而利水之功存，有"泄肝木以疏水"之用。

【类证辨析】 真武汤证与苓桂术甘汤证均属阳虚水停之证。但苓桂术甘汤证属脾阳虚，水停中焦，以腹满、心悸、头眩为主症；真武汤证则属脾肾阳虚，水邪泛滥，以脉沉、水肿、小便不利为主症。

【临床应用】

（一）古代应用

《奇效良方》：治伤寒数日已后，发热腹痛，头目昏沉，大便自利，小便或利，或涩，或呕，或咳，或已经汗不解，仍复发热，心下松悸，头目眩晕，皆由渴后饮水停留中脘所致，并皆治之。

《伤寒全生集》：凡伤寒四五日，腹痛，小便自利，四肢沉重，疼痛下利者，此有水也，真武汤主之。

《王氏易简方》：此药不唯阴证伤寒可服，若虚劳憎寒壮热，咳嗽下利，皆宜服之，因易名固阳汤，增损一如前法。

《仁斋直指方》：治少阴水饮与里寒合而作嗽，腹痛下利，本方加干姜、细辛、五味子，凡年高气弱久嗽通用。

（二）现代应用

1. 内科疾病

（1）心脑血管疾病：本方治疗慢性充血性心力衰竭，若肺部感染、肺淤血、充血性肝肿大、高度水肿者，提示有肺气壅塞，不能宣降，宜以真武汤为主方，配合麻黄杏仁甘草石膏汤、越婢汤，以及鱼腥草、黄芩、前胡、陈皮、半夏等药。有高度水肿，甚至出现胸腔积液或腹水者，选用五苓散、车前子、防己等；若患者出现发绀、舌质暗，或有瘀点瘀斑者，宜用活血化瘀药，如血府逐瘀汤、膈下逐瘀汤等；出现心肺阴虚而见少气、干咳、虚烦而悸，舌红少津者，在真武汤的基础上，配用养阴药，如生脉散、一贯煎类方药。

（2）泌尿系统疾病：本方治疗慢性肾炎、肾病综合征、肾衰竭，能消肿、消除蛋白尿，促进肾功能恢复。本方治疗慢性肾衰竭，症见恶心、呕吐、腹胀满、头晕、腰膝酸重、小便色黄量少、全身凹陷性水肿（下肢尤甚）。本方治疗糖尿病肾病，症见口渴多饮、神疲乏力、纳呆呕恶、恶寒肢冷、腰膝怕冷、夜尿频多、小便少、脉细，以真武汤加泽泻、猪苓、玉米须、丹参、大黄、党参、灵芝。

（3）发热性疾病：本方治疗阳虚发热，症见间断性发热、关节痛、周身水肿、发热而喜衣被、阵阵肌肉跳动、腹胀时痛、手足欠温、神疲头晕、口干不欲饮、大便溏、小便少、舌淡红体胖质润、舌苔腻而黄、脉滑数沉取无力，辨为阳虚水泛而发热，真武汤疗效突出。

（4）神经系统疾病：本方治疗梅尼埃病，证属肾阳虚衰、水气上凌清窍，伴眩晕剧烈、呕吐痰涎、胃寒气逆者，常加半夏、十姜、代赭石以温胃降逆止呕；心悸、气短，气阴不足者，常加人参、麦门冬、五味子以补心益气、养阴生津；自汗不止、表虚不固者，常加黄芪、防风、党参以益气固表止汗；舌质暗有瘀斑、气滞血瘀者，常加当归、川芎、红花，以行气活血祛瘀。

2.妇产科疾病 本方治疗崩漏，症见面色㿠白、面浮睑肿、心悸气短、头晕乏力、语声低微、形寒肢冷、腰膝酸软、纳呆便溏、脉沉微小，证属脾肾阳虚、冲任不固，用本方加炮姜、黄芪、艾叶炭、血余炭、仙鹤草、三七、阿胶。亦可用本方治疗不孕症，证属肾阳虚衰、冲任失调者。

3.外科疾病 本方治疗疔毒，此种疔毒多由肾阳不足，不能温化水湿所致，可见创面污黑，多痒少痛，疔周扪之坚硬、流水无脓；或剧痛难忍、舌白多津；继而患部由痒变为剧痛、流水无脓、脉弦紧。亦可治疗术后伤口不愈，证属阳虚不能温化水湿，导致寒湿侵袭，故伤口久不能愈，可见伤口晦暗、淡而不泽、无红肿、脓水清稀，入夜加重，四肢发凉，舌淡，脉沉无力。疗效满意。

4.其他疾病 本方根据辨证适当加减变通，还可广泛用于脾肾阳虚所致的许多疾病，如肺心病、风湿性心脏病、胃肠病等，尤其适宜各种病因导致的阳虚水肿。

【应用要点】

（1）本方是为脾肾阳虚，水湿内盛之证而设，其见症当有手足不温，畏寒不渴，舌苔白滑，脉沉迟或沉弱等。

（2）本方中用生姜而不用干姜者，因此病非但阳虚，而更"有水气"。生姜辛温而散，有温散水饮之功。而干姜辛热，虽温阳力强，但无散水之用。

若阳虚寒盛者，亦可加干姜，如方后注"若下利者，去芍药加干姜"，即是此理。

（3）本方附子含有乌头碱、次乌头碱等。乌头碱有强心作用，若中毒则心律不齐，最后导致心脏麻痹而死亡。故附子用量不可过大，一般须用炮制品。但久病阳虚患者，对附子的耐受量较大，临证时可酌情从小量开始，逐步加大剂量（以不中毒为度），方能奏效。

第二节　附子汤

【组成用法】

> 附子二枚（炮，去皮，破八片）　茯苓三两　人参二两
> 白术四两　芍药三两

上五味，以水八升，煮取三升，去滓。温服一升，日三服。

【主治方义】　本方温补元阳，祛除寒湿。主治：①背恶寒，手足寒，身体痛，骨节痛，口不渴，舌淡苔白滑，脉沉（304，305）。②妇人怀胎至六七月时，腹胀腹痛，恶寒或发热，少腹发冷犹如风扇，脉弦（二十·3）。

方中以附子温真阳之本，人参回生气之源，白术、茯苓健脾利湿，芍药和血。为治少阴病阳虚，寒湿凝滞之剂。

【类证辨析】　本方与真武汤相比，药物只差一味。本方倍附子、白术，加人参，去生姜，意在温补元阳而祛寒湿，主治阳虚寒邪内侵所致的身体骨节疼痛等症；真武汤用生姜，不用人参，意在温散以祛水气，主治阳虚水气内停所致的水肿等症。

【临床应用】

（一）古代应用

《备急千金要方》：附子汤（本方加桂心、甘草），治湿痹缓风，身体疼痛如欲折，肉如锥刺刀割。

（二）现代应用

1. 内科疾病

（1）风湿免疫疾病：本方治疗风湿性关节炎、类风湿性关节炎之骨节疼痛，属阳虚寒盛者。上肢重加桂枝；湿重者加薏苡仁，重用白术；寒盛者重用炮附子。类风湿性关节炎，可加黄芪、乳香、没药等益气化瘀之品。

（2）泌尿系统疾病：本方加覆盆子、桑螵蛸，可治疗泌尿系统疾病，症见气短神疲、腰酸肢冷、纳少乏力、尿后余沥不尽、自汗、苔灰黑、脉沉细紧，辨为肾阳亏虚、固摄失司之证，有效。

2.妇产科疾病　本方加味可治疗虚寒性早产；妊娠腹痛，证属阳虚寒盛者。还治疗脾肾阳虚、寒湿内蕴之带下病。

3.其他疾病　本方加味可治疗元阳衰惫，心阳不振之怔忡证及胸痹、内耳眩晕证；脾肾阳虚，气机不运，水气凝聚而成水肿；老年增生性脊柱炎；还有用本方治疗冠心病突发心绞痛，症见面色青黄、四肢发凉、指端青紫、汗出不止、其背恶寒、舌淡苔白、脉沉细等。

【应用要点】

1.抓主症　身体骨节疼痛，畏寒肢冷。

2.明病机　寒湿凝滞筋骨关节。

第三节　桂枝附子汤

【组成用法】

> 桂枝四两（去皮）　附子三枚（炮，去皮，破）　生姜三两（切）
> 大枣十二枚（擘）　甘草二两（炙）

上五味，以水六升，煮取二升，去滓，分温三服。

【主治方义】　本方温经散寒，祛风除湿。主治阳虚而风湿相抟所致的身体疼烦，不能自转侧，不呕不渴，舌质淡红，苔白润滑，脉浮虚而涩（174，二·23）。

方中桂枝祛在表之风，配附子之辛热行阳除湿，甘草、生姜、大枣和中，使风湿之邪得从外解。

【类证辨析】　柯韵伯《伤寒来苏集·伤寒附翼·太阳方总论》："桂枝附子汤，即桂枝去芍药加附子汤也。彼治下后脉促胸满而微恶寒，是病在半表，仍当以桂枝为君，加附子为佐。此风寒湿相合而抟在表，当从君君臣臣之制，则桂附并重可知。"

【临床应用】

（一）古代应用

《扁鹊心书》：治暑天中湿头痛、发热、恶寒、遍身疼痛、汗出。

《脉因证治》：治寒厥，心暴痛，脉气微弱。

（二）现代应用

1. 内科疾病

（1）消化系统疾病：本方加白术、茯苓、龙骨、赤石脂，治疗泄泻，症见食入即泻、完谷不化、形寒肢冷、舌淡苔白、脉沉弱，证属脾肾阳虚者。

（2）生殖系统疾病：本方治疗寒疝、阳痿早泄，症见左侧睾丸、大腿内侧牵及左腹股沟阵发性窜痛，着凉易发，有时日发数次，无外伤史，舌苔薄白，脉弦紧，断为寒疝，予桂枝附子汤加川乌、草乌，疗效满意。

（3）神经系统疾病：本方治疗坐骨神经痛，天气寒冷时疼痛加剧，入暮尤甚，步履艰难，伸缩困难，舌淡苔白，脉象细弱。证属风寒湿邪相合，痹着于肌肉，本方疗效满意。

2. 妇产科疾病　本方治疗产后痹痛者，症见全身关节酸楚、肌肉触痛者，风雨天痛甚，时时汗出，便溏尿少，舌淡苔白润，脉浮弦，重按无力。

3. 其他疾病　本方加炮川乌、细辛，治疗寒湿痹证，还治疗雷诺病、心动过缓、心痛、水肿等。

【应用要点】

1. 抓主症　身体疼痛而烦，活动不便，苔白滑。

2. 明病机　风湿相搏，寒阻筋脉。

第四节　桂枝附子去桂加白术汤

【组成用法】

> 附子三枚（炮，去皮，破）　　白术四两　　生姜三两（切）
> 甘草二两（炙）　　大枣十二枚（擘）

上五味，以水六升，煮取二升，去滓，分温三服。初一服，其人身如痹，半日许复服之，三服都尽，其人如冒状，勿怪。此以附、术，并走皮内，逐水气未得除，故使之耳，法当加桂四两。此本一方二法，以大便硬，小便自利，去桂也；以大便不硬，小便不利，当加桂。附子三枚恐多也，虚弱家及产妇，宜减服之。

【主治方义】　本方温经散寒，健脾燥湿。主治身体疼烦，不能自转侧，不呕不渴，大便硬，小便自利，舌淡苔白润，脉缓无力或脉虚而涩（174，二·23）。

方中白术健脾燥湿，附子温经扶阳，炙甘草和中，姜、枣调和营卫。为风寒湿痹之偏于湿盛者立法。服大量附子，往往产生中毒现象，即所谓"如冒状"。但服后病势顿挫，有时反能迅速获愈。《尚书·说命》谓："若药不瞑眩，厥疾弗瘳。"殆即指此类情况而言。本论释为术附并走皮肉逐水气未得除所致，亦是说明与附子药效有关。

【临床应用】

（一）古代应用

《重订严氏济生方》：治中湿，脉细、自汗、体重。

（二）现代应用

本方多用于治疗痹证，症见周身肌肉疼痛，以腰背为甚，双下肢酸沉无力，有凹陷性水肿，恶风寒，舌淡苔白，脉濡缓。本方加味治疗证属肾阳亏虚、寒湿内盛的乳腺癌骨转移，胃脘发胀者加厚朴、陈皮、九香虫；不寐加酸枣仁、磁石、珍珠母；骨痛明显加延胡索、五灵脂、僵蚕；心烦易怒加当归、知母、黄柏，有良好疗效。

【应用要点】

1.抓主症　身体疼痛而烦，活动不便，大便干，苔白滑。

2.明病机　风湿相搏，寒阻筋脉。

第五节　甘草附子汤

【组成用法】

> 甘草二两（炙）　附子二枚（炮，去皮，破）　白术二两
> 桂枝四两（去皮）

上四味，以水六升，煮取三升，去滓，温服一升，日三服。初服得微汗而解，能食汗止复烦者，将服五合，恐一升多者，宜服六七合为始。

【主治方义】 本方温阳散寒，祛湿止痛。主治全身骨节疼痛而烦，屈伸不利，痛处拒按，恶风，短气，小便不利，或全身轻度水肿，舌淡苔白润，脉沉细或涩（175，二·24）。

"白术附子，顾里胜湿，桂枝甘草，顾表化风，独以甘草冠其名者，病深关节，义在缓而行之，徐徐救解也。"（王晋三《绛雪园古方选注·温剂》）

【类证辨析】 "此证较前条更重，且里已受伤，曷为反减去附子耶？前条风湿尚在外，在外者利其速去。此条风湿入里，入里者，妙在缓攻。仲景正恐附子多，则性猛且急，筋节之窍，未必骤开，风湿之邪，岂能托出，徒使汗大出，而邪不尽耳。君甘草也，欲其缓也，和中之力短，恋药之用长也，此仲景所以前条用附子三枚者，分三服，此条止二枚，初服五合，恐一升为多，宜服六七合，全是不欲尽剂之意。"（周扬俊《伤寒论三注·太阳下篇》）

【临床应用】

（一）古代应用

《外台秘要》：治风寒湿邪气流注关节，或风寒湿痹而表里阳气皆虚者。

《谢映庐医案》：得风湿病，遍身骨节疼痛，手不可触，近之则痛甚，微汗自出，小水不利，时当初夏，自汉返舟求治，见其身面手俱有微肿，且天气颇热，尚重裘不脱，脉象颇大，而气不相续。其戚友满座，问是何症？予曰：此风湿为病。渠曰：凡祛风利湿之药，服之多矣，不唯无益，而反增重。答曰：夫风本外邪，当从表治，但尊体表虚，何敢发汗！又湿本内邪，须从里治，而尊体里虚，岂敢利水乎！当遵仲景法，处甘草附子汤。一剂如神，服至三剂，诸款悉愈，可见古人之法，用之得当，灵应若此，学者可不求诸古哉。

（二）现代应用

1. **风湿免疫疾病** 本方治疗活动性风湿病，急性期重用桂枝，慢性期重用附子。还治疗类风湿性脊柱炎。

2. **神经系统疾病** 本方治疗阳虚寒湿阻络证型坐骨神经痛疗效满意。气虚加党参、黄芪，血虚加当归、白芍，血瘀加丹参、鸡血藤，痰阻加白芥子、杏仁，患肢屈伸不利加伸筋草、木瓜，痛剧加蜈蚣、全蝎。

3. **呼吸系统疾病** 本方治疗过敏性鼻炎、支气管哮喘。

4. **消化系统疾病** 本方可用于吐泻、便血等。

5. **泌尿系统疾病** 本方治疗慢性肾炎。

【应用要点】

1. **抓主症**　身体骨节疼痛，活动不便，恶风，小便不利，苔白滑。

2. **明病机**　风湿相搏，结滞关节。

第六节　乌头汤

【组成用法】

> 麻黄　芍药　黄芪各三两　甘草三两（炙）
>
> 川乌五枚（㕮咀，以蜜二升，煎取一升，即出乌头）

上五味，㕮咀四味，以水三升，煮取一升，去渣，内蜜煎中，更煎之，服七合。不知，尽服之。

【主治方义】　本方温散寒湿，通痹止痛。主治寒湿痹痛，关节剧痛，不可屈伸，畏寒喜热，舌苔白滑，脉沉弦或沉紧；脚气疼痛（五·10）。

"此治寒湿历节之正法也。寒湿之邪，非麻黄、乌头不能去，而病在筋节，又非如皮毛之邪，可一汗而散者。故以黄芪之补，白芍之收，甘草之缓，牵制二物，俾得深入而去留邪。"（尤在泾《金匮要略心典》）

由于川乌有大毒（不可"㕮咀"），故用蜜煎以解其毒性。全方相合，使寒湿之邪随微微汗出而解，邪气去而正气不伤。

【临床应用】

（一）古代应用

《眼科锦囊》：乌头汤（即本方），治雷头风。

（二）现代应用

1. **神经系统疾病**　乌头汤化裁治疗坐骨神经痛，用黄芪 30～60 克，桂枝 10 克，白芍 21 克，制川乌、制草乌各 6～12 克（均先煎），五加皮、续断、威灵仙各 15 克，大枣 4 枚。气、血、阳虚者分别重用黄芪、当归、白芍、附子，发冷者重用川乌、草乌，拘挛者重用白芍、甘草，加木瓜，湿邪明显加防己、羌活，顽痛不已加全虫、蜈蚣、地鳖虫，局部麻木加鸡血藤，疗效卓著。乌头汤加减，治疗坐骨神经炎。用制川乌 30 克（先煎 2 小时），黄芪、白芍各 15 克，桂枝、川芎、当归、川牛膝、炙甘草各 10 克，麻黄、红花各 6 克，蜈蚣 2 条。随症加减，疗效可靠。还治疗三叉神经痛、椎管狭窄症、眩晕等。

2.呼吸系统疾病 本方加白芥子、葶苈子可治疗咳喘，症见喘咳胸闷、不能平卧、头晕目眩、心悸、恶寒肢冷、背寒腰冷、夜尿频多、苔薄白、脉沉细而紧。证属阳虚寒饮内伏者，疗效颇佳。

3.其他疾病 本方加减可治疗变态反应性亚败血症、小儿风湿舞蹈病、阳缩、寒凝头痛、颈椎病、痛经、眩晕、腰腿痛等，疗效显著。

【应用要点】

1.抓主症 身体关节疼痛明显，关节畏寒明显，屈伸不利。

2.明病机 寒湿留滞筋骨关节，痹阻经脉，气血运行不畅。

乌头汤是治疗寒湿痹证的主方，乌头为方中主药。乌头毒性极强，因品种、采集时间、炮制、煎煮时间等不同，毒性差别很大，其主要成分为乌头碱、乌头次碱。中毒与否并不完全取决于剂量，而是与机体对药物的敏感性及服法等有关。如有的只服药酒 1～2 口或生药 1～2 片即中毒。而有的单用附子或乌头 120 克，久煎取汁口服，并无不良反应。其中毒症状可表现为流涎、恶心、呕吐、腹泻、头昏、眼花、口舌四肢及全身发麻、脉搏减少、呼吸困难、手足搐搦、神志不清、大小便失禁、血压及体温下降、心律失常，室性期前收缩，呈二联律，或出现多源频繁的室性期前收缩和窦房停搏等。因此，临床医家应用乌头制剂应当慎重，出现中毒反应，应给予及时救治。

第七节 乌头赤石脂丸

【组成用法】

蜀椒一两（一法二分） 乌头一分（炮） 附子半两（炮，一法一分） 干姜一两（一法一分） 赤石脂一两（一法二分）

上五味，末之，蜜丸如桐子大，先食服一丸，日三服。不知，稍加服。

【主治方义】 本方温阳祛寒止痛。主治心痛彻背，背痛彻心（九·9），或胃脘痛，痛势剧烈而无休止，四肢厥冷，面色苍白，口唇青紫，舌质淡胖而黯，苔薄白或白腻，脉沉弦甚则脉微绝。

方中乌、附、椒、姜，一派大辛大热，别无他顾，峻逐阴邪而已。恐过于大散大开，故复佐赤石脂以固涩而收阳气。

【临床应用】

（一）古代应用

《外台秘要》：此方丹阳有隐士出山，云得华佗法……。若久心痛，每旦服三丸，稍加至十丸，尽一剂，遂终身不发。

《寿世保元》：桂附丸，西园公屡验（即本方加官桂，蜜丸如梧子大）。

（二）现代应用

1. 内科疾病

（1）心脑血管系统疾病：本方加减可治疗冠心病心肌梗死，症见心痛彻背、背痛彻心、面色发绀、汗出肢冷、舌质紫暗、脉沉细，用炮乌头5克，炮附子10克，川椒3克，干姜5克，赤石脂10克，红参10克，苏木10克。还治疗偏头痛、胸痹等。

（2）消化系统疾病：乌头赤石脂丸加良姜、广木香，治疗胃脘绞痛，牵引胸背，呕吐清水，畏寒肢冷。还治疗阴寒腹痛、阴寒下利、溃疡出血等。

2. 皮肤科疾病　本方加减可治疗荨麻疹，时发时止十余年，全身瘙痒，怕冷，遇冷即发作。

【应用要点】

1. 抓主症　心胸部疼痛，牵引背部，面色晦暗，四肢厥冷，冷汗出。

2. 明病机　阴寒痼结，阳气痹阻，心脉不畅。

第八节　附子粳米汤

【组成用法】

> 附子一枚（炮）　半夏半升　甘草一两　大枣十枚　粳米半升

上五味，以水八升，煮米熟，汤成，去滓，温服一升，日三服。

【主治方义】　本方温阳散寒，化饮降逆。主治腹中寒气，雷鸣切痛，胸胁逆满，呕吐（十·10）。

方中附子温通三焦以散阴寒，半夏降逆以止呕吐，粳米、甘草、大枣以扶助胃气。

【临床应用】

（一）古代应用

《备急千金要方》：霍乱四逆，吐少呕多者。

《外台秘要》：加川椒、干姜主寒疝气，心痛如刺，绕脐腹中尽痛，自汗出欲绝。

《三因极一病证方论》：附子粳米汤治忧怒相乘，神志不守，思虑兼并，扰乱脏气，不主传导，使诸阳不舒，反顺为逆，中寒气胀，肠鸣切痛，胸胁逆满，呕吐不食（于本方加干姜）。

《小品方》：解急蜀椒汤（本方加蜀椒、干姜），主寒疝气心痛如刺，绕脐腹中尽痛，白汗出，困急欲死者。方后云：疗心腹痛困急欲死，解急逐寒，上下痛良。

《证治要诀》：若胃寒甚，服药而翻者，宜附子粳米汤加丁香十粒、砂仁半钱。大便秘者，更加枳壳半钱。……若胃中寒甚，呃逆不已，或复呕吐，轻剂不能取效，宜附子粳米汤加炒川椒、丁香，每服各三十五粒。

（二）现代应用

1. 内科疾病　本方治疗虚寒腹痛。

2. 妇产科疾病　本方治疗产后腹痛，症见脐腹绞痛、便秘、呕吐、舌淡白、脉细无力，辨为肠胃虚寒、阴寒内结，以本方加红参、大黄，疗效满意。本方治疗妊娠呕吐，症见孕后呕吐频繁、思热饮、得食则吐、舌淡胖、脉滑细弱，证属脾肾阳虚、寒气上逆，以本方加茯苓、肉桂，疗效突出。还治疗经行腹泻、习惯性流产等。

3. 儿科疾病　本方治疗小儿寒饮腹痛，症见腹痛、时作时止、四肢欠温、腹中咕咕如响水声、口吐清涎、舌淡、苔白中部稍厚、脉弦缓，证属寒饮腹痛者。

【应用要点】

1. 抓主症　肠鸣，腹痛如割，胸胁满闷，呕吐。

2. 明病机　脾胃阳虚，阴寒水饮上逆。

第九节　赤丸

【组成用法】

> 茯苓四两　半夏四两（洗，一方用桂）　乌头二两（炮）
> 细辛一两（《千金》作人参）

上四味，末之，内真朱为色，炼蜜丸如麻子大，先食酒饮下三丸，日再夜一服；不知，稍增之，以知为度。

【主治方义】　本方散寒止痛，蠲饮降逆。主治寒气厥逆（十·16），腹痛剧烈，少腹拘急，手足厥冷，心动悸，恶心欲吐，舌淡，苔白滑，脉弦。

方中"茯苓、半夏降其逆；乌头、细辛散其寒；真朱体重色正，内之以破阴去逆也"。（尤在泾《金匮要略心典》）

【临床应用】

1.内科疾病　本方加味可治疗胸痹，症见胸部憋闷、疼痛，甚者胸痛彻背，短气，喘息不得卧，证属阳虚寒凝者。

2.妇产科疾病　本方治疗痛经，以行经前后或经期小腹疼痛为主症，证属阳虚阴盛、寒湿内阻胞宫、经行不畅所致，以本方加干姜、桂枝、红花治疗，疗效颇佳。

3.外科疾病　本方加干姜、红参、炙甘草治疗脱疽，证属寒凝脉络、气血阻滞者。

【应用要点】

（1）有日本学者认为赤丸适用于全身型厥逆、内有阴气凝结、脉多有力的冷症。

（2）赤丸的应用，有三点需要探讨：一是，方中乌头与半夏属于用药禁忌"十八反"之一。是否仲景用药不当甚至失误呢？不是。须知汉代尚无"十八反"之说，此说始于唐代之后。虽有"十八反"之禁忌，但古代医家犯"禁忌"者并不少，现代亦有不少学者撰文对"十八反"提出质疑，有的亲尝"十八反"之药，有的对"十八反"进行了实验研究。总体来说，对"十八反"不能一概而论，反与不反，与剂型、用量、配伍、服法等诸多方面均有关系。用的巧妙，有相反相成之功；用之不当，轻者致误，重者害命！二是，方中用到细辛，素有"细辛不过钱"之说。所谓不过钱，指的是"若单用末，不可过一钱，多则气闭塞不通者死"（《本草纲目》引《本草别说》语）。赤丸虽非单用细辛，但用末为丸，故剂量较小，若汤剂复方，仲景尝用三两细辛，大大超过一钱之戒。三是，方中乌头辛热有大毒，虽经炮制，剂量亦当慎用。

第十节　大乌头煎

【组成用法】

乌头大者五枚（熬去皮，不㕮咀）

上以水三升，煮取一升，去滓，内蜜二升，煎令水气尽，取二升，强人服七合，弱人服五合。不差，明日更服，不可一日再服。

【主治方义】　本方破积散寒止痛。主治寒疝绕脐痛，若发则白汗出，手足厥冷，其脉沉紧者（十·17）。

方取乌头一味，大辛大热，能温散沉寒痼冷，故宜于发作性的寒疝证。乌头有大毒，故明示"不㕮咀"。以蜜煎即能制乌头毒性，且能延长药效。方后云："强人服七合，弱人服五合。不差，明日更服，不可一日再服。"可知药性峻烈，服用宜慎，谨防过量中毒。

【临床应用】

（一）古代应用

治腹痛，白汗出，手足厥冷，脉沉弦者。

（二）现代应用

1. 内科疾病

（1）消化系统疾病：本方治疗胃肠神经症，症见腹痛频作，痛无定位，多在脐周一带，喜温可按，痛甚大汗出，舌质淡，苔薄腻而滑，脉沉弦，证属寒气内结、阳气不运者。

（2）风湿免疫疾病：本方治疗风湿性关节炎、类风湿性关节炎、大关节病、创伤性关节炎等。制川乌、制草乌为主组方，治疗类风湿关节炎，疗效颇佳。

2. 外科疾病　本方治疗外科阴证，如脱疽、附骨疽、龟背流痰、瘘管等，可获良效。

【应用要点】

1. 抓主症　腹中绞痛，四肢厥逆，冷汗出，脉沉弦。

2.明病机 阴寒内结，寒气极盛。

第十一节　乌头桂枝汤

【组成用法】

> 乌头

上一味，以蜜二斤，煎减半，去滓，以桂枝汤五合解之，令得一升后，初服二合；不知，即服三合；又不知，复加至五合。其知者，如醉状，得吐者为中病。

> 桂枝汤方：桂枝三两（去皮）　芍药三两　甘草二两（炙）
> 生姜三两，切　大枣十二枚

上五味，锉，以水七升，微火煮取三升，去滓。

【主治方义】　本方表里兼治。主治腹中疼痛，手足逆冷，冷甚则手足麻痹不仁，身体疼痛，脉沉细弦（十·19）。

此为乌头煎证而有身疼痛之表证，故合桂枝汤。寒疝剧证，因感寒引发者，大抵宜此方。

【类证辨析】　乌头煎证与乌头桂枝汤证同为寒疝，但前者是寒盛于里，见寒疝绕脐痛、发则出冷汗、手足厥冷、脉沉弦。后者乃表里俱寒，阳气被阻，除腹中痛，手足逆冷外，又有身疼痛等表证。

【临床应用】

（一）古代应用

《三因极一病证方论》：治风寒疝，腹中痛，逆冷，手足不仁，身体疼痛……及贼风入腹，攻刺五脏，拘急不得转侧，发作叫呼，阴缩。

（二）现代应用

1.内科疾病

（1）发热性疾病：本方治疗变应性亚急性败血症引起的高热，证属寒凉太过，冰伏其邪者。

（2）风湿免疫疾病：本方治疗风湿性关节炎，症见周身关节疼痛剧烈，活动功能障碍，上肢举不过肩，下肢难以屈伸，行路不便、腿肿，甚为痛苦。舌质暗红、苔白而厚，脉沉而濡。病机为寒湿邪气凝滞、日久不化，周身气血为之壅塞，以乌头桂枝汤，疗效满意。还可以用于治疗强直性脊柱炎。

2. 外科疾病　本方治疗寒疝，症见面色青黑，神采困惫，舌白多津，喜暖畏寒，睾丸肿硬剧痛、牵引少腹，发作则小便带白，左睾丸偏大、肿硬下垂，少腹常冷，阴囊汗多，四肢逆冷，脉象沉弦，此乃阴寒凝聚，治宜温经散寒，以乌头桂枝汤合当归生姜羊肉汤治疗。

【应用要点】

1. 抓主症　腹中疼痛，手足逆冷，畏寒喜温，头痛，身痛，手足麻木不仁。

2. 明病机　阴寒内盛，阳虚失运。

第十二节　《近效方》术附汤

【组成用法】

白术二两　甘草一两（炙）　附子一枚半（炮、去皮）

上三味，锉，每五钱匕，姜五片，枣一枚。水盏半，煎七分，去滓，温服。

【主治方义】　本方暖肌补中，益精气。主治风虚头重眩，苦极，不知食味（五·附方）。

"附子暖其水脏，白术、甘草暖其土脏，水土一暖，犹之冬月井中水土既暖，阳和之气可以立复，而浊阴之气不驱自下矣。"（徐彬《金匮要略论注》）

【临床应用】

1. 神经系统疾病　本方治疗眩晕，症见眩晕，发作时，唯静卧而已，稍动则如坐舟中，甚则失去知觉，恶寒，脉沉微，舌白而淡，证属脾肾阳虚所致，疗效显著。还治疗自汗，症见自汗、汗黏味腥，头晕目眩，心悸气短，便溏，脉大无伦，证属阴盛格阳，投以本方，疗效可靠。

2. 呼吸系统疾病　本方加麻黄、杏仁，治疗痰喘，症见咳喘痰多、心悸气短、咳吐不止、大便溏泻、四肢清冷、舌淡无苔、脉细数，证属脾湿肾寒、肺气不张者。

【应用要点】

1. 抓主症 日久体虚，恶寒，身体沉重，疼痛，疲乏无力。

2. 明病机 阳虚寒湿在表。

第十三节　天雄散

【组成用法】

> 天雄三两（炮）　白术八两　桂枝六两　龙骨三两

上四味，杵为散，酒服半钱匕，日三服，不知，稍增之。

【主治方义】　本方温补中阳，收涩肾精。主治遗精，早泄，阳痿，腰膝冷痛乏力，脉微细（六·附方）。

陈修园《金匮方歌括》："方中白术入脾以纳谷，以精生于谷也；桂枝入膀胱以化气，以精生于气也；龙骨……以精归肾……深得《难经》所谓损其肾者益其精之旨。然天雄不可得，可以附子代之，断不可泥于小家天雄主上附子主下之分。"

【临床应用】

1. 内科疾病　本方加辛夷、白芍、甘草为基础方可治疗过敏性鼻炎，以鼻塞鼻痒为主症，遇寒加重，流涕不止，喷嚏。气虚加党参、黄芪；鼻塞流涕严重加细辛、白芷、苍耳子，疗效颇佳。

2. 男科疾病

（1）遗精：症见无梦而遗，滑精，头昏乏力，腰膝酸软，形寒肢冷，腰、小腹及前阴不温，尿频，舌质淡胖，有齿痕，脉沉细弱，尺甚。证属肾阳虚损、精关不固，治宜温肾益气、涩精止遗。以天雄散加补骨脂、覆盆子、淫羊藿、芡实，治疗有效。

（2）阳痿：症见头昏身倦、腰膝酸软、畏寒、小腹不温、阴头寒、大便溏、小便频、舌淡、苔白、脉沉细弱，此为肾精亏虚、命门火衰，治宜温补下元，以天雄散加补骨脂、淫羊藿、肉苁蓉、巴戟天、枸杞有效。

【应用要点】

1. 抓主症 遗精，早泄，阳痿，腰膝冷痛乏力，脉微细。

2. 明病机 脾肾阳虚，精关失守。

第十四节　九痛丸

【组成用法】

> 附子三两（炮）　生狼牙一两（炙香）　巴豆一两（去皮心，熬，
> 研如脂）　人参　干姜　吴茱萸各一两

上六味，末之，炼蜜丸如桐子大，酒下。强人初服三丸，日三服；弱者二丸。兼治卒中恶，腹胀痛，口不能言；又治连年积冷，流注心胸痛，并冷冲上气；落马坠车血疾等，皆主之。忌口如常法。

【主治方义】　本方温补阳气，散寒止痛。主治九种心痛（九·附方），乃积冷邪气所致脘腹痛暴作，得温则痛减，恶寒喜暖，口和不渴，或喜热饮，或呕吐，四肢发冷，苔薄白，脉迟或紧。

方中附子、干姜、吴茱萸协力温阳散寒止痛，巴豆温通阳气，人参大补元气，狼牙于《备急千金要方》作狼毒，其苦辛，平，有毒，功能杀虫，破积聚，逐水祛痰。

【临床应用】　本方治疗胃脘部顽痛，疗效显著。取巴豆30克（炙香，研如脂或去油），另取炮黑附90克，生狼毒、干姜、吴茱萸各30克，党参60克，共研末，然后加入巴豆，炼蜜和丸如梧桐子大（约0.5克）。每次用酒或温开水送服，或嚼服1～2丸，每日3次。

【应用要点】

1.抓主症　脘腹痛暴作，得温痛减，恶寒喜暖，口和不渴，或喜热饮，或呕吐，四肢发冷，苔薄白，脉迟或紧。

2.明病机　阳虚阴盛，寒邪久积，流注心胸。

第十六章　大黄附子汤类方

温下方剂治法的论述,始见于《黄帝内经·素问》载"中满者,泻之于内""其实者,散而泻之"及"寒者热之"等。仲景所著《伤寒论》《金匮要略》书中首次出现温下方剂,分别为大黄附子汤、三物小白散(《外台》桔梗白散)、三物备急丸,以及巴豆、杏仁两药所组成之方,原书中并未对其命名,只载其可"通治飞尸鬼击病",后《肘后备急方》将其命名为"飞尸走马汤(《外台》走马汤)"。同时,仲景还提出温下方剂可治疗寒实结胸证。温下方剂的主治病证主要有寒实结胸证、寒凝胁痛及心腹痛三个方面。

第一节　大黄附子汤

【组成用法】

> 大黄三两　附子三枚(炮)　细辛二两

上三味,以水五升,煮取二升,分温三服;若强人煮取二升半,分温三服。服后如人行四五里,进一服。

【主治方义】　本方温阳散寒,通便止痛,主治冷积便秘所致的腹痛,便秘,或胁下偏痛,发热,脉紧弦(十·15),舌苔白腻。

方中"大黄苦寒,走而不守,得附子、细辛之大热,则寒性散而走泄之性存"(《金匮要略心典》)。三药合用,相反相成,共奏温下之功。

【类证辨析】　附子与细辛相配是仲景方中治疗寒邪伏于阴分的常用方法,如麻黄附子细辛汤中是与麻黄同用,意在助阳解表;本方是与苦寒泻下的大黄同用,重在制约大黄寒性,使之变为温下,故附子用至三枚,临证用药时当细心体会。

【临床应用】

(一)古代应用

《时方妙用》:腹痛连胁痛,脉弦紧,恶寒甚大便秘者。

《张氏医通》：治色瘅。因房事过伤，血蓄小腹而发黄，见身黄额上微黑，小便利，大便黑，小腹连腰下痛。大黄附子汤去细辛加肉桂。

《医学衷中参西录》：大黄附子细辛汤诚为开结良方……尝用治肠结腹痛者，甚效。

（二）现代应用

1. 消化系统疾病　本方治疗急腹症，证属里寒积聚者，宜本方合三物备急丸、温脾汤化裁；阴黄病加茵陈、白术、茯苓等；治结石用本方加金钱草、石苇等；肠痈，可于大黄牡丹汤加附子、红藤、败酱草等。本方治疗十二指肠球部溃疡，症见疼痛频繁、心痛彻背或连两胁、剧烈难忍，大便秘结，脉象沉紧者，使用本方可获良效。本方还治疗胆道蛔虫致胁下偏痛厥逆者、不全性肠梗阻、胆囊炎、胆石症、左侧尿路结石、慢性胰腺炎急性发作，及阑尾脓肿。

2. 泌尿、生殖系统疾病　本方加生龙骨、煅牡蛎、黄芪、桂枝、益母草、赤芍灌肠，治疗肾衰竭，取得良效。本方治疗慢性肾炎尿毒症伴发肾性高血压、脑病，还治疗睾丸肿痛。

【应用要点】

1. 抓主症　大便不通、腹胀腹痛、喜温恶寒。

2. 明病机　寒实内结、腑气不通。

第二节　三物小白散（《外台》桔梗白散）

【组成用法】

> 桔梗三分　巴豆一分（去皮心，熬黑，研如脂）　贝母三分

上三味，为散，内巴豆更于白中杵之，以白饮和服。强人半钱匕，羸者减之。病在膈上必吐，在膈下必利。不利，进热粥一杯；利过不止，进冷粥一杯。

【主治方义】　①用于寒实结胸，冷饮结于胸膈，而见胸胁或心下硬满疼痛等症（141）。可见畏寒喜暖、喘咳气逆、短气及大便不通等，舌淡苔白厚腻、脉沉迟。②用于肺痈，咳嗽，咯吐腥臭脓痰如米粥，胸部满闷，振寒高热，咽喉干燥，脉数（七·附方）。

本方为极峻之药，"君以巴豆，极辛极烈，攻寒逐水，斩关夺门，所到之处，无不破也；佐以贝母，开胸之结；使以桔梗，为之舟楫，载巴豆搜逐

胸邪，悉尽无余。膈上者必吐，膈下者必利。然唯知任毒以攻邪，不量强羸，鲜能善其后也，故羸者减之。不利进热粥，利过进冷粥，盖巴豆性热，得热则行，得冷则止。不用水而用粥者，借谷气以保胃也。"（吴谦等《医宗金鉴·订正伤寒论注》）

【临床应用】

（一）古代应用

《肘后备急方》：治腹中冷癖，水谷癥结，心下停痰，两胁痞满，按之鸣转，逆害饮食……又方：贝母二两，桔梗二两，矾石一两，巴豆一两（去皮心生用）。捣千杵，蜜和丸，如梧子，一服一丸，病后少少减服。

（二）现代应用

本方治疗胆道蛔虫病、流行性出血热、肺脓疡、咳喘，本方合《普济本事方》雄黄解毒丸加黄连，治疗白喉。

【应用要点】

1.抓主症 ①胸胁或心下硬满疼痛，畏寒喜暖，喘咳气逆、短气，大便不通，舌淡苔白厚腻、脉沉迟。②肺痈，咳嗽，咯吐腥臭脓痰如米粥，胸部满闷，振寒高热，咽喉干燥，脉数。

2.明病机 肺痈重症，热毒蕴脓，正气未虚。

第三节 《外台》走马汤

【组成用法】

> 巴豆二枚（去皮心，熬）　杏仁二枚

上二味，以绵缠捶令碎，热汤二合，捻取白汁，饮之，当下。老小量之。通治飞尸鬼击病。

【主治方义】 本方温通泻下。主治邪秽壅塞于肠胃所致的突发脘腹胀痛或绞痛，大便不通，或喘促急迫（十·附方）。

"巴豆极热大毒峻猛之剂，急攻其邪，佐杏仁以利肺与大肠之气，使邪从后阴一扫尽除，则病得愈。若缓须臾，正气不通，荣卫阴阳机息则死，是取通则不痛之义也。"（徐彬《金匮要略论注》）

【临床应用】

（一）古代应用

《外台秘要》：文仲疗卒得诸疝少腹及阴中相引绞痛，白汗出，欲死方。

《张文仲备急方》：治水蛊大腹动摇水声，皮肤色黑。即本方二味同炙黄捣丸，小豆大。以利为度，勿饮酒。

《三因极一病证方论》：治卒疝，无故心腹痛，阴缩，手足厥逆，并治飞尸鬼击。

（二）现代应用

本方多用于治疗消化系统疾病，如肠梗阻、胆道蛔虫病。

【应用要点】

1. 抓主症 心腹绞痛，胀满欲死，或绕脐剧痛，大便不通，面青，肢冷，汗出，脉伏。

2. 明病机 寒实闭结，腑实不通。

第四节　三物备急丸

【组成用法】

> 大黄一两　干姜一两　巴豆一两（去皮心，熬，外研如脂）

上药各须精新，先捣大黄、干姜为末，研巴豆内中，合治一千杵，用为散，蜜和丸亦佳，密器中贮之，莫令歇。主心腹诸卒暴百病，若中恶客忤，心腹胀满，卒痛如锥刺，气急口噤，停尸卒死者，以火煖水若酒，服大豆许三四丸；捧头起，灌令下咽，须臾当差；如未差，更与三丸，当腹中鸣，即吐下便差。若口噤，亦须折齿灌之。

【主治方义】《千金要方·卷十二》：仲景三物备急丸，司空裴秀为散用，治心腹诸卒暴百病方。（二十三·3）

本方攻逐寒积，开通壅塞。方中"巴豆辛热大毒，生用性急，开通水谷道路之闭塞，荡涤五脏六腑之阴霾，与大黄性味相畏，若同用之，泻人反缓"。（王晋三·《绛雪园古方选注》）又恐其阴脱，乃用干姜守住其脾，不使倾筐倒箧尽出无余，制方之妙，义精如此。

【临床应用】

（一）古代应用

《外台秘要》：又备急散，疗卒中恶，心痛胀满，欲吐。短气方：大黄二两，桂心四分，巴豆一分去皮熬研，右三味捣筛为散，取一钱匕以汤七合和服，当吐下即愈，甚妙。

《肘后备急方》：治大热行极，及食热饼，竟饮冷水过多，冲咽不即消，仍以发气呼吸喘息方：大黄、干姜、巴豆等分，末，服半钱匕，若得吐下即愈。

《太平圣惠方》：备急丸治霍乱心腹疞痛，冷气筑心，即本方。又治因食热饱，及饮冷水过多，上攻肺脏，喘急不已，即本方，用巴豆一分，余同。又治干霍乱心腹疞痛，气短急，四体闷……即本方（用干姜三分、人黄一两、巴豆三枚）加吴茱萸一两，右三药捣罗为末，入巴豆，令匀，炼蜜和捣一二百丸如梧桐子大，每服以粥饮下十五丸，须臾更以热茶投之，当吐利即差。

《全生指迷方》：若寒热如疟，不以时度，腹满膨亨，起则头晕，大便不通，或时腹痛，胸膈痞闷，此由宿谷停留不化，结于肠间，气道不舒，阴阳交乱，宜备急丸（即本方）。

《澹寮方》：曾有妇人热而大便秘，脉实，子死腹中，已致昏不知人，医用备急丸，胎下人活。

《经验良方》：三物备急丸，可治一切卒死等症，即本方三味共研末，米糊为丸，如胡椒大，每用三丸、五丸、七丸不等，须量病以酌多寡，白汤下，此方效验甚多，治风寒暑疫，久疟毒痢，痰厥心迷，一切卒死，及五积痞块，若治积块，须同补剂相间，并治暍证。

《备急千金要方》：于本方加桂心、滑石，右五味，末之，蜜丸三千杵，服如大豆二丸，神验无比，已死折齿灌之。主行诸气，宿食不消，饮实，中恶心腹痛如刺及疟。又云：治遁尸，心腹刺痛不可忍者方（本方去大黄加桂心），右三味，治下筛，以上酢和为泥，敷病上，干即易之。

《圣济总录》：治小儿木舌肿胀，满塞口中，三物备急丸。

（二）现代应用

本方多用于治疗消化系统疾病，如肠梗阻、顽固性便秘、食滞、胆囊炎、腹泻等。

【应用要点】

1.抓主症 猝然心腹胀痛，痛如锥刺，气急口噤，大便不通。

2.明病机 寒实积滞胃肠，气机痞塞不通。

第十七章 芍药归芎地黄阿胶类方

《难经·十二难》谓"血主濡之",为有形之物,润养五脏六腑,是构成和维持人体生命活动的基本物质之一。血盛则形盛,血衰则形萎,血败则形坏。熟地黄、当归、白芍、川芎、阿胶均为补血要药,熟地黄味甘,性微温,质润而腻,为滋阴补血之要药;当归甘温质润,长于补血,兼能活血;白芍酸甘质柔,归肝经、脾经,功擅养血敛阴,并可缓挛急而止腹痛;川芎辛散温通,上行头目,下行血海,为血中之气药,顺其血性而防血滞,长于活血行气,与当归相伍,则畅达血脉之力益彰;阿胶味甘、气平、微温,补血止血,养阴润肺,乃生阴之灵药。熟地黄、当归、川芎、白芍即四物汤,组方动静结合,刚柔相济,补血而不滞血,行血而不伤血,温而不燥,滋而不腻,被誉为补血调血之良方。《本草思辨录》曰:"阿胶为补血圣药,不论何经,悉其所任。味浓为阴,阿胶之味最浓,用必以补,不宜补者勿用。"故一切血证者,无论外伤瘀血作痛、妇人诸疾,还是其他内伤杂病,凡属营血虚滞之证,需补血养血、调血和血者,皆可以四物汤及阿胶为根本,随症施治,化裁配伍,灵活变通,师其法而不泥其方,临床应用必能屡获良效。

第一节 芍药甘草汤

【组成用法】

> 芍药 甘草各四两(炙)

上二味,以水三升,煮取一升五合,去滓,分温再服。

【主治方义】 原用于伤寒阴阳两虚之人感受外寒,以桂枝汤发汗解表后,阴液受损,筋脉失养而致的脚挛急证(29、30)。

方中芍药酸苦微寒,益阴养血,炙甘草甘温,补中缓急。二药合用,酸甘化阴,阴液恢复,筋脉得养,则脚挛急自伸。

【类证辨析】 芍药甘草汤证与桂枝加芍药汤证、小建中汤证都可治腹痛，以里虚为相同病机特点。然桂枝加芍药汤证为中阳不足，气滞不运，表现腹痛、腹胀满、腹肌拘挛等症；小建中汤证多为虚劳体质，气血不足，心脾两虚，中焦虚寒是其主要病机，以心中悸而烦、虚怯少气、腹中挛痛为主症，且腹表可见脐旁上下竖立如竹板绷急的腹肌。如从腹肌表现来看，芍药甘草汤证也可见腹肌挛急，但挛急程度较轻。

【临床运用】

（一）古代应用

《圣济总录》：（此方）治舌肿满塞口。

《医学心悟》：止腹痛如神，脉迟为寒加干姜，脉洪为热加黄连。

《古今医统大全》：治小儿热腹痛，小便不通及痘疹肚痛。

《魏氏家藏方》：六半汤（即芍药甘草汤加无灰酒少许再煎服），湿热脚气，不能行步。

（二）现代应用

1. 内科疾病

（1）各种痉挛性疾病：本方加桂枝、木瓜，治疗腓肠肌痉挛。本方加葛根、蝉蜕、知母，治疗面肌痉挛，证属肝血不足、筋脉失养、虚风内动所致者。本方加苍术、川朴花、藿香、砂仁、陈皮、生谷芽，治疗乙状结肠痉挛。本方加威灵仙、川厚朴、木香，治疗顽固性呃逆。本方加川椒、青皮、川楝子，治疗胆道痉挛。还治疗阴道痉挛、两臂痉挛、喉痉挛、气管痉挛、胃痉挛等。

（2）神经系统疾病：本方（白芍 50 克、炙甘草 30 克）加酸枣仁、木瓜，治疗三叉神经痛。本方加味治疗带状疱疹后遗神经痛、坐骨神经痛。

（3）消化系统疾病：本方加延胡索、川楝子、柴胡、木香，治疗急性水肿性胰腺炎。本方加地榆、黄连，治疗慢性十二指肠溃疡患者之胃脘痛伴隐血试验阳性者。本方加枳壳、火麻仁，治疗便秘。由于本方具有显著的缓急止痛功效，可分别用于胆石症、胆道蛔虫病、慢性胃炎等病而见脘腹疼痛者。

（4）泌尿生殖系统疾病：本方加味可治疗泌尿系结石，以白芍 20 克，炙甘草 10 克，并辨证加减。

2. 妇产科疾病 本方加味可治疗原发性痛经气滞血瘀型、寒凝血滞型，还治疗痛经、闭经、妊娠恶阻等。

3.其他疾病 本方加减可治疗心瓣膜疾病、顽固性呃逆、眼干燥症、颈性眩晕、重症肌无力、不安腿综合征等。

【应用要点】

1.抓主症 ①筋脉挛急证，全身各部位的筋脉表现挛急、疼痛症。②阴津不足证，如咽中干、心烦、舌少津、脉细略数等。

2.明病机 本方以阴津不足，筋脉失于濡养而挛急为基本病机。

第二节 芍药甘草附子汤

【组成用法】

芍药 甘草各三两（炙） 附子一枚（炮，去皮，破八片）

上三味，以水五升，煮取一升五合，去滓，分温三服。

【主治方义】 用于伤寒发汗不当，伤阳损阴所致的汗出恶寒，脚挛急等症（68）。该方主治病机为阴阳两虚。

方中芍药、甘草相配，酸甘化阴以益阴，善治脚挛急等筋脉拘急症；附子合甘草辛甘化阳，温阳走表，以治阳虚。

【类证辨析】 芍药甘草附子汤证与芍药甘草汤证相鉴别。芍药甘草汤证乃阴血亏虚所致，故症见咽干、心烦、脚挛急等症；而芍药甘草附子汤证乃阴阳两虚之证，除前证之脚挛急等阴虚证象外，尚可见恶寒、脉微细等。总之，二者病情均为虚损之象，此为其同，其异者，则在于有无阳虚征象。

【临床应用】

（一）古代应用

《张氏医通》：芍药甘草附子汤，治疮家发汗而成痉。

（二）现代应用

1.内科疾病

（1）消化系统疾病：本方加延胡索、干姜，治疗肠痉挛，症见腹痛喜暖、四肢不温、舌质淡白、脉沉细弱，辨属脾肾阳虚、寒湿阻滞。

（2）神经系统疾病：本方加减治疗坐骨神经痛，证属寒邪阻滞、筋脉失养者。

2.妇产科疾病　本方加吴茱萸、干姜、桂枝、小茴香治疗痛经，症见腹痛难忍、痛剧冷汗淋漓、舌淡红、苔白润，证属寒凝胞宫、血行不畅。

【应用要点】

1.抓主症　①阴虚证：四肢挛急、舌淡、脉细。②阳虚证：面色苍白、肢冷、怕风、苔白。

2.明病机　本方所治病机为阴阳两虚，多是先由阴虚而致阳虚。而阴虚的原因多由误汗、误下引起。故大量出汗、重症呕吐、泻泄损其津液是辨证的关键。

第二节　炙甘草汤

【组成用法】

> 甘草四两（炙）　　生姜三两（切）　　人参二两　　生地黄一斤
> 桂枝三两（去皮）　　阿胶二两　　麦门冬半升（去心）
> 麻仁半升　　大枣三十枚（擘）

上九味，以清酒七升，水八升，先煮八味取三升，去滓，内胶烊消尽，温服一升，日三服。一名复脉汤。

【主治方义】　原方主治伤寒心阴心阳俱虚的心动悸、脉结代证（177）。

方中以炙甘草为主药，养脾胃，补中气，以益气血生化之源，并有通经脉、利血气之功；人参、生地黄、阿胶、麦门冬、麻仁益气滋阴养血；生姜、大枣调和脾胃；桂枝温补心阳；清酒煎药，取其温通血脉。诸药合用有通阳复脉，滋阴补血之效，故名复脉汤。

【临床应用】

（一）古代应用

《备急千金要方》：治肺痿涎唾多，出血，心中温温液液者。

《张氏医通》：治酒色过度，虚劳少血，津液内耗，心火自炎，致令燥热乘肺，咯唾脓血，上气涎潮，其嗽连续不已者。

《温病条辨》：本方去桂枝、生姜、人参，加白芍。治温热病后期，邪热久留，阴液亏虚，症见身热面红，手足心热，口干舌燥，或神倦，舌质红，脉象虚大者。

（二）现代应用

1.内科疾病

（1）心血管系统疾病：本方治疗室性早搏、心绞痛、心房纤颤、病毒性心肌炎、克山病等有较好的疗效。

（2）消化系统疾病：本方对慢性胃炎、呃逆等病有较好的疗效。

（3）神经、精神疾病：本方治疗汗证，症见夜间盗汗、面色苍白、手足发凉、心悸气短、精神萎靡、小便清长、舌淡苔薄白、脉细弱，证属阳损及阴、心失所养，以本方温阳固卫、滋阴益气，疗效颇佳。本方加栀子、浮小麦，可治疗失眠。

（4）风湿免疫疾病：本方治疗干燥综合征，症见眼、口、阴部干燥，心悸失眠，脉细弱，疗效满意。

2.妇产科疾病 本方治疗功能性子宫出血、胎漏、恶露不绝、更年期综合征等病。

3.五官科疾病 本方加减可治疗青光眼、失明、视物变形、目干、视物不清等，获显效。

【应用要点】

1.抓主症 本方现代广泛用于治疗心脏疾患。①阴血虚证：心悸、失眠、脉结代、舌质瘦小等。②气阳虚证：倦怠、乏力、气短、神疲、舌淡、脉弱等。

2.明病机 气血不足，阴阳两虚是本证的基本病机。

第四节　当归四逆汤

【组成用法】

当归三两　桂枝三两（去皮）　芍药三两　细辛三两
甘草二两（炙）　通草二两　大枣二十五枚（擘，一法十二枚）

上七味，以水八升，煮取三升，去滓，温服一升，日三服。

【主治方义】 用于平素血虚，感受寒邪，寒性凝滞，致气血运行不利而出现的四肢厥寒，脉细欲绝证（351）。

本方即桂枝汤去生姜，加当归、细辛、通草。用桂枝、细辛通阳散寒，畅血行而温通血脉；当归、芍药养血和营；通草通利血脉关节；甘草、大枣补益中气；诸药伍用共奏温阳散寒、通利血脉之效。

【临床应用】

（一）古代应用

《备急千金要方》：独活汤，即本方去细辛、通草，加独活、生姜，桂枝改桂心。治妇人产后腹痛引腰痛拘急痛。

《脾胃论》：麻黄人参芍药汤，即本方去细辛、通草、大枣，加人参、麦门冬、麻黄、黄芪、五味子。治病人久虚，表有大寒，壅遏里热，火邪不得舒伸，而致吐血。

《医宗必读》：（患者）十年患疝，形容枯槁，士材视之，左胁有形，其大如臂，以热水握之沥沥有声，甚至上攻于心，闷绝良久……此经之所谓厥也，用当归四逆汤。

《伤寒六书》：咽喉闭塞，不可发汗，发汗则吐血，气欲绝，手足厥冷，欲得蜷卧，不能自温当归四逆汤。

（二）现代应用

1.内科疾病

（1）神经系统疾病：本方加川芎、蔓荆子、牡蛎、龙骨，治疗顽固性头痛。本方加川芎可治疗偏头痛，发作时伴畏寒肢冷、面色苍白、脉迟等虚寒征象。

（2）风湿免疫疾病：本方治疗雷诺病、系统性硬化症。

2.妇产科疾病 本方治疗痛经、闭经、白带增多、月经后期、阴缩、阴吹、不孕、子宫脱垂、癥瘕、产后阴肿、产后恶露等疾病。如对经期受凉淋雨，出现少腹冷、四肢欠温的痛经亦可使用。

3.外科疾病 本方加鹿角胶、川牛膝、鸡血藤、附子水煎内服，外用花椒、细辛、生姜煎水热浸，治疗血栓闭塞性脉管炎，属寒凝血滞者。

4.皮肤科疾病 本方加川芎、降香、鸡血藤、丹参、三七、熟附子、黄芪，治疗血栓闭塞性脉管炎。

5.骨伤科疾病 本方加木瓜、牛膝、伸筋草可治疗腰腿痛，还治疗腰椎间盘脱出、肥大性脊柱炎、关节炎、肩周炎、足跟痛、颈椎病。

【应用要点】

1.抓主症 主症为手足厥寒、麻木、青紫，脉细欲绝，恶寒，或腹中冷痛，或肩、腰、腿、足及其他部位冷痛，口淡，舌质淡，苔白滑。综上分析，应注意两证：①正虚证（血虚为主）；②寒凝证。

2. 明病机 本方主治病机为寒盛血虚，经脉痹阻。溯其病史多有受寒而正气不足，尤其血虚是发病的关键。

第五节 当归四逆加吴茱萸生姜汤

【组成用法】

> 当归三两　芍药三两　甘草二两（炙）　通草二两
>
> 桂枝三两（去皮）　细辛三两　生姜半斤（切）　吴茱萸二升
>
> 大枣二十五枚（擘）

上九味，以水六升，清酒六升和，煮取五升，去滓，温分五服。

【主治方义】 用于血虚寒厥兼内有久寒（352）。

本方以当归四逆汤加吴茱萸、生姜组成。内有久寒，以致腹中冷痛、呕吐涎沫等症，是由于寒邪凝滞、气机不利、胃失和降所致，加吴茱萸、生姜，苦辛温，以散寒温胃；加酒煎旨在助长其辛温之势，是针对久寒顽固而设。

【类证辨析】 本证与当归四逆汤证，皆属血虚寒凝所致，均有手足厥冷、脉细欲绝之脉证，但本证兼平素肝胃有寒，故尚有呕吐、下利、脘腹冷痛等寒证，不难鉴别。

【临床应用】

（一）古代应用

《证治要诀》：治阴癞大如斗，诸药不能效者，宜当归四逆汤加生姜、茱萸。

《肘后备急方》：治卒心痛方，吴茱萸二升，生姜四两，豉一升，酒六升，煮三升半，分三服。又载：治寒疝来去、每发绞痛方，吴茱萸三两，生姜四两，豉二合，酒四升，煮取二升，分为两服。

（二）现代应用

1. 内科疾病 本方加砂仁，治疗胸痹，症见胸闷痛、心烦眠差、疲倦乏力、四肢发凉、舌质淡、脉沉细，证属阳虚寒凝。

2. 妇产科疾病 本方加减治疗痛经、白带、子宫下垂、产后肢体麻木、腹痛、阴肿、泄泻等，证属血虚寒凝者，疗效可靠。本方加熟附子、小茴香、干姜，治疗缩阴证，辨其病机为肾虚肝寒。还治疗白带、月经后期。

3. 男科疾病 本方加附子可治疗阴寒外袭、肾阳受遏之阳痿。

4. 其他疾病 本方加减可治疗带状疱疹后神经痛、下肢冷痛、冻疮、寒冷性多形性红斑、胃脘痛、痹证等疾病。

【应用要点】

1. 抓主症 ①血虚证：面色无华、头晕心悸、舌淡、脉虚弱。②寒证：冷痛、冷麻、口不渴、苔白滑或润、遇风寒加重。③血凝证：皮肤红斑、青紫等。

2. 明病机 本方与当归四逆汤相比，偏于里寒，特别是肝胃虚寒为著。多用于内伤病的血虚寒凝，内有久寒者。

第六节　胶艾汤

【组成用法】

> 川芎　阿胶　甘草各二两　艾叶　当归各三两　芍药四两
> 干地黄六两

上七味，以水五升，清酒三升，合煮，取三升，去滓，内胶，令消尽，温服一升，日三服，不差更作。

【主治方义】 主治妇人冲任虚损，崩中漏下，月经过多，淋漓不止，或半产后下血不绝，或妊娠下血，腹中疼痛者（二十·4）。冲为血海，任主胞胎，冲任虚损，阴血不能内守，故可见上述诸症。治以补血止血，调经安胎。

方中阿胶补血止血；艾叶温经止血；二药又为调经安胎、治崩止漏的要药，共为君药。熟地黄、当归、芍药、川芎补血调经，并能活血调血，以防出血日久留瘀，共为臣佐药。甘草调和诸药。加入清酒助药力运行，亦防出血日久留瘀。

【类证辨析】 本方证与温经汤证比较，二者病机皆属女人冲任虚损，均有崩漏带下、月经不调等表现，但前者偏于血虚内寒，以胎动不安为主症，后者偏于血瘀内寒，以月经不调为主症。

【临床应用】

（一）古代应用

《备急千金要方》：治丈夫从高坠下伤五脏，微者唾血，甚者吐血，及金疮伤经崩中皆主之方……兼主女人产后崩伤下血过多，虚喘腹中绞痛，下血不止者。

《太平惠民和剂局方》：治劳伤气血，冲任虚损，月水过多，淋漓漏下，连日不断，脐腹疼痛，及妊娠将摄失宜，胎动不安，腹痛下坠，或劳伤胞络，胞阻漏血，腹痛闷乱，或因损动胎上冲心，奔冲短气，及因产乳，冲任虚损，不能约制经血，淋漓不断，延引日月渐成羸瘦。

《圣济总录》：阿胶散（即本方去芍药，不用清酒，加赤石脂、龙骨、黄芪、干姜），治妊娠胎动，有所下血，腹胁疼痛。

《妇人大全良方》：陈氏六物汤（即本方去甘草），治血痢不止，腹痛难忍。

（二）现代应用

1. 内科疾病

（1）消化系统疾病：本方随症加减可治疗胃及十二指肠溃疡合并出血。

（2）风湿免疫疾病：本方治疗过敏性紫癜，症见皮肤紫癜伴有关节肿痛，腹痛、便血，舌红少苔，脉细数，辨为阴虚火旺，热伤血络者，服用本方有效。

2. 妇产科疾病 本方加白术、桑寄生，治疗先兆流产和习惯性流产，效果良好。本方加炮姜、杜仲、棕榈炭、乌贼骨，治疗崩漏，疗效颇佳。本方加党参、黄芪、白术、仙鹤草、三七、贯众炭、乌梅等，治疗异位妊娠前期，疗效满意；本方加丹参、鳖甲、乳香、三棱、莪术等药，治疗异位妊娠后期。

【应用要点】

1. 抓主症 ①血虚证，见面色无华、心悸眩晕、舌质淡、脉沉无力等。②内寒证，见发凉、下腹知觉钝麻、疼痛、遇温症减等。③出血、血瘀证。总之，胶艾汤可用于诸种出血，尤以人女下半身出血为主，以寒证、贫血、瘀血的倾向，作为辨证要点。

2. 明病机 本方证为妇女三种下血证，虽然病因各有不同，但其病机均属冲任虚损，阴血不能内守所致。辨证时以血虚内寒为基本病机。

第七节　当归芍药散

【组成用法】

> 当归三两　芍药一斤　川芎半斤（一作三两）　茯苓四两
> 泽泻半斤　白术四两

上六味，杵为散，取方寸匕，酒和，日三服。

【主治方义】 用于妇人妊娠期间，腹中绵绵作痛证（二十·5）。

方中重用芍药，敛肝、和营、止痛，为主药；当归、川芎养血调肝；白术健脾燥湿；茯苓、泽泻淡渗利湿。诸药合之共收养元疏肝，健脾利湿之功。

【类证辨析】 当归芍药散证与胶艾汤证均系妊娠腹痛证，但胶艾汤证则属冲任亏损，血虚寒滞，以下血伴腹痛隐隐，喜温喜按为特征；当归芍药散证为肝脾不和，温阻血滞，故以腹痛绵绵，不甚剧烈，或腹痛隐隐，伴腹中拘急不适为特征。

【临床应用】

（一）古代应用

《三因极一病证方论》：治妊娠腹中绞痛，心下急满及产后血晕内虚气乏，崩中久利，常服通畅血脉，不生痈疡，消痰养胃，明目益精。

（二）现代应用

1. 内科疾病

（1）神经系统疾病：当归芍药散加味可治疗梅尼埃病、颈性眩晕、血管神经性头痛。

（2）特发性水肿：本方加党参、黄芪、附子，治疗特发性水肿，症见面部、肢体水肿（活动后加重），尿少，体虚，乏力，气短，腰酸，肢凉，舌淡，苔白，脉细尺弱。证属脾肾两虚、肝气郁结者。

2. 妇产科疾病

（1）先兆流产：本方加味治疗先兆流产，疗效满意。用当归10克，芍药15克，茯苓15克，白术12克，泽泻10克，川芎10克，续断30克，寄生30克，菟丝子30克，苎麻根30克。

（2）胎位不正：加味当归芍药散可治疗胎位不正。用酒当归、焦白术、杭白芍、白茯苓、盐泽泻、酒续断、桑寄生、菟丝子、大腹皮各9克，酒川芎、紫苏叶、陈皮各6克。

（3）其他：本方还治疗妊娠高血压综合征、崩漏、月经后期、输卵管积水等。

【应用要点】

1. 抓主症 体倦乏力、肿胀、面色少华。

2. 明病机 气血亏虚、肝脾不和、气血郁滞是其主要病机。

第八节　温经汤

【组成用法】

> 吴茱萸三两　当归二两　川芎二两　芍药二两　人参二两
>
> 桂枝二两　阿胶二两　生姜二两　牡丹皮二两（去心）
>
> 甘草二两　半夏半升　麦门冬一升（去心）

上十二味，以水一斗，煮取三升，分温三服。亦主妇人少腹寒，久不受胎，兼取崩中去血，或月水来过多，及至期不来。

【主治方义】　原方主治妇人五十岁出现的瘀血在少腹不去证（二十二·9）。

方中吴茱萸、桂枝温经通脉，暖宫散寒；当归、阿胶、芍药、麦门冬养血滋阴，兼以润燥；川芎、牡丹皮化瘀疏肝；人参、甘草补中益气；半夏、生姜和顺脾胃，以资生化之源。诸药合用，气血双补，肝脾同治，以温为主，重在温养气血，兼以化瘀。

【临床应用】

（一）古代应用

《备急千金要方》：崩中下血，或月经来过多及过期不来者。

《太平惠民和剂局方》：治冲任虚损，月候不调，或来多不断，或过期不来，或崩中去血，过多不止；又治曾损妊娠，瘀血停留，少腹急痛，发热下利，手掌烦热，唇干口燥，乃至少腹有寒，久不受胎。

《脉经》：今夫人有躯，少腹寒，手掌反逆……当与温经汤。

（二）现代应用

1.内科疾病　本方加减可治疗雷诺病、十二指肠溃疡、血管性头痛、痹证、胃痛等。

2.妇产科疾病

（1）子宫发育不良症：本方治疗子宫发育不良症。经前基本方，本方加泽兰；经后基本方，本方加八珍汤、寿胎丸化裁，疗效可靠。

（2）其他：温经汤加牛膝、延胡索、制香附，治疗膜性痛经，效果良好。治肌瘤可加莪术、王不留行等，可使寒邪外达，瘀血得下而愈。温经汤还治疗冲任虚寒所致带下腹痛、崩漏、闭经、不孕等疾病。

3.男科疾病 本方加大茴香、小茴香、橘核、荔枝核，生姜易干姜，治疗疝气及睾丸冷痛，证属肝肾虚寒、气血凝滞、经脉拘挛者，效亦佳。本方治疗男子精室虚寒、精少、精子活动率差所致的不育症，亦有效。本方加鹿角胶、巴戟天、附子，可治疗阳痿，症见阳痿不举，手脚发凉、怕冷、神疲腰酸，头痛，口干，午夜心烦，小腹下坠胀痛，阴囊冷痛，舌淡苔白，脉沉细无力，证属阳气虚衰、宗筋弛缓。

【应用要点】

1.抓主症 本方主要应用于经、孕、胎、产及男性生殖系统疾病，运用时应抓住三个症候表现：①虚寒证，见小腹或少腹、会阴冷痛、拘急，发凉。②气血虚证，见有不同程度的少气、乏力、面色淡白等。③轻微的血瘀证，见肿块、经血紫暗或闭经等。

2.明病机 冲任虚寒，瘀血阻滞。

第九节　当归散

【组成用法】

当归　黄芩　芍药　川芎各一斤　白术半斤

上五味，杵为散，酒饮服方寸匕，日再服。妊娠常服即易产。胎无疾苦，产后百病悉主之。

【主治方义】 本方原为妊娠养血安胎之要剂（二十·9）。妊娠无病可不必服药，若体弱有热，恐耗血伤胎，宜常服当归散以养血清热安胎。

方中当归、白芍养血益阴，配以川芎调肝和血，复以黄芩清热，白术祛湿。使湿去热清，血气调和，则胎元自安，母体无恙。

【类证辨证】 当归散证与白术散证，立法均在调理肝脾，均为去病安胎之方。但当归散侧重于调补肝血，多用于血虚而湿热不化之证；白术散重点在于温中健脾，多用于寒湿偏盛之证。

【临床应用】

（一）古代应用

《丹溪心法附余》：此方养血清热之剂也。瘦人血少有热，胎动不安，素曾半产者，皆宜服之，以清其源而后无患也。

《苏沈良方》：四神散即本方去黄芩、白术，加炮干姜，为末，每服二钱，暖酒调下。治血气心腹痛。

（二）现代应用

1. 妇产科疾病 本方治疗先兆流产，证属热扰冲任、胎漏不止。

2. 儿科疾病 本方加减可预防母婴血型不合之新生儿溶血病。

3. 皮肤科疾病 本方加茯苓、生地黄、熟地黄可治疗黄褐斑，夏季严重，伴月经量少色淡，劳累后脘腹胀满，口苦，肢满，舌红，苔薄黄，脉弦细。还治疗过敏性紫癜、传染性湿疹样皮炎。

【应用要点】

1. 抓主症 ①血虚证，见食少、头晕、心悸等；②里湿热证，见口苦、口干、呕恶等。

2. 明病机 本方基本病机为血虚有热。肝血虚而生内热，脾不运而生湿，湿热内阻，影响胎儿。

第十节　当归生姜羊肉汤

【组成用法】

当归三两　生姜五两　羊肉一斤

上三味，以水八升，煮取三升，温服七合，日三服。若寒多者，加生姜成一斤；痛多而呕者，加橘皮二两，白术一两。加生姜者，亦加水五升，煮取三升二合，服之。

【主治方义】 本方原用于寒疝兼血虚的胁痛里急证（十·18），或产后腹中痛（二十一·4）。寒疝是寒气内盛，由于寒性收引，故腹中拘急疼痛；血虚肝脉失养，又可见两胁拘挛疼痛。

方中当归养血补血，生姜温中散寒，羊肉补虚生血，三者合用，共起养血补虚，温中散寒之效。

【类证辨析】 本证与当归芍药散证，主症皆为"腹中痛"。本方证为血虚有寒，筋脉失养，以腹中冷痛不甚，及胁时有拘急为主症。后者方证为妇人妊娠肝虚血郁，脾虚湿滞，以腹中胀痛拘急较轻，小便不利，下肢略肿为特征。

【临床应用】

（一）古代应用

《备急千金要方》：羊肉汤治产后虚羸喘乏，自汗出，腹中绞痛方。（即本方加桂心、芍药、甘草。）

《外台秘要》引《小品方》：寒疝气，腹中虚痛及诸胁痛里急，于本方加芍药。

（二）现代应用

1. 内科疾病　本方加党参、黄芪、赤白芍、川芎、鸡血藤，治疗多发性神经炎，有效。本方加减治疗室性早搏、血小板减少性紫癜、痹证、咳嗽等。

2. 妇产科疾病　本方治疗产后腹痛，症见产后少腹绞痛，痛甚拒按，势颇迫急者。本方还治疗痛经、闭经、产后痛风等疾病。

3. 男科疾病　本方治疗男子不育，效果较好。

【应用要点】

1. 抓主症　本方为治寒疝病的轻证，疼痛部位正在脐周、腹中及两胁，并有拘急之象。重视两个证候：①血虚证。②里寒证。

2. 明病机　肝脾血虚，阴寒内盛。

第十一节　赤小豆当归散

【组成用法】

赤小豆三升（浸令芽出，曝干）　　当归三两

上二味，杵为散，浆水服方寸匕，日三服。

【主治方义】　本方主治狐惑病之蚀于眼目（三·13），或大便下血者（十六·16）。此病多系湿热迁延，由气入血，循经上注于目，或湿热下注于肛，出现目赤眦黑及便下鲜血。

方中重用赤小豆利湿清热，解毒排脓；佐以当归化瘀止血，消肿定痛；浆水助利湿清热。本方药性平和，对于久病正虚，湿热血瘀之目赤肿痛，大便下血，病情轻缓者，用之为宜。

【临床应用】

（一）古代应用

《张氏医通》：治小肠热毒流于大肠，先便后血，及狐惑蓄血、肠痈便脓等症。

《梅师集验方》：治热毒下血，或因食热物发动，赤小豆右杵为末，水调服方寸匕。一方治卒暴下血，用赤小豆一升，捣碎，水二升绞汁饮之。

（二）现代应用

1.内科疾病　赤小豆当归散，治疗便血，症见痔血，伴肛裂，疗效满意。本方加黄连、黄芩、甘草可治疗白塞综合征，效果较好。还治疗尿路感染、痹证等。

2.妇产科疾病　本方治疗赤白带下。

3.皮肤科疾病　本方治疗渗液性皮肤病，疗效满意。

【应用要点】

1.抓主症　以下部湿热证为辨证要点，表现有肛门肿痛、下血鲜红，或痢下赤白、肛周脓疡等症。

2.明病机　湿热蕴毒、壅结不解、上攻下注。

第十二节　当归贝母苦参丸

【组成用法】

当归　贝母　苦参各四两

上三味，末之，炼蜜丸如小豆大，饮服三丸，加至十丸。

【主治方义】　本方原为孕妇小便难（二十·7）而设，其原因与肺失肃降，下焦湿热不化有关。

妇人妊娠，养血为要，故以当归补血润燥；胎阻气机，肺气郁结，致使水道失通，大肠失传，故用贝母清肃肺金，开郁散结；用苦参清热燥湿，《本经》亦谓苦参主溺有余沥。三药合用，共奏养血清热化湿之功。使热退湿化，则小便自调。

【临床应用】

（一）古代应用

《验方新编》：转胞方（即本方），治孕妇小便不通，此胎压尿胞，不得小便，心烦不卧。

《济阴纲目》：归参丸治酒渣鼻，乃血热入肺，当归二两，苦参四两，上为末，酒糊丸如桐子大，每服八十丸，食后热茶下。

（二）现代应用

本方治疗慢性支气管炎、胃痛、妊娠小便难。本方加减可治疗肾盂肾炎、膀胱炎、前列腺炎等疾病。

【应用要点】

1. 抓主症　以湿热壅结膀胱为基本证候：表现有小便短、赤、灼热、涩、痛等症。

2. 明病机　湿热蕴结下焦，膀胱气化不利。

第十三节　肾气丸

【组成用法】

> 干地黄八两　山茱萸　薯蓣各四两　泽泻　茯苓　牡丹皮各三两
> 桂枝　附子（炮）各一两

上八味，末之，炼蜜和丸梧子大，酒下十五丸，加至二十五丸，日再服。

【主治方义】　本方原用于治疗虚劳腰痛，少腹拘急，小便不利者（六·15）；短气有微饮者（十二·17）；妇人转胞，不得溺者（二十二·19）；男子消渴，小便反多者（十三·3）者；脚气上入，少腹不仁者（五·附方）。上述诸症俱以肾虚为主。

本方以干地黄为君药，滋阴补肾，益髓填精；山茱萸补肝肾、涩精气，山药健脾气，益肾精，二药与地黄相配则补肾填精助阳，与地黄相伍，阴阳相济；佐以茯苓健脾益肾，泽泻、牡丹皮降相火。诸药合之，补中有泻，补而不滞。然全方药性偏温，故以温补肾阳为主。

【临床应用】

（一）古代应用

《肘后备急方》：治虚劳不足，大伤饮水，腰痛小腹拘急，小便不利。

《太平惠民和剂局方》：治肾气虚乏，下元冷惫，脐腹疼痛，夜多漩溺、脚膝缓弱，肢体倦怠，面色黧黑，不思饮食。

《仁斋直指方》：治冷证齿痛。

《小儿药证直诀》：地黄丸（即本方去桂枝、附子），治肾怯失音，囟开不合，神不足，目中白睛多，面色㿠白。（该方现称六味地黄丸，为补肾阴之名方。）

《严氏济生方》：加味肾气丸，即本方加车前子、川牛膝。治肾虚腰重、脚肿、小便不利。

《薛立斋医案》：命门火衰之流注鹤膝；虚火上炎、发热口渴、口舌生疮，或牙龈溃烂、咽喉作痛、形体憔悴、寝汗等。

《谢映庐医案》：治咳嗽喘促，气急上冲，肩耸目直，痰多，卧不着席，脚肿，小便不利，脉如弹石。

（二）现代应用

1. 内科疾病

（1）泌尿系统疾病：本方加减治疗急、慢性肾炎，肾病综合征，疗效颇佳。本方还用于治疗膀胱炎、尿失禁、产后尿潴留、前列腺肥大、精子缺乏症、男子乳房发育症等。

（2）心血管系统疾病：本方加干姜，治疗脾肾阳虚型高血压。还治疗冠心病心绞痛、脑血管病伴偏瘫等疾病。

（3）呼吸系统疾病：本方合二陈汤，治疗咳喘，症见晨起咳痰、色白质黏、动则气喘、双膝以下关节冷痛、舌质紫、脉细滑，证属肾阳不足、痰湿蕴肺，疗效满意。

（4）消化系统疾病：本方加味治疗脾肾阳虚，中气下陷之五更泻，疗效可靠；本方加肉苁蓉，治疗脾肾阳虚、阴寒内结之习惯性便秘，疗效颇佳。

（5）生殖系统疾病：本方加蚕蛹、蜈蚣，治疗肾精亏虚、肾气不固之早泄。本方还治疗不育症。

（6）内分泌疾病：本方治疗糖尿病。

2. 儿科疾病　本方加枸杞子，治疗小儿疳积。

3. 骨科疾病　本方加车前子、牛膝，可治疗骨质疏松症。

4. 其他疾病　本方还用于肾气不足所致复发性口疮，以及肾上腺皮质功能减退症、老年性白内障、慢性腰痛、更年期综合征、眼底病等。

【应用要点】

1. 抓主症　①肾气虚证，见腰痛、小便不利、少腹拘急。②阳虚证，见全身倦怠、怕冷、舌质淡而胖、苔薄白、脉沉细。

2. 明病机　原方虽所治病证有不同，但肾气不足是其基本病机。

第十四节　薯蓣丸

【组成用法】

> 薯蓣三十分　当归　桂枝　神曲　干地黄　大豆黄卷各十分
>
> 甘草二十八分　人参七分　川芎　芍药　白术　麦门冬
>
> 杏仁各六分　柴胡　桔梗　茯苓各五分　阿胶七分　干姜三分
>
> 白蔹二分　防风六分　大枣百枚（为膏）

上二十一味，末之，炼蜜和丸，如弹子大，空腹酒服一丸，一百丸为剂。

【主治方义】　本方用于治疗虚劳诸不足，风气百病（六·16）。

对于因虚劳而受外邪侵犯的患者，应着重于扶正，寓祛邪于扶正之中。本方以山药健脾为主，脾胃健，则气血生化之源充足；方中人参、白术、茯苓、干姜、大豆黄卷、大枣、甘草、神曲益气调中；当归、川芎、芍药、干地黄、麦门冬、阿胶养血滋阴；柴胡、桂枝、防风祛风散邪；杏仁、桔梗、白蔹理气开郁。诸药合用，共奏扶正祛邪之功。

【类证辨析】　本方与黄芪建中汤均治虚劳诸不足，但有所不同。黄芪建中汤证是阴阳两虚，重点在建立中气而治中外两虚；薯蓣丸证是诸虚劳损，挟有风邪，用本以调补为主（即气血并调），驱邪为辅，寓驱邪于扶正之中，使正复则邪除。

【临床应用】

（一）古代应用

《备急千金要方》：风眩门中即以本方加黄芩，以鹿角胶代阿胶，治疗头眩、惊悸、癫狂等症。

《外台秘要》引《古今录验》：大薯蓣丸，即本方加减，疗男子五劳七伤、妇人绝孕诸病。

（二）现代应用

1. 内科疾病

（1）呼吸系统疾病：本方治疗过敏性鼻炎、肺结核、反复感冒、支气管哮喘等。

（2）心血管系统疾病：本方治疗慢性心功能减退。

（3）消化系统疾病：本方加黄芩、半夏，治疗十二指肠球部溃疡。本方加升麻、陈皮、黄芪，治疗脱肛。本方还治疗慢性肝炎、慢性结肠炎等。

（4）泌尿系统疾病：本方治疗慢性肾炎。

（5）血液系统疾病：本方治疗贫血、白细胞减少症等。

2. 五官科疾病　本方加枸杞子、菊花、石斛，治疗老年性白内障。

3. 皮肤科疾病　本方治疗顽固性荨麻疹。

【应用要点】

1. 抓主症　凡一切慢性衰弱病均可使用，如消化系统、心血管系统、呼吸系统、血液系统等，辨证时以中气不足为基本证候。

2. 明病机　人体气血阴阳诸不足，抗病力弱，外邪侵袭。

第十五节　酸枣仁汤

【组成用法】

酸枣仁二升　甘草一两　知母二两　茯苓二两　川芎二两

上五味，以水八升，煮酸枣仁，得六升，内诸药，煮取三升，分温三服。

【主治方义】　本方治疗虚劳虚烦不得眠（六·17），以心肝阴血不足为主。

方中酸枣仁养肝阴；茯苓、甘草宁心安神；知母以清虚热；川芎理血疏肝，共奏养阴清热，安神宁心之效。

【类证辨析】　本方证虚烦不得眠，与栀子豉汤证的虚烦不得眠、黄连阿胶汤证的心烦不得卧不同。本方证是肝阴不足，心血亏虚，治宜养阴清热；栀子豉汤证是汗吐下后，余热留扰胸膈，治宜清宣郁热；黄连阿胶汤证是心火炽盛，肾阴亏损，治宜滋阴清火。

【临床应用】

（一）古代应用

《外台秘要》引深师方：小酸枣仁汤，疗虚劳不得眠，烦不可宁者。即本方加生姜二两，一方加桂二两《千金翼方》。

《千金翼方》：酸枣仁汤，即本方加麦门冬、干姜，主伤寒及吐下后，心烦乏气不得眠。

（二）现代应用

1.内科疾病

（1）神经、精神疾病：本方加白芍、生地黄、磁石、枸杞子、夜交藤、朱砂，治疗更年期综合征属心肝阴血不足者。还治疗神经衰弱、抑郁症、焦虑症、汗证。

（2）消化系统疾病：本方治疗胃脘痛，伴呕吐黄绿苦水、失眠、脉弦有力。

（3）心血管系统疾病：本方治疗心绞痛，伴见失眠多梦、心烦悸、气短、舌燥有裂纹、脉沉迟者。还治疗室性早搏。

2.儿科疾病　本方治疗小儿夜游症、小儿惊风、小儿低热、狂症等。

3.皮肤科疾病　本方治疗荨麻疹。

【应用要点】

1.抓主症　以心肝阴血亏损为主要证候，表现不眠为主症，并有心悸盗汗、头目眩晕、口渴咽干、舌质淡红、苔薄白、脉弦细等。

2.明病机　肝阴不足、心血亏虚。

第十六节　奔豚汤

【组成用法】

> 甘草　川芎　当归各二两　半夏四两　黄芩二两　生葛五两
> 芍药二两　生姜四两　甘李根白皮一升

上九味，以水二斗，煮取五升，温服一升，日三夜一服。

【主治方义】　原方主治奔豚气（八·2），自觉有气从少腹上冲心胸、咽喉，发作欲死，复还止，腹痛，往来寒热，属肝气奔豚。

方中李根白皮专治奔豚气；葛根、黄芩清火平肝；芍药、甘草缓急止痛；半夏、生姜和胃降逆；当归、川芎养血调肝。全方通过两调肝脾，则气冲腹痛、往来寒热等症，均可消失。

【临床应用】

（一）古代应用

《三因极一病证方论》：治肾之积。发于小腹，上至心，如豚奔走之状，上下无时，久久不已，病喘逆、骨痿、少气。其脉沉而滑。

（二）现代应用

1.内科疾病

（1）神经、精神疾病：如治癔病，对于因心胸狭隘，肝气郁结所致的癔病，可选用本方治疗，多见脉弦、舌红苔黄，无其他阳性体征。肝郁奔豚，临床上凡因惊恐、生气等情志刺激引起，表现为惊恐不安、闷闷不乐，或悲伤欲哭等症，发作时有气自少腹上冲心胸，皆可选用本方加减治疗。更年期综合征，本方加减治疗该病属肝郁为主者，疗效明显。本方还治疗癫痫。

（2）消化系统疾病：本方加木香，治疗湿热痢疾。本方去甘李根白皮加川楝子、青木香、沉香，治疗胆囊炎右上腹阵发性疼痛者。还可治疗肠易激综合征。

（3）代谢性疾病：本方加减可治疗卟啉症。

2.妇产科疾病 本方治疗经行呕吐，伴见头昏头痛、腹痛作胀、痛则欲呕、胃脘痞满、时而呃逆、口苦咽干、大便偏干、舌淡、脉细数，证属血虚有热，胃气不和。

【应用要点】

1.抓主症 以气上冲为主要证候。情志刺激后，气从少腹上冲心胸，发作难忍，或腹痛，或心悸，或寒热等。

2.明病机 本病由惊恐恼怒，肝气郁结化热，随冲气上逆所致，故肝郁奔豚是其主要病机。

第十七节　白术散

【组成用法】

白术四分　川芎四分　蜀椒三分（去汗）　牡蛎二分

上四味，杵为散，酒服一钱匕，日三服，夜一服。但苦痛，加芍药；心下毒痛，倍加川芎；心烦吐痛，不能食饮，加细辛一两，半夏大者二十枚，服之后更以醋浆水服之，若呕，以醋浆水服之复不解者，小麦汁服之；已后渴者，大麦粥服之。病虽愈，服之勿置。

【主治方义】 本方原用于妊娠养胎（二十·10）。

妊娠脾虚而寒湿中阻，影响胎气，每见心腹时痛，呕吐清涎，不欲饮食，或胎动不安等症。方中白术健脾燥湿，川芎和肝舒气，蜀椒温中散寒，牡蛎除湿利水，且白术伍川芎，功能健脾温自养胎，蜀椒配牡蛎，则有镇逆固胎的作用。

【临床应用】

（一）古代应用

《太平惠民和剂局方》：治妊娠宿有风冷，胎萎不长，或失于将理，动伤胎气，多致损堕，怀孕常服壮气益血，保护胎脏。

（二）现代应用

孕妇若因素体中虚有寒，或孕期恣食凉物伤脾，致寒湿内生、扰胎不安，出现脘腹疼胀、呕恶吐涎、舌苔白腻者，应当用白术散和血温中、健脾祛湿。本方治疗肥胖型妇人妊娠时羊水过多，或有流产习惯，症见胎动不安、腹痛、呕吐、心烦者。

【应用要点】

1.抓主症 ①脾虚证，见少气、乏力、纳呆、腹胀、泄泻等。②寒湿证，见心腹时痛、时泛清涎，欲呕等。

2.明病机 基本病机为脾虚寒湿。孕妇素体偏于脾阳虚，寒湿内盛，以致气血生化之源不足，无以供养胎儿生长发育。

第十八节　黄土汤

【组成用法】

> 甘草　干地黄　白术　附子（炮）　阿胶　黄芩各三两
> 灶中黄土半斤

上七味，以水八升，煮取三升，分温二服。

【主治方义】 本方原治先便后血的远血证（十六·15）。其因多由中焦脾气虚寒，统摄无权而血下渗所致。

方中灶心黄土，有温中涩肠止血的作用，配以附子、白术温阳健脾以摄血；干地黄、阿胶滋阴养血以止血；甘草甘缓以和中；黄芩作为反佐，以防温躁动血之弊。

【类证辨析】 本证与赤小豆当归散证当区别：赤小豆当归散证面色正常、精神不衰、所便血色鲜红或紫暗、大便多干燥、舌质正常、苔黄微腻、脉滑数，所治病机为湿热蕴肠、日久瘀热阻滞、迫血妄行，其作用清热利湿、活血化瘀，以上诸方面与黄土汤证有明显区别。

【临床应用】

（一）古代应用

《张氏医通》：治阴络受伤，血从内溢，先血后便，及吐血、衄血，色瘀晦者，并主产后下利。

（二）现代应用

1. 内科疾病

（1）各种出血性疾病：本方治疗虚寒型出血性疾病，如肺出血、消化道出血、子宫出血、痔出血、紫癜出血等，疗效可靠。

（2）消化系统疾病：本方加减可治疗慢性溃疡性结肠炎、呕吐、腹泻、复发性口腔溃疡、急性坏死性肠炎等疾病。

2. 妇产科疾病 本方治疗经间期便血久痔、先兆流产等。

3. 儿科疾病 本方治疗儿童慢性细菌性痢疾，症见腹痛、腹泻、里急后重、大便黏冻或脓血，病程超过两月，时作时止，以本方随症治之。大便脓血者加侧柏叶、槐花、赤芍、白头翁；腹痛、里急后重者加木香、厚朴、白芍；面色萎黄无华，乏力，舌淡者，加黄芪、白芍、当归、党参。

【应用要点】

1. 抓主症 辨证时，应结合下血的颜色和全身的状况综合分析。重视以下主症：①脾气虚证，见少气乏力、纳呆、腹胀、面色萎黄等。②里寒证，见畏寒、腹凉、便溏、口淡不渴等。③出血证：任何部位出血皆可，以肛门出血为主，出血颜色发黑、紫暗，无疼痛。

2. 明病机 以脾气虚寒，统摄无权为基本病机。

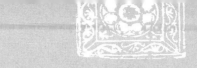

第十八章　赤石脂汤类方

　　赤石脂汤类方包含了赤石脂禹余粮汤和桃花汤两个处方，皆出自仲景《伤寒论》。两方皆有涩肠固泻止痢之功，主治泄泻下利等。赤石脂禹余粮汤由赤石脂和禹余粮两味药组成，具有收敛、涩肠、止泻的功效，主治下利不止、滑脱不禁、脉沉细无力。桃花汤由赤石脂、干姜、粳米组成，温中、涩肠、止痢，主治虚寒血痢证，症见下痢日久不愈、便脓血，腹痛喜温喜按，小便不利，舌淡苔白，脉迟弱或微细等。此章主要从辨主症和辨病机两个方面进行了论述。

第一节　赤石脂禹余粮汤

【组成用法】

> 赤石脂一斤（碎）　　太一禹余粮一斤（碎）

　　上二味，以水六升，煮取二升，去滓。分温三服。

　　【主治方义】　用于伤寒表证，屡用下法，致下焦阳虚，滑脱不禁的下利证（159）。

　　方中赤石脂甘酸性温，禹余粮甘涩性平，二药合用，酸敛固脱，涩肠止泻，为治久利滑脱之良方。

　　【类证辨析】　赤石脂禹余粮汤证与桃花汤证，其病机皆为下焦阳虚、滑脱不禁，其症皆有下利不止。但禹余粮汤证为伤寒表证，屡用下法，误下而损伤肾阳形成下元不固，柯韵伯曾指出，大肠之不固仍责在胃，关门之不闭仍责在脾，赤石脂、禹余粮皆土之精气所结，能实胃而涩肠，故急以治下焦之标，实以培中宫之本，证重在土虚，故不用姜附。而桃花汤证，非经误治，起病即为少阴肾阳虚衰而致下利便脓血。病症甚重，临床兼见肾阳虚衰之脉微细、但欲寐、手足厥冷等症，证重在火衰，故方中用干姜温阳、补火为要。

【临床应用】

（一）古代应用

《幼科发挥》：下利自大肠来者，则变化尽而成屎，但不结聚，而所下皆酸臭也，宜禹余粮汤。

《洁古家珍》：治大肠咳嗽，咳则遗矢者，赤石脂禹余粮汤主之。

《张文仲备急方》：治崩中漏下青黄赤白，使人无子，禹余粮煅研，赤石脂煅研，牡蛎煅研，乌贼骨、伏龙肝炒，桂心等分为末，温酒服方寸匕，日二服，忌葱蒜。

（二）现代应用

多用于肠道疾患而以久泻久利为主要表现，如腹泻。本方还可治咳嗽、胎前呕哕、脱肛等。

【应用要点】

1.抓主症　①久泄久利。②正虚见症：形体消瘦、神疲乏力、病程较长、脉细弱。

2.明病机　本证因下利日久致下元不固，滑脱不禁。

第二节　桃花汤

【组成用法】

> 赤石脂一斤（一半全用，一半筛末）　　干姜一两　粳米一斤

上三味，以水七升，煮米令熟。去滓。温服七合，内赤石脂末方寸匕，日三服。若一服愈，余勿服。

【主治方义】　①用于少阴病，肾阳虚，寒湿郁滞小肠之下利便脓血证（306，307）。②用于虚寒下利便脓血证（十七·36）。

方中赤石脂温涩固脱，干姜温中阳，粳米益脾胃，三药合用，共达温涩固脱止利之功。方中赤石脂一半全用，意在整体求治，取其温涩之气，一半筛末冲服意在取直接留着于肠壁，体现了局部求治。本方整体局部并治，求其效速。

【临床应用】

（一）古代应用

《肘后备急方》：疗伤寒若下脓血者，赤石脂汤方。脐下痛者加当归、芍药。

《太平惠民和剂局方》：治冷痢腹痛，下白冻如鱼脑，桃花丸：赤石脂煅、干姜（炮），等分，为末，蒸饼和丸。

《外台秘要》：……崔氏疗伤寒后，赤白滞下无数，桃花汤方。

（二）现代应用

1.内科疾病

（1）消化系统疾病：如虚寒痢、休息痢、冷痢、腹胀、便血、吐血、湿温、暑泻等。另外，本方对久痢、久泄，凡属虚寒滑脱者，皆可用。

（2）泌尿系统疾病：如尿路感染、慢性肾炎蛋白尿等疾病在发展过程中符合桃花汤病机者。

2.妇产科疾病　本方治崩漏、带下等疾患。桃花汤改散服，治功能性子宫出血、带下清稀等。

3.其他疾病　本方还可用于肛肠科疾病。如脱肛、脱肛下血、痔瘘等疾病辨证为中下焦虚寒者。

【应用要点】

1.抓主症　①下利特点，见下利便脓血，多呈白冻、黏液，腥而不臭，无里急后重及肛门灼热感。②正虚表现，见形体消瘦，畏寒肢冷，纳呆食少，脉沉、细、弱。

2.明病机　本证主要病机为脾肾阳虚，统摄无权，滑脱不禁。

第十九章　黄芩黄连汤类方

黄芩黄连汤类方共收录 7 首方剂，其中 6 首出自《伤寒论》，分别是黄芩汤、黄芩加半夏生姜汤、黄连汤、黄连阿胶汤、干姜黄芩黄连人参汤、白头翁汤；2 首出自《金匮要略》，分别是白头翁汤和白头翁加甘草阿胶汤。白头翁汤在《伤寒论》和《金匮要略》中皆有记载。黄芩、黄连皆为苦寒之品，具有清热燥湿、泻火解毒之功效。此 7 首经方中，或含有黄芩，如黄芩汤、黄芩加半夏生姜汤；或含有黄连，如黄连汤、白头翁汤、白头翁加甘草阿胶汤；或是二药皆有，如黄连阿胶汤、干姜黄芩黄连人参汤。针对每一首经方，本章节分别从临床及辨主症和辨病机两个方面进行了阐述。

第一节　黄芩汤

【组成用法】

> 黄芩三两　芍药二两　甘草二两（炙）　大枣十二枚（擘）

上四味，以水一斗，煮取三升，去滓。温服一升，日再夜一服。

【主治方义】　用于太少合病，少阳郁火下迫大肠而致的热利证（172）。

方中黄芩苦寒清泄胆火，燥湿止利；芍药苦泄坚阴，通络止痛；甘草、大枣益气和中，缓急止痛，共奏清热止利之功。

【类证辨析】　黄芩汤证和黄芩加半夏生姜汤证均为热利证。黄芩汤证以发热、下利腹痛为主要见症，而黄芩加半夏生姜汤证除上述见症外尚兼有胆热犯胃、胃气上逆之呕证，故于黄芩汤中加半夏，生姜和胃降逆止呕。另有外台黄芩汤证虽亦为干呕下利证，其证却是中虚夹热。因此，方中配用桂枝、干姜、人参温补中气。而《千金》三物黄芩汤证，则为阴血两虚、阳气独盛、湿热下注，故方中配用干地黄滋阴养血，苦参清热燥湿而利尿止痒。上述方证，虽名同，但方药组成不同，治法亦异，不可不辨。

【临床应用】

（一）古代应用

《卫生宝鉴》：芍药黄芩汤（即黄芩汤去大枣），治泻痢腹痛后重，身热久不愈，脉洪疾者，乃下痢脓血稠粘。

《薛立斋医书十六种》：凡下利、头痛、胁满、口干，或寒热胁痛，不时呕吐，其脉大而弦者，皆治之。黄芩加半夏汤治胆腑发咳，呕者水如胆汁。

《伤寒六书》：黄芩汤治发热、口干、鼻燥、能食者。

《三时伏气外感篇》：春温一证，由冬令收藏未固，昔人以冬寒内伏，藏于少阴，入春发于少阳，以春木内应肝胆也。寒邪深伏，已经化热，昔贤以黄芩汤为主。苦寒直清里热。热伏于阴，苦味坚阴乃正治也。

《温热逢源》：黄芩汤加豆豉、玄参治伏气温病，为至当不易之法。

（二）现代应用

1. 内科疾病

（1）消化系统疾病：本方可用于各种原因所致的肠热下利，包括急性肠胃炎、细菌性痢疾、阿米巴痢疾等。用本方倍白芍、甘草，加郁金、延胡索、枳壳、厚朴，治疗胃脘痛。

（2）风湿免疫疾病：用本方加防风、秦艽、生薏苡仁，治疗热痹。

2. 妇产科疾病　本方加苍术、海螵蛸，治疗白带。

3. 儿科疾病　本方加猪苓、茯苓、山药，治疗小儿湿热黄疸。用本方加黄芩、白芍各30克，治疗小儿腹泻，伴不同程度脱水症状者。

【应用要点】

1. 抓主症　主症多见下利（赤白利下、赤多白少），腹痛、里急后重、发热、恶寒，舌苔黄或黄腻，脉弦数、滑、沉。

2. 明病机　病机为太阳少阳合病，但主要病机为少阳郁热下迫大肠。

第二节　黄芩加半夏生姜汤

【组成用法】

黄芩三两　芍药二两　甘草二两（炙）　大枣十二枚（擘）

半夏半升（洗）　生姜一两半（一方三两，切）

上六味，以水一斗，煮取三升，去滓，温服一升，日再夜一服。

【主治方义】 ①用于太少合病，少阳郁火下迫大肠，上迫于胃的热利证（172）。②用于热利胃气不和，干呕与下利并见症（十七·14）。

方中黄芩汤清热止利，为治利祖方，因有邪热犯胃、胃气不和之见症，故于黄芩汤中加半夏、生姜降逆止呕。

【临床应用】

（一）古代应用

《医方集解》：黄芩加半夏生姜汤亦治胆腑发咳，呕苦水如胆汁者。

《证治要诀》：治太阳与少阳合病，头痛腰痛，往来寒热，胸胁疼痛而呕者，宜黄芩加半夏一钱半，入生姜五片煎。

《张氏医通》：（玉函金匮黄芩加半夏生姜汤）治伏气发温，内挟痰饮痞满咳逆。

《伤寒总病论》：伤寒发热自利，脉浮大数及鼻衄或呕者，宜黄芩芍药汤（即本方去大枣），呕者加半夏、生姜。

（二）现代应用

主要用于治疗消化系统疾病。如热利兼胃气不和之胃肠炎、细菌性痢疾等。用本方加茵陈、柴胡可用于急慢性胆囊炎、肝炎等症见右腹胀痛、口苦纳呆、干呕、大便溏、舌红苔黄腻，脉弦数者。

【应用要点】

1.抓主症 ①发热、下利、里急后重、脉弦数等。②邪热犯胃见症，即干呕或呕吐。

2.明病机 本方证既有黄芩汤证的少阳郁火下迫大肠，又有郁热犯胃。

第三节 黄连汤

【组成用法】

> 黄连三两 甘草三两（炙） 干姜三两 桂枝三两（去皮）
> 人参二两 半夏半升（洗） 大枣十二枚（擘）

上七味，以水一斗，煮取六升，去滓。温服，昼三夜二。

【主治方义】 主治上热下寒、腹痛欲呕吐证（123）。

方中黄连清上热；干姜温下寒；半夏开结和胃降逆以止呕；人参、甘草、大枣补脾和胃以复升降之职；桂枝辛温，既可散寒，又可交通上下阳气。全方共起清上温下，和胃降逆之功。本方方后注明药物只煎一次，取其轻清寒热之气，分走上下之义。

【类证辨析】 黄连汤与干姜黄芩黄连人参汤皆可治疗寒热上下格拒的上热下寒证，临床见症均有呕吐，但二证同中有异，黄连汤证以欲呕吐和腹中痛为主，是未经误下自然演变的上热下寒证，故其治亦缓，其药较多。而干姜黄芩黄连人参汤证属误下形成，以呕吐、下利为主症，且下利益甚，发病急，治亦急，药亦简，突出了急急救误的组方思路。而黄连阿胶汤证与上两证相比，虽有上热证，但上热是因肾阴虚，水虚不能上济于心，使心火独亢于上而致。故临床表现主要是水火不交而致的心烦、失眠等症。

【临床应用】

（一）古代应用

《保赤全书》：黄连汤治痘疮热毒在胃中，以致腹痛，甚则欲呕吐。

《张氏医通》：黄连汤治胃中寒热不和、心中痞满。

（二）现代应用

1. 消化系统疾病 用本方常治疗急性胃肠炎、慢性胃肠炎、胃及十二指肠溃疡、痢疾、消化性溃疡有激惹炎症、慢性非特异性溃疡性结肠炎、胆囊炎、胰腺炎、肝病等。中医辨证属于上下寒热不调、阴阳升降失常，兼微有表证之胃痛。症见肠鸣、腹泻、腹痛、口干渴不喜饮、食欲不振、食则作胀、心烦胸闷等，可加马齿苋、车前草、茯苓等。用黄连汤加吴茱萸，治饭后反胃，呕吐食水且腹痛剧者。治疗慢性非特异性溃疡性结肠炎，症见腹中冷痛、下利、日数行，口苦，口渴欲吐，舌边尖红，苔白腻，脉沉弦者。亦可治疗肝气郁滞所致的呕吐、泄泻等症。

2. 循环系统疾病 本方加减可治疗阴阳升降失调所致之心悸。

3. 免疫系统疾病 本方治疗复发性口腔溃疡。

4. 神经、精神疾病 黄连汤加苍白术、六一散、荷叶等可治疗嗜睡证。症见体倦多寐、形体肥胖、身重肢楚、困倦嗜睡、胸闷泛恶痰多，证属痰热困扰者。

【应用要点】

1.抓主症 抓住两大特点：一为邪热郁于胸膈胃脘的上热证；二为寒邪结于脾肠的虚寒证。

2.明病机 上热下寒格拒、胃失和降、脾失健运。

第四节 黄连阿胶汤

【组成用法】

黄连四两　黄芩二两　芍药二两　鸡子黄二枚

阿胶三两（一云三挺）

上五味，以水六升，先煮三物，取二升，去滓，内胶烊尽，小冷，内鸡子黄，搅和相得。温服七合，日三服。

【主治方义】　本方用于少阴病阴虚阳亢证（303）。

方中黄芩、黄连苦以除热，鸡子黄、阿胶甘以补阴血，芍药益阴泄热，诸药合用，达滋阴清火之效，为治阴虚阳亢之良方。

【临床应用】

（一）古代应用

《肘后备急方》：治时气差后，虚烦不得眠，眼中酸疼，懊憹。

《医宗必读》：黄连阿胶汤，一名黄连鸡子汤，治温毒下利脓血，少阴烦躁不得卧。

《伤寒论今释》：心烦、心下痞、腹痛下利、血痢、血淋。

《张氏医通》：黄连阿胶汤治热伤阴血便红。

（二）现代应用

1.内科疾病

（1）发热：此方可治一切属阴虚火旺之发热。

（2）呼吸系统疾病：用本方加减可治疗阴虚火旺之咳嗽、咳血。

（3）循环系统疾病：用本方治阵发性心动过速属阴血耗伤、心失所养者。

（4）消化系统疾病：用本方加佛手、延胡索、麦门冬、甘草，治疗胃脘痛，证属阴虚胃热，气机郁滞者；用本方加麦门冬、竹茹、代赭石，治疗呕吐，证属阴虚胃热者。亦可用本方治萎缩性胃炎，证属阴虚阳亢、肝气犯胃者。另外，本方治疗燥痢、便血等属阴虚火旺者。

（5）泌尿系统疾病：如阴液亏虚、血热妄行的尿血症；阴虚火旺、心肾不交之小便失禁证。

2. 妇产科疾病　本方可治功能性子宫出血，证属阴虚火旺型者。

3. 五官科疾病

（1）咽部疾患：用本方治疗顽固失音，以声音嘶哑甚或不能发声为特点，喉部检查均有粗糙充血，用本方加减治疗，疗效满意。

（2）眼部疾患：用本方治疗目赤、目痛、失明。亦可用本方治疗血轮痛。亦可用本方治疗风水气轮明净光洁，而血轮痛如针刺，烦躁不眠，视物无眹者。用本方加丹参、牡丹皮，治疗五轮与常人无异，眼前常见红光旋转，偏不失明者。

4. 神经、精神疾病　本方临床广泛应用于各种病证导致的阴虚火旺之失眠多梦、心烦不寐症。亦可用本方加减治疗抑郁症、头痛。

5. 男科疾病　用本方治疗阳痿早泄，属心火亢盛者。

【应用要点】

1. 抓主症　抓住以下要点：①心火独亢于上的热证，见心烦不得眠，口渴，舌质红，少苔或无苔，脉数。②肾水亏于下之头晕、耳鸣、腰膝酸软、脉细等。③正虚见症，如身体消瘦、虚弱，病程较久，祛邪乏力等。

2. 明病机　本证主要病机为邪入少阴，热灼真阴，肾水亏于下，心火亢于上。

第五节　干姜黄芩黄连人参汤

【组成用法】

干姜　黄芩　黄连　人参各三两

上四味，以水六升，煮取二升，去滓。分温再服。

【主治方义】　主治平素脾阳虚，复感外邪，误用吐下使邪热内陷形成的上热下寒证（359）。

方中黄芩、黄连清上热，以除吐逆；干姜温下寒，以治下利；用人参补益脾胃、温建中气，恢复升降之职，以消格拒。本方方后注只煎一次，意义同黄连汤。

【临床应用】

（一）古代应用

《伤寒论辑义》引《保幼大全》：治伤寒脉迟，胃冷呕吐。

《医学从众录》：下利，医复吐下之，食入口即吐，此方治呕家夹热，不利于香、砂、橘、半者，服此如神。张石顽先生借治脾胃虚寒，肠有积热之泄，甚效。

《张氏医通》：干姜黄芩黄连汤治胃虚客热痞满。

《伤寒附翼》：凡呕家夹热者，不利，与香砂橘半，服此方而晏加。

（二）现代应用

1. 内科疾病

（1）消化系统疾病：本方临床常用于急性胃炎、慢性胃炎、急性肠炎、慢性肠炎、痢疾、泄泻等。用此方治中虚胃热之呕吐有良效。治中气不足，肠有积热的泄泻，又治胃热呕吐。亦可治疗上热下寒之吐利。今之噤口痢、肝炎、胰腺炎、胆囊炎等，有上述症状者，均可加减使用。

（2）内分泌系统疾病：糖尿病症见乏力、视物模糊、失眠、口干、大便干、夜尿频多、舌体颤动、脉沉，证属脾虚胃热者，用本方治疗有效。

2. 妇产科疾病　用本方治疗妊娠恶阻颇效。

【应用要点】

1. 抓主症　①上热主要表现为胃热呕吐。②下寒主要表现为脾虚下利证。

2. 明病机　病机为上热下寒、寒热格拒，具体表现为胃热脾（肠）寒。

第六节　白头翁汤

【组成用法】

> 白头翁二两　黄柏三两　黄连三两　秦皮三两

上四味，以水七升，煮取二升，去滓。温服一升，不愈，更服一升。

【主治方义】　①用于厥阴病肝经湿热下迫大肠之热利证（371、373）。②用于湿热下利证（十七·35）。

方中白头翁、秦皮苦寒入肝经，清热凉肝解毒止利，黄连、黄柏苦寒清热燥湿，坚阴止利。四药合用，为治湿热下利的著名方剂。

【类证辨析】 白头翁汤证与白头翁加甘草阿胶汤证均为热利下重证，其病机均有湿热气滞的共性，但白头翁汤证是典型的湿热下迫大肠、气滞不爽的热利证，为热证、实证。而白头翁加甘草阿胶汤证则兼有营阴不足见症，属虚实夹杂之热利证，因此治以白头翁苦寒清热止利，加阿胶养血，甘草益气和中，全面兼顾。

【临床应用】

（一）古代应用

《通俗伤寒论》：本方加白芍、黄芩、鲜贯众、鲜茉莉花，治赤痢。

《外台秘要》：本方去黄柏加干姜、炙甘草、当归、石榴皮，疗寒急下及滞下。

《临证指南医案》：温邪经寻不解，发热自利，神识有时不清，此邪伏厥阴，恐致变痉，治宜白头翁汤加生白芍。

（二）现代应用

1.内科疾病

（1）消化系统疾病：本方常用于急性痢疾、慢性痢疾、中毒性痢疾、阿米巴痢疾、溃疡性结肠炎、胃炎、肠炎、滴虫性肠炎等胃肠道疾患。有用白头翁汤加甘草组成消炎止泻剂，用于肠炎赤痢。用本方加青蒿、白薇等，治疗中毒性细菌性痢疾。用加减白头翁汤煎剂保留灌肠，治疗慢性非特异性溃疡性结肠炎。另有用本方治疗滴虫性肠炎、霉菌性肠炎、小儿肠毛滴虫泻痢、小儿梨形鞭毛虫泻痢症等。

（2）呼吸系统疾病：本方用于肺门结核病、大叶性肺炎、肺结核、支气管肺炎获效。如治疗湿热袭肺型肺结核，症见咳嗽、痰色黄或痰中带血、头痛、身倦、发热夜甚、胸胁刺痛、脘腹胀闷、大便溏垢、舌质淡红、苔黄腻、脉弦滑数者。

（3）泌尿系统疾病：用白头翁汤治疗耐青霉素淋菌性尿道炎；亦有用本方加车前草、白花蛇舌草，并随症加减，治疗急性肾盂肾炎者。

2.妇产科疾病 用本方加苍耳子、甘草，治疗霉菌性阴道炎，证属湿热带下者。

3.眼科疾病 用本方加减治疗急性结膜炎，效果满意。

【应用要点】

1.抓主症 据临床报道，主症多为发热，腹痛，里急后重，口渴，腹泻，便脓血，呕吐，食欲不振，舌红、苔黄、少津，脉沉数、弦数或滑数。

2.明病机 本证的主要病机为湿热下注、热邪内蕴。

第七节　白头翁加甘草阿胶汤

【组成用法】

> 白头翁　甘草　阿胶各二两　秦皮　黄连　柏皮各三两

上六味，以水七升，煮取二升半，内胶令消尽，分温三服。

【主治方义】 用于妇人产后下利、兼有正虚见症（二十一·11）。

方中白头翁、秦皮清热解毒止利，黄连、黄柏清热燥湿、坚阴止利。因妇女产后虚极，方中又用阿胶养血，甘草益气和中，共奏清热止利，而又兼扶正气。为治疗产妇热利虚极之名方。

【临床应用】

1.消化系统疾病 常用于患热痢，或痢疾较久而伤阴者。如用本方加味治疗肠源性慢性腹泻。对慢性细菌性痢疾，以及结肠炎、阿米巴病、肠结核、鞭毛虫病所致肠源性腹泻，均具有较高的疗效。

2.妇产科疾病 现代临床常用本方治疗产后阴血虚少之湿热痢者。

【应用要点】

1.抓主症 一为湿热内蕴下利之见症。如发热、腹痛、里急后重、肛门灼热、口渴、舌苔黄腻、脉数。二是营阴不足之证。如产后或素体阴虚血弱、消瘦乏力、舌红少津、脉虚数。

2.明病机 本证的主要病机为湿热内蕴兼营阴不足。

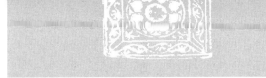

第二十章　瓜蒂散类方

　　本章载有瓜蒂散和一物瓜蒂汤两首方剂。瓜蒂散出自《伤寒论》，由瓜蒂、赤小豆、淡豆豉三味药物组成，有涌吐痰实之功效；一物瓜蒂汤出自《金匮要略》，由一味瓜蒂组成，治疗伤暑湿盛。二方皆以瓜蒂为主药，瓜蒂味极苦，性升而有催吐之效，体现了中医八法之"吐法"。此章从临床应用以及辨主症和辨病机等方面对此二方做了阐解。

第一节　瓜蒂散

【组成用法】

瓜蒂一分（熬黄）　赤小豆一分

　　上二味，各别捣筛，为散已，合治之，取一钱匕，以香豉一合，用热汤七合，煮作稀糜，去滓，取汁合散。温，顿服之。不吐者，少少加，得快吐，乃止。诸亡血、虚家，不可与瓜蒂散。

　　【主治方义】　①用于寒痰水饮积滞于胸膈中致表气不和证（166）。②用于寒痰水饮积滞于胸中所致的痰厥证（355）。③用于宿食积滞于胃上脘的胸闷泛恶欲吐证（十·23）。

　　方中瓜蒂味苦性寒有毒，主入胃经。内服可催吐热痰宿食，用治痰迷癫狂，宿食毒物之疾。外用研末吹鼻，可去湿热而退黄疸，用治湿热黄疸和湿病头痛等疾。赤小豆味甘酸而平，香豉辛散轻浮，三药合用，具有酸苦涌泄之功，可用于涌吐胸中寒痰、水饮、食积之邪。体现了《素问·阴阳应象大论》"其高者，因而越之"的治疗原则。方中用香豉煮糜送药有固护胃气之意。

　　【类证辨析】　瓜蒂散证与一物瓜蒂汤证虽同属瓜蒂散类证，但两方主治证不同。瓜蒂散证属寒痰水饮、宿食结聚在胸和胃上脘的痰厥证与食积证，临床表现为胸中痞硬，气上冲喉咽不得息或心下满而烦，饥而不能食，或胸胃痞闷、泛泛恶心，脉紧等邪实之证。一物瓜蒂汤证则是夏月伤冷水，又感暑邪的暑热挟湿证，临床表现为身热、身重、身疼痛，且有暑伤阳气致气虚的脉微弱之证。所以瓜蒂散证用吐法，方中配有酸而涌泻的赤小豆及轻清宣泄的香豉。而一物瓜蒂汤治之以清热解暑、行热散湿法，故用一味瓜蒂苦泄行水，水去暑解。

【临床应用】

（一）古代应用

《古今医统大全》：小儿急惊，风热口疮，手心伏热，痰嗽痰喘，并用涌法，重则用瓜蒂散，轻则用赤小豆苦参末。

《奇效良方》：治风癫，宜服此药吐之。

《肘后备急方》：胸中多痰头痛不欲食。

《张氏医通》：瓜蒂散治寒痰结于膈上，及湿热头重鼻塞。

《温病条辨》：本方去豆豉，加山栀子，亦名瓜蒂散，治太阴温病，得之二三日，心烦不安、痰涎壅盛、胸中痞塞欲呕者。

《儒门事亲》：三圣散，即本方去赤小豆、豆豉，加防风、藜芦，为粗末，治中风闭证所致之失音闷乱、口眼歪斜，或不省人事、牙关紧急及癫痫等确有痰浊壅塞胸中、脉象浮滑者。

（二）现代应用

1. 内科疾病 用于寒饮痰浊阻于胸膈、三焦气化失司所致的喘证。本方吹鼻，治疗乙型病毒性肝炎、肝硬化和急性黄疸有效。

2. 儿科疾病 用瓜蒂散加减，治疗小儿痰热急惊。

3. 神经、精神疾病

（1）狂证：用本方鼻饲入胃，治疗肝胆气逆、痰火上扰之狂证或用本方加白矾、郁金、白芷等治疗癫狂，症见精神抑郁、沉默痴呆，或喧扰肆骂、狂躁不安等。

（2）郁证：治疗痰气郁结、肝气不舒之梅核气，症见表情淡漠、郁郁寡欢、饮食不佳、胸闷欲呕。亦用于治疗因情志不畅、肝气郁滞、气郁痰凝、阻塞上焦气机所致的郁证。

（3）失眠症：此方常用以治痰浊阻闭清窍之失眠。

（4）酒精依赖：用瓜蒂散治疗酒精依赖有较好疗效。

4.其他疾病 用瓜蒂散加减治疗乳房肿块等症。

【应用要点】

1.抓主症 据临床报道的医案，出现最多的症状为：食不下、胸脘痞满、烦躁狂妄、恶心呕吐、尿黄。

2.明病机 本方证病机为痰湿宿食阻滞胸脘、气机升降失调。

第二节　一物瓜蒂汤

【组成用法】

瓜蒂一十个

上锉，以水一升，煮取五合，去滓，顿服。

【主治方义】　用于暍病挟湿证（二·27）。

本方只用瓜蒂一味，取其苦泄去湿行水，水湿去则暑邪无所依附，达行水散湿、清热解暑之功。

【临床应用】

（一）古代应用

《备急千金要方》：疟疾寒热，瓜蒂二枚，水半盏，浸一宿，顿服，取吐愈。

《太平圣惠方》：瓜蒂末，井水调服一钱，治发狂欲走，取吐即愈。

《伤寒准绳》：若非次头痛，胸中满及发寒热，脉紧而不大者，即是膈上有涎，宜瓜蒂散一钱，暖水调下，吐涎立愈。

《圣济总录》：瓜蒂七枚炒黄碾散。治牙齿痛，以麝香相合，新绵裹，病牙处咬之。

《太平圣惠方》：陈瓜蒂一分，捣罗为末，以羊脂和，以少许敷鼻中息肉上，日三用之。

《卫生宝鉴》：瓜蒂一味，锉如麻豆大，炒令黄，为末。量患者新久虚实大小，或一钱或二钱末，用药一盏，酸韭汁一盏，调下。须是患者隔夜不食。治诸风，膈实诸痛，痰涎津液壅塞，杂病亦然。

《类证活人书》：治湿家，头中寒湿，头痛鼻塞而烦者，瓜蒂末，口含水，搐一字许入鼻中，出黄水。

（二）现代应用

1. 内科疾病

（1）呼吸系统疾病：用瓜蒂、黄连、冰片为散，用吹鼻法，治疗慢性鼻炎有一定疗效。

（2）消化系统疾病：瓜蒂浸出液可治疗尿三胆试验阳性及肝功能异常者。用瓜蒂对中枢性呃逆由胃气挟痰上逆动膈而引发者，有辅助治疗作用。

（3）内分泌系统疾病：本方加味治疗2型糖尿病有一定疗效。

2. 神经、精神疾病

（1）酒精依赖：小剂量的瓜蒂对酒欲有抑制作用，临床可用于戒酒。

（2）头痛：主要用于湿邪上蒙清阳所致的头痛而重、舌苔腻等。用甜瓜蒂研细末，用0.1克搐鼻，使鼻中流出黄水，头痛即愈。

3. 其他疾病

（1）乳房肿块：用陈南瓜蒂2个，焙烧存性内服，治疗乳房肿块。

（2）中毒早期：用瓜蒂具有催吐之功，治疗毒物停留在胃内的中毒早期，临证配合麻黄、甘草等，具有较好疗效。

（3）脐湿：以南瓜蒂适量焙干研极细末，敷于脐中，以盖满脐部为度，治疗脐湿有很好疗效。

【应用要点】

1. 抓主症 临床凡是湿热郁积而致的身疼、身重及痰湿而致的狂证、肿块等都可用。

2. 明病机 本方证病机主要是暑热挟湿。临床表现一为热郁，二为湿停。

3. 应用注意 有报道用甜瓜蒂50克或瓜蒂散中瓜蒂60克，而致腹痛腹泻，呕吐频繁，初吐黏液，继吐绿水、血水，昏迷，中毒致死。因此证实甜瓜蒂苦毒素入肠内可被吸收而中毒，故临床应用当严格掌握用量并慎用为好。

第二十一章 甘草桔梗汤类方

本章共记录了6首方剂,分别是甘草汤、桔梗汤、甘草粉蜜汤、甘麦大枣汤、排脓散、排脓汤,其中,甘草汤出自《伤寒论》;甘草粉蜜汤、甘麦大枣汤、排脓散、排脓汤出自《金匮要略》;桔梗汤在《伤寒论》和《金匮要略》中皆有记载。甘草汤由一味甘草组成,桔梗汤由桔梗和甘草组成,甘草粉蜜汤由甘草、米粉、蜂蜜组成,甘麦大枣汤由甘草、小麦、大枣组成,排脓散由枳实、芍药、桔梗、鸡子黄组成,排脓汤由甘草、桔梗、生姜、大枣组成。从组成可知,此类方组成主要以甘草、桔梗为主,甘草有清热解毒、调和诸药之作用,桔梗为排脓要药。类方中只含有甘草的处方有甘草汤、甘草粉蜜汤、甘麦大枣汤;只含有桔梗的是排脓散;既含甘草又含有桔梗的有桔梗汤、排脓汤。本章从临床应用及辨主症和辨病机的角度对各方进行了阐述。

第一节 甘草汤

【组成用法】

甘草二两

上一味,以水三升,煮取一升半,去滓。温服七合,日二服。

【主治方义】 用于少阴客热咽痛证(311)。

本方只用甘草一味,具有清热解毒之作用,主治咽痛红肿证。

【类证辨析】 甘草汤证与桔梗汤证均为客热咽痛证。只是病情有轻重之分,桔梗汤证较甘草汤证为重,因此两方虽同用甘草,但桔梗汤中更有桔梗开肺利咽。桔梗汤又为治肺痈主方,用其排脓。

【临床应用】

（一）古代应用

《备急千金要方》：甘草汤治肺痿涎唾多，心中温温液液者……蜜炙甘草治阴头生疮。

《外台秘要》：用小便煮甘草数沸服，治疗大人羸瘦。

《世医得效方》：用本方解药毒蛊毒，虫蛇诸毒。

《金匮玉函经》：治小儿撮口发噤。

《圣济总录》：治热毒肿，或生瘭浆。又治舌卒肿起，满口塞喉，气息不通，顷刻杀人。

（二）现代应用

1.呼吸系统疾病　用生甘草10克，开水浸泡，代茶饮，或用甘草锌，治慢性咽炎所致的咽痛。用蜜枣10枚，甘草6克，水煎服，治疗慢性支气管炎所致的咳嗽。

2.消化系统疾病　用甘草甜素片，治疗慢性乙型肝炎有一定疗效；用甘草流浸膏或用甘草锌胶囊可治疗消化性溃疡或口腔黏膜溃疡。

3.内分泌系统疾病　口服甘草流浸膏，治疗慢性肾上腺皮质功能减退症，取得疗效。

4.其他疾病　可用于扁平疣、中毒等。如用甘草提取物复方甘草酸苷片配合维A酸霜，治疗扁平疣有效。甘草汤可治毒蕈中毒、木薯中毒等。

【应用要点】

1.抓主症　咽痛、咽痒、咽部轻微红肿，热感。

2.辨病机　病机虽言少阴客热咽痛，但并非虚火上炎，为邪热侵袭少阴经脉所致，故肾阴不虚，以热扰咽部为主要病机。

第二节　桔梗汤

【组成用法】

> 桔梗一两　甘草二两

上二味，以水三升，煮取一升，去滓。温分再服。

【主治方义】 ①用于少阴客热咽痛证（311）。②用于肺痈证（七·12）。

方中甘草清热解毒，桔梗宣肺利咽，共达利咽止痛之功，又有消肿排脓之效。

【临床应用】

（一）古代应用

《圣济总录》：治喉痹肿塞。

《济阳纲目》：书中甘桔汤（即本方）可治冬温咽喉肿痛。

《证治准绳》：痘疮初出咳嗽到今未愈者，此肺中余邪未尽也，宜甘桔汤（即本方）。

《兰室秘藏》：（桔梗汤）治斑已出，时时与之，快咽喉，觅利胸膈咽。

（二）现代应用

1. 内科疾病

（1）呼吸系统疾病：如急性支气管炎、肺间质纤维化、肺脓肿、老年肺炎等。本方加射干、款冬花、枇杷叶、黄芩、蝉蜕、防风等，治疗急性支气管炎有效。加金银花、连翘等，治疗肺间质纤维化有一定疗效。本方加苇茎、薏苡仁、冬瓜仁、桃仁、全瓜蒌配合抗生素，治疗肺脓疡，有较好疗效。加太子参、麦门冬、金银花、黄芪、芦根、贝母、葶苈子、白及、橘红、薏苡仁、冬瓜仁、桃仁等，治疗老年肺炎有较好疗效。

（2）循环系统疾病：用本方加柴胡、白芍、川芎、赤芍、枳壳、檀香、桂枝、薤白、茯苓，治疗冠心病合并心动过缓属气滞血瘀，胸阳失展者有效。

（3）消化系统疾病：用本方加黄芪、金银花、麦门冬、生地黄、玄参、瓜蒌根、炒白术，治疗放射性食管炎有效。

（4）其他：重用本方治疗纵隔良性肿瘤，加鱼腥草可治疗肺癌。

2. 儿科疾病 本方合《千金》苇茎汤和薏苡附子败酱散并辨证加减，治疗小儿急性化脓性扁桃体炎。

3. 五官科疾病

（1）咽喉疼痛：此方对风热咽痛、风寒咽痛均有效。对风热咽痛，多用本方加薄荷、桑叶、连翘、黄芩、赤芍、瓜蒌根、山豆根、射干等。对风寒咽痛，多用本方加荆芥、防风、苏梗等。对虚火咽痛，多用本方加生地黄、玄参、麦门冬、石斛、沙参、鲜芦根、瓜蒌根等。另外，本方还治疗感冒咽痒即咳，或感冒后久咳，如表证兼有咽痛、咽痒、咳嗽者。

（2）咽喉源性咳嗽：本方加桑叶、杏仁、川贝母、沙参、桔梗、甘草、蝉衣、射干、百部、牛蒡子，治疗本病有效。

（3）失音：用本方加荆芥、前胡、蝉衣、胖大海等，治疗失音。

（4）变应性鼻炎：本方加玄参、杏仁、橘皮、法半夏、茯苓、生姜，治疗变应性鼻炎有较好疗效。

4.其他疾病 用此方治疗猩红热具有良好效果，且退热快，咽痛消失快，白细胞及自主神经系统功能恢复快，并能减少早期并发症。

【应用要点】

1.抓主症 咽痛、咽痒、咽部轻度红肿、音哑等主症。

2.明病机 邪热或痰热上熏，客于肺咽。

第三节　甘草粉蜜汤

【组成用法】

> 甘草二两　粉一两　蜜四两

上三味，以水三升，先煮甘草，取二升，去滓，内粉、蜜，搅令和，煎如薄粥，温服一升，差即止。

【主治方义】　用于蛔虫病（十九·6）。

方中甘草、白蜜甘缓安蛔；粉，即米粉，甘平益胃，此方虽非杀虫之剂，但蛔遇甘则安，安则不复扰于上，心腹疼痛自止。

粉属何种药物，历代注家有两种看法，《千金》《外台》等皆主米粉，取其甘平之性，配甘草、白蜜和胃安蛔；《金匮玉函经二注》《金匮要略心典》则认为是铅粉，使其杂于甘草、白蜜之中，诱使虫食，甘味既尽，毒性即发而虫乃除。对于以上看法，可根据临床病情而斟酌选用。

【临床应用】

（一）古代应用

《备急千金要方》：解鸩毒及一切毒药不止，烦懑方，即本方，甘草、蜜（各四分），梁米粉（一升）。

《肘后备急方》：胡粉炒燥，方寸匕，入肉臛中，空心服，治寸白蛔虫，大效。

《圣济总录》：甘草饮：即本方，方中之粉用葛粉。

（二）现代应用

1.内科疾病 用炙甘草、粳米粉、蜂蜜，治疗十二指肠球部溃疡辨证属脾胃气虚者。本方合黄芪注射液，治疗白细胞减少症有较好疗效。

2.感染性疾病 用甘草、米粉和蜂蜜，治疗胆道蛔虫病及蛔虫性肠梗阻有较好疗效。用生甘草、蜂蜜、粳米粉结合乌梅、川椒、黄连、藿香、槟榔和白矾，治疗妊娠合并胆道蛔虫病有效。

【应用要点】

1.抓主症 蛔虫病，腹痛时作时止，吐涎沫，并应结合蛔虫病其他症状及体征：白睛有蓝色斑点，下唇黏膜有半透明状颗粒，舌面红点，面颊部白斑，鼻孔搔痒，睡中龂齿，贪食不易消化，或嗜异癖，有吐蛔、便蛔史等。

2.明病机 本方证为饮食不洁，蛔虫卵寄居肠道繁殖成虫，蛔虫攻窜于胃肠致气机逆乱。

3.应用注意 有报道本方中使用铅粉中毒的病例，故在临床中使用时要注意，一般多用米粉而少用铅粉，若需使用铅粉，应严格掌握适应证和用药的剂量，以防中毒。

第四节 甘麦大枣汤

【组成用法】

> 甘草三两　小麦一升　大枣十枚

上三味，以水六升，煮取三升，温分三服，亦补脾气。

【主治方义】 用于妇人脏躁证（二十二·6）。

方中小麦健脾宁心安神，甘草、大枣补脾润燥缓急。诸药合用使中焦气血生化有源，肝有所藏，心肺得养，脏躁得治。

【临床应用】

（一）古代应用

《普济本事方》：治妇人数欠伸，无故悲泣不止。或谓之有祟，祈禳请祷备至，终不应……甘麦大枣汤……尽剂而愈。

《产科心法》：孕妇无故悲泣，为脏躁也，大枣汤（即本方）治之妙。

（二）现代应用

1. 内科疾病

（1）呼吸系统疾病：用本方加炒酸枣仁、青皮、陈皮、姜半夏、姜竹茹、薏苡仁、莱菔子、开金锁、佛耳草、川芎、石菖蒲，治疗心阴不足之慢性咽炎咳嗽；加炒酸枣仁、青皮、陈皮、姜半夏、柴胡、前胡地、赤芍、白芍、石菖蒲、瓜蒌仁、枳壳、枳实、平地木、功劳叶、重楼、半边莲、江剪刀草等，治疗心肝火旺之慢性咽炎咳嗽；加炒酸枣仁、五味子、女贞子、杜仲、淫羊藿、海浮石、海蛤壳、昆布、炙紫菀、狗脊、川芎、石菖蒲、天竺子、重楼等，治疗肝肾不足之慢性咽炎咳嗽等。

（2）循环系统疾病：如用本方合生脉散，治疗心脏病心悸、早搏；加丹参、川百合、半夏、赤苓、娑罗子、麦门冬、五味子，治疗心阴不足、脾胃不和之心动过速伴房颤；加当归、白芍、白术、党参、黄芪、丹参、麦门冬、娑罗子、川芎、五味子，治疗气血两亏冠心病；加苦参、僵蚕、蝉蜕、柴胡、煅龙牡、合欢皮、丹参、郁金、石菖蒲、川芎、葛根、赤白芍等，治疗心神经官能症等。亦有合柴胡龙骨牡蛎汤，治疗冠心病心绞痛者。

（3）消化系统疾病：以本方加制香附、苏梗、炒枳壳、煅瓦楞为基础，治疗功能性消化不良有效。肝胃不和者加柴胡、郁金；肝胃郁热者加八月札、蒲公英；肝郁脾虚者加党参、白术；胃脘痛者加玄胡；嗳气者，加代赭石；烧心者加芙蓉叶；泛酸者加煅乌贼骨；呕吐者加姜竹茹；纳呆者加佛手、神曲；烦躁失眠者加百合、知母等。

（4）内分泌系统疾病：如甲状腺功能亢进症。本方合酸枣仁汤加白芍、黄连、柴胡、夏枯草、浙贝母、夜交藤为基础，阴血不足者加生地黄、麦门冬；瘀血者加丹参、赤芍；热重者加牡丹皮、合欢皮，以治疗甲状腺功能亢进症。

（5）血液系统疾病：如血小板减少性紫癜。合用五子衍宗丸，治疗原发性血小板减少性紫癜。

2. 妇产科疾病　用本方治疗更年期综合征、闭经、妊娠期惊吓、乳腺增生等。

（1）乳腺增生：合百合、知母并辨证加减，治疗乳腺增生，如乳房胀痛者加八月札、川楝子、延胡索、郁金等；乳房结块较硬者加莪术、三棱、桃仁、红花等；心烦失眠者加黄连、酸枣仁、夜交藤、合欢皮等；心悸者加丹参、龙齿；

神疲乏力者加党参、黄芪等；口干口苦者加石斛、麦门冬、生地黄等；大便秘结者加火麻仁、郁李仁、全瓜蒌、生大黄等；心烦易怒或郁郁寡欢者加郁金、远志、石昌蒲等；不思饮食者加神曲、山楂、麦芽、谷芽等。

（2）乳腺癌类更年期期综合征：本方合用天王补心丹，治疗乳腺癌类更年期综合征。

（3）闭经：本方加丹参、合欢皮、郁金、黄柏、香附为基础，治疗闭经有效，如火旺者加栀子、牡丹皮、白芍；气血虚者加熟地黄、党参；肾虚者加山茱萸、枸杞子、怀山药；痛甚者加延胡索、川楝子；纳差者加谷麦芽、鸡内金；呕吐者加陈皮、竹茹等。

（4）更年期综合征：本方合温胆汤、二仙汤、六味地黄丸、小柴胡汤，治疗更年期综合征；亦有加山茱萸、熟地黄、白芍、当归、黄芪、枸杞子、酸枣仁、柴胡、郁金等治疗更年期综合征者。

3. 儿科疾病 本方治疗小儿遗尿、神经性尿频、小儿夜啼、小儿多动症等。如加桑螵蛸、益智仁、石菖蒲、远志、五味子、菟丝子等，治疗小儿遗尿；合桂枝加龙骨牡蛎汤，治疗小儿夜惊等。

4. 神经、精神疾病

（1）失眠：本方合并电针，治疗心脾两虚型失眠；合栀子豉汤，治疗更年期失眠；合越鞠丸，治疗青春期失眠；合半夏汤、酸枣仁汤，治疗顽固性失眠等。

（2）抑郁症：本方如合柴胡疏肝散，治疗产后抑郁症；加黄芪、郁金、香附、甘松、石菖蒲、升麻、黑附子或配合针刺等，治疗抑郁症；合归脾汤、逍遥散，治疗更年期抑郁症；合百合地黄汤，治疗老年性抑郁症；合定志丸，治疗脑卒中后抑郁症；本方单用，治疗肿瘤抑郁症等。

（3）焦虑症：本方合用认知疗法，治疗焦虑症。

（4）神经衰弱：本方加百合、苏叶、姜半夏、茯苓、磁石，并辨证加药，治疗神经衰弱，有较好疗效。

（5）自汗症：本方加生黄芪、酸枣仁等，治疗自汗症有效。

5. 皮肤科疾病 本方加地黄、牡丹皮、桑叶，治疗风瘾疹（慢性荨麻疹）；加生地黄、赤芍、牡丹皮、石膏、麻黄、蜂蜜，治疗风毒肿（药物性皮炎）；加生地黄、赤芍、牡丹皮，治疗中药毒（固定性红斑）；加生地黄、赤芍、牡丹皮、生龙牡，治疗马疥（结节性痒疹）；加生地黄、赤芍、黄芪、桑叶，治疗风瘙痒（瘙痒症）；加生地黄、牡丹皮、芦根、桑叶，治疗唇风等皮肤科疾病。

6.其他疾病 用本方治疗亚健康、滑泄、眩晕等症。因甘麦大枣汤有补养心脾的作用，临床除用以治脏躁病和心脾不足的失眠外，也用以治亚健康、眩晕、妊娠头痛、关节痛等。

【应用要点】

1.抓主症 ①有精神神志失常之症，如忧郁、恼怒、悲伤、烦躁等。②有心肝血虚、脾虚之症，如神疲乏力、口干、舌红少苔、脉细等。

2.明病机 本方证基本病机为忧思恼怒，肝郁化火，伤阴耗液，心脾两虚。

第五节　排脓散

【组成用法】

枳实十六枚　芍药六分　桔梗二分

上三味，杵为散，取鸡子黄一枚，以药散与鸡黄相等，揉和令相得，饮和服之，日一服。

【主治方义】 原文未列主治证候，一般认为用于疮痈脓成将溃，胸胁胀闷、疼痛、脉实者（十八·附）。

【类证鉴别】 排脓散证与排脓汤证皆属脓证。前者乃气滞血瘀、肉腐血败，脓成将溃，以胸胁胀闷，疼痛拒按，局部红肿疼痛为主症，治宜行气活血、消痈排脓。而后者系热毒壅盛、营卫不和、腐败血肉、脓成已溃所致，临床主要表现为咽喉肿痛、吐脓血痰、咳嗽气急等，治宜调和营卫、解毒排脓。

【临床应用】

（一）古代应用

《张氏医通》：治内痈，脓从便出。

《顾松园医镜》：《金匮》排脓散，诸疮痈毒皆可宗用。立斋云：余治胃脘痈，每用前方加清胃药亦效。若吐脓血，饮食少思，则壮胃气为主，而佐以前药，不可专治其痈。

（二）现代应用

1.内科疾病 如复发性口腔溃疡。本方合甘草泻心汤和赤小豆当归散，治疗复发性口腔溃疡属中医狐惑病者有效。

2. 妇产科疾病　本方加甘草、生姜、大枣、皂角刺、贯众、薏苡仁、苍术、海螵蛸、浙贝母、蒲公英等，治疗慢性盆腔炎。

3. 五官科病　本方加桃仁、红花为基础，治疗鼻渊。鼻塞不通者加辛夷花、苍耳子；前额疼痛加白芷；眼眶痛加决明子、青葙子；涕浊色黄，量多臭秽者加银花、连翘、黄芩、薏苡仁、芦根、野菊花、蒲公英、紫花地丁、鱼腥草、败酱草等。

4. 其他疾病　如急性化脓性疾病、颌下腺肿等。对于多数急性化脓性疾病中医属痈肿者，如炎症型牙周病、疖肿、阑尾周围脓肿等。本方减鸡子黄，治疗颌下腺肿属中医涎石症者。

对于本方的临床应用，其一为内痈：如胃痈（下脘）和肠痈，脓成将溃或初溃，热毒较盛之证，可用本方以排脓化毒。方中重用枳实，理气导滞而除郁热，芍药凉血和血而定痛，桔梗开提气机而排脓，鸡子黄之甘润而护胃阴。一是枳实、桔梗以调气分之滞而排脓，一是鸡子黄以滋其血分之虚，促使气行血和，气行脓去，以收排脓解毒之功。方中芍药之运用，脓成未溃，其脉滑数，属瘀热较盛者，可用赤芍以凉血化瘀；如初溃或溃后，其脉虚数，属血虚虚热较盛者，可用白芍以养血滋阴。其二为下部痈脓：临床上排脓散与排脓汤都属于排脓解毒的基本方剂，无论内痈、外痈、金疮成脓者，都可使用。排脓散有破血排脓，消肿止痛之功，可侧重于下部痈脓病；排脓汤苦辛甘合用，排脓解毒，安中和营卫为特点，可侧重用于上部痈脓病。临床应用时可二方合用，或根据病情的寒热多少，分别加入薏苡仁、贝母、瓜蒌仁、金银花、连翘、鱼腥草等，收效更捷。

【应用要点】

1. 抓主症　①内痈成脓的表现，胸腹胀满挛急，按之痛；或咳唾脓血，或便脓血。②体表化脓性肿物局部红肿疼痛，周围浸润甚，紧张而坚硬。③头痛、发热、恶寒等全身性症状不明显。

2. 明病机　此方为排脓解毒的基本方之一，其主治病证的基本病机为：气血郁滞，热毒壅遏，腐败血肉。以邪毒盛为主，正虚不甚。

第六节　排脓汤

【组成用法】

> 甘草二两　桔梗三两　生姜一两　大枣十枚

上四味，以水三升，煮取一升，温服五合，日再服。

【主治方义】　原方未列主治证候，一般认为用于肺痈、喉痈，脓成初溃者（十八·附）。

【临床应用】　本方可治喉痹、肺痈等病症，与排脓散多结合使用。

第二十二章　半夏汤类方

半夏汤类方共有方剂 10 首，分别为小半夏汤、小半夏加茯苓汤、大半夏汤、半夏干姜散、生姜半夏汤、干姜人参半夏丸、厚朴生姜半夏甘草人参汤、旋覆代赭汤、半夏厚朴汤、苦酒汤。其中，厚朴生姜半夏甘草人参汤、旋覆代赭汤、苦酒汤出自《伤寒论》；小半夏汤、小半夏加茯苓汤、大半夏汤、半夏干姜散、生姜半夏汤、干姜人参半夏丸、半夏厚朴汤出自《金匮要略》。从此类处方名称可知，半夏、生姜或干姜在其中起着关键的作用。半夏味辛性温，有燥湿化痰、降逆止呕、消痞散结之功；生姜被誉为"呕家圣药"。本章针对上述 10 首方剂，分别就其临床应用及辨主症与辨病机进行阐释。

第一节　小半夏汤

【组成用法】

> 半夏一升　生姜半斤

上二味，以水七升，煮取一升半，分温再服。

【主治方义】　①用于痰饮停滞胃中而致呕吐，吐多清水，或干呕，或呃逆，饮食不下，口不渴（十二·28，十七·12）。②用于黄疸证属脾胃虚寒，寒湿内盛而误用除热之品，胃阳遏抑，气机上逆之干呕，呃逆（十五·20）。

方中半夏辛温而燥，降逆化饮，和胃止呕；生姜辛温，温胃降逆，散饮止呕。二味相合，共奏降逆止呕，散饮和胃之效。后世医家誉称本方为呕方之祖。

【类证辨析】　小半夏汤证与小半夏加茯苓汤证均因饮停心下所致，可见呕吐、干呕、呃逆等症，方中用药皆有半夏和生姜。但小半夏汤证乃胃有停饮，逆而作呕，或误治伤及胃气，失其和降致干呕、呃逆，故治宜和胃降逆散饮，以达止呕之目的；小半夏加茯苓汤证则较小半夏汤证为重，水饮阻中，碍清阳之升，凌心气于上，除呕吐之症外，又见目眩、心悸，故加茯苓一味以渗湿健脾，兼宁心神。

【临床应用】

（一）古代应用

《备急千金要方》：病心腹虚冷，游痰气上，胸胁满，不下食，呕逆者方。

《外台秘要》：疗呕哕，心下悸，痞硬不能食小半夏汤方。

《太平圣惠方》：治五噎，胸膈咽喉不利、痰逆食少，宜服此方……患年多者，不过三服差。

《严氏济生方》：玉液汤（即本方加沉香水一呷，温服），治七情伤感、气郁生涎、随气上逆、头目眩晕、心嘈忪悸、眉棱骨痛。

《圣济总录》：治霍乱呕吐涎沫，医反下之，心下作痞。

《魏氏家藏方》：本方加甘草，去痰涎，进饮食。

《仁斋直指方论》：半夏丸（即本方略改炮制法为丸），治吐血下血，崩中带下，喘急痰呕，中满虚肿，亦治宿瘀，百病通用。

（二）现代应用

1. 消化系统疾病

（1）上消化道出血：本方合用黄土汤，治疗溃疡病继发上消化道出血有效。

（2）消化系统疾病所致的呕吐：癌症化疗后呕吐，如食管癌、胃癌、结肠癌等化疗后；胃失和降性呕吐，如胃炎、胰腺炎、胆囊炎、贲门痉挛、幽门梗阻、胃潴留等辨证加减应用。脾胃虚寒者，加干姜、附子、白术、丁香、枳实等；外邪犯胃者，加苏叶、藿香等；痰饮内停者，加茯苓、白术、陈皮等；肝热犯胃者，合用左金丸。本方加吴茱萸、茯苓、竹茹等，治疗妊娠呕吐。

2. 神经系统疾病　本方合用苓桂术甘汤治疗梅尼埃病；眩晕者，加钩藤、天麻；头痛耳聋者，加蔓荆子、川芎、石菖蒲；恶心呕吐者，加竹茹、代赭石；头目胀痛，心烦口苦者，加黄连、黄芩。

3. 其他疾病　本方治疗药物不良反应引起的呕吐，如雷公藤制剂引起的呕吐。也可治疗急性心肌梗死或心力衰竭所致的呕吐，以小半夏汤煎汁超声雾化吸入，或加茯苓、白术、泽泻等治疗有效。肝阳上亢引起的呕吐，与泽泻汤和天麻钩藤饮合用，治疗有效。本方合苓桂术甘汤，治疗神经性呕吐。

【应用要点】

1.抓主症 呕吐恶心或呕吐不止，吐多痰涎清水，或干呕，或呃逆，饮食不下，口不渴，苔白滑，脉弦滑。

2.明病机 本方证为饮停心下，胃失和降，痰浊上逆；或为黄疸证脾胃虚寒，湿盛于里误用除热，遏阻胃阳，气机上逆。

第二节　小半夏加茯苓汤

【组成用法】

半夏一升　生姜半斤　茯苓二两（一法四两）

上三味，以水七升，煮取一升五合，分温再服。

【主治方义】 用于水饮内停之呕吐，呕多痰涎清水，心下痞满，眩晕心悸，口渴或不渴（十二·30，十二·41）。

本方为小半夏汤加味而成。方中用半夏合生姜以温胃化饮，降逆止呕；配茯苓淡渗利水，宁心安神。在小半夏汤温散水饮之中，又有利水导饮下行之功，使涤饮力强并具安心功效。

【临床应用】

（一）古代应用

《太平惠民和剂局方》：茯苓半夏汤（即本方），治停痰留饮、胸膈满闷、咳嗽呕吐、气短恶心，以致饮食不下。亦治疗喜怒悲思忧恐惊之气，结成痰涎，状如破絮，或如梅核，在咽喉之间，咳不出，咽不下，此其气之所为也。

《圣济总录》：半夏加茯苓汤（即本方），治三焦不顺、心下痞满、膈间有水、目眩悸动。

《妇人良方大全》：大半夏汤（即本方），治痰饮、脾胃不和、咳嗽呕吐、饮食不入。

《仁斋直指方论》：治水结胸证，心下怔满、无大热、头汗出。

《张氏医通》：治痰饮汗多，小便不利。

（二）现代应用

1.内科疾病

（1）呼吸系统疾病：慢性支气管炎并发肺气肿所致的咳嗽、水肿、心悸等，以本方合葶苈大枣泻肺汤加莱菔子、苏子、杏仁、厚朴，治疗属膈间支饮犯肺凌心者。如急性支气管炎、慢性支气管炎、急性上呼吸道感染、肺炎所致的咳嗽，本方合用抗生素，治疗有效。渗出性胸膜炎，如初期见发热恶寒者，合用小柴胡汤；胸水期者，单用本方治疗渗出性胸膜炎胸水有效。

（2）消化系统疾病：合用香砂六君子汤为基础，加陈皮、旋覆花、代赭石、海螵蛸、山药、鸡内金等，随症加减，治疗反流性食管炎有较好的疗效。如食欲不振者，加焦山楂、神曲、莱菔子；胃脘胀满不适者，加枳壳、厚朴；兼瘀血者，加丹参、莪术等。多种原因导致的呕吐，如妊娠恶阻、神经性呕吐、胃炎、梅尼埃病、晕动症、尿毒症、肿瘤化疗后呕吐等，以呕吐伴头眩、心悸者效颇佳。治妊娠恶阻，呕吐频繁，属痰阻内停者，并无动胎、堕胎之不良反应，如本方合泽泻汤（泽泻、白术）加厚朴、苍术、陈皮、猪苓、竹茹、桔梗、代赭石，脾虚者加人参；气滞者加苏梗、砂仁；胃寒者加干姜；烦热、口渴者加黄连、黄芩。加泽泻、白术、天麻、猪苓、桂枝，治疗水饮停于胃脘之见恶心、嗳气、心下痞闷、纳食不馨等。合吴茱萸汤加山药、葛根、赤白芍、当归等，治疗脑震荡呕吐；加山药、陈皮、白芍，治疗十二指肠发作期呕吐；加泽泻、白术、沉香、蔓荆子、山药，治疗梅尼埃病呕吐。亦用本方可以有效治疗艾滋病用高效联合抗反转录病毒治疗（俗称鸡尾酒疗法）后出现的消化道反应等。

（3）循环系统疾病：病毒性心肌炎所致心悸，属心下支饮者，用小半夏加茯苓汤原方为基础，合用苓桂术甘汤或加生龙骨、生牡蛎治疗。本方合葶苈大枣泻肺汤加厚朴、苏子、甘草等，治疗心包积液效果较好。本方治疗肺心病心力衰竭、右心力衰竭，疗效确切。治疗肺心病心力衰竭，以本方为基础，舌有瘀斑者加丹参、苔黄厚腻者加瓜蒌、苔浮润滑者加石斛、舌光剥无苔者加山药。对于肺心病，本方合葶苈大枣泻肺汤加桑白皮、杏仁、甘草、丹参、瓜蒌等。本方亦可用于高血压的治疗，如合吴茱萸汤加茯神、白芷、地龙、白僵蚕、柴胡、青皮、陈皮、钩藤等，治疗高血压眩晕。

（4）泌尿系统疾病：本方加益母草、麦芽、大黄、肉桂、砂仁、蝉蜕，治疗多种原因所致的慢性肾衰竭，血瘀者加丹参、牛膝；水湿者加大腹皮、泽泻；湿热者加白花蛇舌草；气滞者加青皮、陈皮、木香等。尿毒症者，用本方加陈皮、炒麦芽、炒稻芽、伏龙肝等，可使严重呕吐患者病情缓解。

（5）内分泌系统疾病：以本方为主，治疗糖尿病合并胃轻瘫者。

（6）其他：本方可用于脑动脉供血不足、梅尼埃病等引起的头目眩晕。如合泽泻汤治疗循环缺血性眩晕；合泽泻汤加葛根、丹参、当归、川芎、生山楂等，治疗颈性眩晕。以本方加泽泻为基础辨证用药治疗眩晕者，如肝阳上亢，加天麻、钩藤、菊花；肝肾阴虚，加熟地黄、女贞子、枸杞子；肾阳不足，加淫羊藿、肉桂、怀牛膝；气血亏虚，加黄芪、党参、当归、阿胶；瘀血内阻，加桃仁、红花、川芎、川牛膝等。

2.儿科疾病 本方加荆芥、益智仁、人参、升麻等，治疗小儿秋季性腹泻有效。

【应用要点】

1.抓主症 呕吐、吐多痰涎清水、心下痞满、头目昏眩、心中悸动、口渴或不渴、舌苔白滑、脉弦或弦滑。

2.明病机 本方病机为水饮内停于胃，上逆于胸膈，凌于心，犯于肺，扰于清窍。

第三节 大半夏汤

【组成用法】

半夏二升（洗完用） 人参三两 白蜜一升

上三味，以水一斗二升，和蜜，扬之二百四十遍，煮药取升半，温服一升，余分再服。

【主治方义】 用于胃气虚弱，津液不足之胃反证（十七·16），症见朝食暮吐，暮食朝吐，宿谷不化，心下痞满，形体瘦弱，神疲乏力，大便干结，甚则燥结如羊粪。

方中半夏降逆止呕，人参益气健脾，白蜜润燥益阴通便，并制半夏之燥，全方合用，共奏补虚和胃，降逆润燥之功。本方煮法强调应"以水一斗二升，和蜜，扬之二百四十遍"，意在使水蜜混为一体，既滋阴润燥，又监制半夏，取降逆止呕而不燥之效。

【类证辨析】 大半夏汤证与小半夏汤证皆见呕吐之症，方中均有半夏。但大半夏汤因气虚津少，胃失和降而上逆，证属虚寒胃反，以朝食暮吐，暮食朝吐，神疲乏力，大便干结为特征；小半夏汤证则属饮停中焦，胃气上逆，证乃水饮呕吐之实证，以呕吐清水，谷不得下为特征。

【临床应用】

（一）古代应用

《备急千金要方》：治胃反不受食，食已即呕叶方。

《外台秘要》：治呕心下痞硬。

《三因极一病证方论》：治心气不行，郁生痰饮，聚结不散，心下痞硬，肠中辘辘有声，食入即吐。

《圣济总录》治霍乱逆满、心下痞塞。

《本草图经》：人参四两，半夏一两，生姜汁熬一宿，曝干末为丸，治大人小儿不进乳食、和气去痰。

（二）现代应用

1. 消化系统疾病　本方常用于治疗贲门痉挛、幽门梗阻、胃及十二指肠溃疡、胃癌、胃扭转、顽固性贲门失弛缓症、神经性呕吐、呃逆、化疗所致的胃肠道反应、胃癌出血等。如反胃呕吐，常见于胃癌、食管癌及幽门梗阻等，凡属虚寒者，皆可用大半夏汤为基础方，随症加减。如痰多胸闷者，加瓜蒌、薤白、枳壳；兼瘀血者，加当归、川芎、三七粉；虚燥者，加葛根、丹参、沙参、麦门冬。本方加竹茹、芦根、枳壳，治疗顽固性呃逆属脾气阴两虚、胃气上逆者。用大半夏汤加味防治化疗而致胃肠道反应，有较好疗效。癌症患者化疗后易出现恶心呕吐、厌食乏力，以本方加苏叶、黄连、生姜治疗。治疗胃癌出血以呕血为主，本方加茜草炭、墨旱莲、炙甘草、代赭石，并冲服乌贼骨、白及、三七粉。

2. 妇产科疾病　用大半夏汤治疗妊娠恶阻疗效显著，胃热者，加黄连、竹茹；有痰者，加茯苓、陈皮；兼外感加紫苏、藿香。

【应用要点】

1. 抓主症　朝食暮吐，暮食朝吐，宿谷不化，呕吐不消化食物或涎沫，心下痞满，形体瘦弱，神疲乏力，大便干燥，甚则燥结如羊粪状，舌淡、苔薄白，脉虚缓。

2. 明病机　本方证病机为胃气虚弱，津液不足，胃失和降而上逆。

第四节　半夏干姜散

【组成用法】

半夏　干姜各等分

上二味，杵为散，取方寸匕，浆水一升半，煮取七合，顿服之。

【主治方义】　用于中阳不足，胃寒气逆或寒饮上逆所致呕吐，或干呕，或吐涎沫稀薄清冷（十七·20），胃寒喜温，口不渴。

方中用半夏降逆止呕，干姜温中散寒，二味相伍，温胃降逆以除胃寒气逆之呕逆，并温肺化饮可消寒饮上逆之吐涎沫，为治胃寒呕叶之良方。要求用浆水煎煮，取调和中气助止呕之用，"顿服"则收效迅捷。

【类证辨析】　半夏干姜散与小半夏汤均可治呕，二方同用半夏降逆止呕。半夏干姜散所治为中阳不足、运化无力、胃失和降、气机上逆，或津液不化成痰涎随胃气上逆，重在胃寒，常伴畏寒喜温，治宜温胃祛寒、降逆化饮为法，方中配干姜以温中散寒。小半夏汤其治乃饮停心下，胃气上逆，重在停饮，治宜蠲饮止呕为法，方中配生姜可宣散化饮。

【临床应用】

（一）古代应用

《太平圣惠方》：治冷痰饮、胸膈气满、吐逆不思饮食方：半夏二两，干姜、丁香各一两，为末，以生姜粥饮调下一钱。

《三因极一病证方论》：干姜散，治悬痈壅热，卒暴肿大，干姜、半夏洗去滑，等份，右为末，以少许着舌上，咽津。

（二）现代应用

1. 内科疾病

（1）消化系统疾病：本方治疗慢性胃炎及顽固性呕吐、呃逆等。如用半夏干姜散，治疗口中流涎属中阳不足，寒饮内盛上逆者。以本方加党参、代赭石、牛膝、红花为基础，治疗膈肌痉挛所致的呃逆呕吐有较好疗效。

（2）循环系统疾病：本方可用于治原发性高血压，属中阳不足，寒饮上逆者。

2. 妇产科疾病　本方合甘草附子汤、橘皮汤加陈皮、杜仲、续断，治疗妊娠恶阻有效。

【应用要点】

1.抓主症 呕吐或干呕，或呕出涎沫清冷稀薄、畏寒喜热、口不渴、舌质淡、苔白骨、脉沉迟。

2.明病机 本方证为中阳不足，胃寒气逆，或寒饮上逆。

第五节　生姜半夏汤

【组成用法】

半夏半斤　生姜汁一升

上二味，以水三升，煮半夏，取二升，内生姜汁，煮取一升半，小冷，分四服，日三、夜一服，止，停后服。

【主治方义】　用于寒饮抟结胸中，气机郁滞不利而致胸中烦闷甚，似喘不喘，似呕不呕，似哕不哕，有无可奈何之感，又不可言明其状（十七·21）。

方中半夏降逆散结，生姜汁重用一升以辛散寒饮，舒展胸阳，二药配伍则使寒散饮化，气机调畅，胸阳舒布，以达辛散寒饮，宣通阳气之功。服药方法宜热药冷服，以免格拒，即方后“小冷”之意；又应“分四服”，取频进少服，使药力持久，徐徐渐散胸中饮邪之功。

【类证辨析】　生姜半夏汤与小半夏汤方中用药相同，均可治疗寒饮内停之证。但生姜半夏汤因寒饮抟结胸中，胸阳被阻，气机不畅，主要表现为胸中烦闷至极，似喘非喘，似呕不呕，似哕不哕，有不可言明之痛苦；而小半夏汤证乃寒饮停滞心下，胃失和降，多表现为呕吐，或干呕，谷不得下等。故此，前者重用生姜汁，以辛散寒饮达通阳之目的；后者则半夏为主，为降逆化饮以止呕之用。

【临床应用】

（一）古代应用

《外台秘要》：必效疗脚气方，半夏三两，生姜汁三升，水煮空腹服。又疗脚气入心、闷绝欲死者。

《扁鹊心书》：治风痰上攻，头旋眼花，痰壅作嗽，面目浮肿。

《幼幼新书》：治胎惊涎盛不乳，以本方为丸。

《伤寒总病论》：治伤寒呕吐欲死。

《圣济总录》：治风湿脚气，痰壅头痛，以本方为丸。

《仁斋直指方论》：治吐血下血，喘息痰呕，中满虚肿，以本方为丸。

《济阴纲目》：半夏研碎末，香油炒，为末，用生姜汁浸炊饼，丸如桐子大，每服二十丸，姜汤下。治心痛，亦能治哮喘，名半夏丸。

（二）现代应用

1. 内科疾病 治疗中医窍闭证，如本方多合其他方剂，治疗癫痫、热病出现神志不清、昏迷等。生姜半夏汤证虽涉及心、肺、胃三脏，但病变中心在心包，病机应属寒饮挓结、神气闭郁，故生姜半夏汤属温开范畴，适宜于寒痰蒙蔽心包、神气闭郁、机窍失灵之证。而且，生姜半夏汤的特殊功效在于不独散结，且能开窍，可谓内服开窍剂之渊薮，如后世菖蒲郁金汤、五痫丸、定痫丸中均用生姜汁、半夏豁痰开窍。

2. 其他疾病 如用生姜半夏汤治愈眉棱骨疼痛，证属脾不运湿、风痰为患，药用生半夏30克，生姜20克，以沸水泡之，代茶频服即愈。凡顽痰、怪痰为病，用生半夏为佳。单用鲜姜汁，治疗晕车有较好疗效。如以鲜姜25克，研末挤汁口服，乘车前服用即效。

【应用要点】

1. 抓主症 胸中烦闷至极，似喘不喘，似呕不呕，似哕不哕，有无可奈何之感，其状不可以语言表述，舌苔白腻或白滑，脉弦滑有力。

2. 明病机 本方证病机为寒饮搏结胸中，气机郁滞不利，肺之宣降失司，胃之和降不利，且凌迫于心。

第六节　干姜人参半夏丸

【组成用法】

干姜　人参各一两　半夏二两

上三味，末之，以生姜汁糊为丸，如梧子大，饮服十丸，日三服。

【主治方义】 用于脾胃虚寒，寒饮上逆之恶阻重证（二十·6）。症见妊娠呕吐剧烈，吐物为清冷涎沫或清水，口淡无味，精神不振，倦怠嗜卧，或头眩心悸，或喜温热饮，大便溏稀。

方中以干姜温中散寒邪，人参补益扶正气，二药配伍温补中焦。半夏合生姜汁辛散寒饮，降逆止呕。全方共用，则中阳振，寒饮化，胃气降，呕吐止。

【类证辨析】 干姜人参半夏丸与桂枝汤皆可治疗妊娠恶阻。干姜人参半夏丸证为胃虚寒饮上逆，常见恶心呕吐剧烈，呕吐物清冷涎沫或清水，倦怠嗜卧，精神不振等症；桂枝汤证属妊娠初期，气血失和，胃气虚弱，多见干呕，或恶心呕吐，不能食，但身无寒热，其脉平和，尺脉可稍弱。前者病症偏重，宜温中益气，化饮降逆；后者病症为轻，应调和气血，补益脾胃。

【临床应用】

（一）古代应用

《太平圣惠方》：半夏丸，即本方三味等分为末，地黄汁浸，蒸饼和丸，如梧子大，每服不计时候，以粥饮下十丸。治妊娠恶阻，醋心，胸中冷，腹痛，不能食，辄吐清黄汁方。

《幼幼新书》：人参丸，本方加茯苓，蜜丸。治小儿调中止痢，去冷进食。

《金匮悬解》：此方以生姜汁、炼蜜为丸，治反胃呕吐甚良。加茯苓，愈妙。

（二）现代应用

1. 内科疾病

（1）消化系统疾病：本方加吴茱萸、代赭石，治疗顽固性呕吐；加炒吴萸、丁香、炒白术、旋覆花、砂仁，治疗虚寒吐逆证呕吐等；加瓜蒌壳、薤白，治疗胃脘痞满不适有效；加香附、高良姜，治疗气虚寒滞所致的腹痛。

（2）泌尿系统疾病：本方加淫羊藿、肉苁蓉、炙甘草、茯苓、代赭石、大黄，治疗慢性肾衰竭患者消化道症状者。

（3）神经系统疾病：本方合用苓桂术甘汤或泽泻汤，治疗虚寒或兼痰饮上逆所致的眩晕效佳。

2. 妇产科疾病 本方临床常治疗胃虚寒饮停胃所致的妊娠恶阻。如重症妊娠恶阻患者，用干姜人参半夏丸方。随症加味，呕吐甚者加连翘、苏梗；胃热者，加黄连、黄芩；呕吐伤阴甚者，加石斛、乌梅；脾胃阳虚、胃有寒饮者，加茯苓、炒白术、陈皮、砂仁、甘草。或合用桂枝汤，治疗重症妊娠恶阻。亦有用干姜人参半夏丸加味，治疗胃中素有寒饮，以呕吐清稀痰涎、舌淡、苔白滑为辨证要点的妊娠恶阻。另外，本方加炒白术、木香、砂仁、陈皮、山药、麦门冬、炒白芍、炙甘草，治疗糖尿病妊娠严重呕吐伴发作性低血糖者。

【应用要点】

1.抓主症 妊娠呕吐剧烈，呕吐清冷痰涎或清水，病程较长，口淡无味，精神萎靡，倦怠嗜卧，或头眩心悸，或喜温热饮，大便溏稀，舌淡苔薄白滑，脉缓或沉滑无力。

2.明病机 本方证病机为脾胃虚寒，寒饮上逆。

第七节 厚朴生姜半夏甘草人参汤

【组成用法】

> 厚朴半斤（炙，去皮）　生姜半斤（切）　半夏半升（洗）
> 甘草二两　人参一两

上五味，以水一斗，煮取三升，去滓，温服一升，日三服。

【主治方义】 用于治疗太阳病误汗，脾气受伤，以致出现脾虚湿阻气滞证（66）。症见腹部胀满，按之虚满不硬不痛，体倦乏力，大便不实，或有呕恶。

方中厚朴行气消胀除满；半夏燥湿化痰降逆；生姜散水化饮和胃。三味相伍，理气除湿，消胀散满之力增，使湿去气行。人参、炙甘草补气益脾。全方合用，收理气散满，健脾除湿之效，为消补兼施，祛邪扶正之剂。

【类证辨析】 厚朴生姜半夏甘草人参汤与栀子厚朴汤及大承气汤治证，皆有腹满。但厚朴生姜半夏甘草人参汤乃脾虚湿阻气滞之虚中挟实证，腹胀按之虚满且不硬不痛，伴体倦乏力，大便不实等，治当补消并施。栀子厚朴汤所治属无形邪热内陷，气机壅滞于腹，腹满与心烦，卧起不安并见，法当清热除烦，行气消满。大承气汤证乃热结气滞之阳明腑实证，腹满硬痛，大便秘结不通，其则发热、烦躁、谵语等，治宜峻下热结。

【临床应用】

（一）古代应用

《名医类案》：治泄泻，腹胀作痛，服黄芩芍药之类，胀急愈更甚者。

《张氏医通》：治胃虚呕逆，痞满不食。

（二）现代应用

1. 内科疾病

（1）呼吸系统疾病：慢性支气管炎咳嗽。可用本方加五味子、茯苓，治疗咳嗽、痰白稀、胸闷、微恶寒、纳差者。

（2）循环系统疾病：治充血性心肌病，见胸闷短气、腹胀满、不能食、舌暗红而润，苔薄腻者，本方加干姜、茯苓、丹参、佛手、荷叶。治肺心病心力衰竭腹胀者，本方加枳壳、附片、丹参、白术、茯苓、肉豆蔻、葶苈子等。

（3）消化系统疾病：本方加乌药、沉香、槟榔枳实等，治疗运动障碍性消化不良；加甘麦大枣汤，治疗功能性消化不良、更年期综合征伴腹胀痞满者；加焦三仙、砂仁、山药等，治疗慢性胃炎；加枳实、大黄，治疗胃切除术后便秘；加大腹皮、木香、枳实、旋覆花等，治疗术后腹胀；加乌药、木香并贴神阙（蟾酥皮、麝香、乌药、木香为膏），治疗胃下垂；加枳实、生大黄、白术、白芍、川芎、木香、荜澄茄、吴茱萸等，治疗胃扭转；加伏龙肝、车前子，治疗过敏性结肠炎；加附片、茯苓、黄连、白术、焦山楂、当归、炒白芍、木香、乌梅等，治疗肠易激综合征；加茯苓、黄连、焦山楂、附子、干姜、桂枝、炒白术、苏梗、砂仁、吴茱萸等，治疗即刻型倾倒综合征；加桂枝、桃仁、白术等，治疗便秘。以本方为基础，加川楝子、木香、茯苓等，治疗慢性胆囊炎属肝郁脾虚、气滞湿阻者。用本方加枳壳、陈皮、麦芽等，治疗慢性肝炎；加通草、茯苓、枳壳、防己、山楂、丹参、山药等，治疗肝硬化腹水等。

（4）内分泌系统疾病：治糖尿病胃轻瘫，以本方为基础，恶心呕吐加藿香、砂仁；厌食者加山楂、炒麦芽；嗳气者加莱菔子、柿蒂；腹痛、腹胀者加延胡索、川楝子；大便秘结者加枳实、白术；大便溏者加葛根、茯苓；口干多饮者加麦门冬、生地黄等。

（5）肿瘤：治肝癌腹胀。以本方为基础，随症加减，治疗肝癌所致的腹胀效果较佳。如腹水者加大腹皮；肝区疼痛者加延胡索；有表证者加苏叶、藿香；兼胃热吐逆者加黄连、苏叶；兼食滞者加焦三仙、砂仁；兼阳气不足者加干姜、荜茇；兼痞满者加枳实、白术；兼胸胁胀满者加青皮、香附；兼气逆而痛者加吴茱萸、肉桂；兼血瘀者加莪术、赤芍；兼便秘有热者加枳实、大黄等。

2. 妇产科疾病　妊娠恶阻伴腹胀呕逆者。

3.其他疾病 用本方治疗前列腺炎，属脾虚气滞、寒湿下注者，加小茴香、灯心草等。本方治疗皮肤瘙痒症，属湿浊阻于中焦者。也治疗低热失眠，有腹胀满闷、乏力食少症状者。

【应用要点】

1.明病机 本方证为脾虚湿阻气滞，属虚实夹杂之证，以湿阻气滞为重，脾虚为轻，有人形象比喻虚三实七。

2.抓主症 脘腹胀满，甚则膨胀如鼓，按之不硬不痛，或食后腹胀加重，常伴体倦乏力、呕逆嗳气、不欲饮食、大便不实、舌淡苔白厚或白腻、脉濡缓。

3.应用本方应抓住以下要点 ①虚实夹杂，邪气偏重。②重用行气消滞，除湿散满之品，少佐补气益脾之药。

第八节 旋覆代赭汤

【组成用法】

> 旋覆花三两 人参二两 生姜五两 代赭石一两 甘草三两（炙）
> 半夏半升（洗） 大枣十二枚（擘）

上七味，以水一斗，煮取六升，去滓，再煎取三升，温服一升，日三服。

【主治方义】 用于太阳病经汗、吐、下后，邪去而胃气已伤，伏饮内动，致胃虚气逆，痰浊内阻（161）。症见心下痞硬，按之不痛，嗳气频频，或恶心呕吐，呃逆，食少纳差。

方中旋覆花下气消痰，降逆除噫；代赭石重镇逆气；二味相配，善治胃失和降之嗳气、呃逆、呕吐等。半夏燥湿化痰，降逆和胃；生姜温胃散痰，降逆止呕；二药相伍，协旋覆花、代赭石，增降逆气化痰浊之功。人参、大枣、炙甘草补气益胃以治胃虚，并防代赭石重坠伤胃。全方并用，标本兼顾，补虚祛邪，取降逆化痰，益气和胃之效，使胃气复，痰浊消，气逆平，诸症愈。

【类证辨析】 旋覆代赭汤证与生姜泻心汤证中均有心下痞硬和噫气，皆因太阳变证，中气受损，升降失司，邪气结于心下所致。但旋覆代赭汤证属胃虚痰阻气逆，以心下痞硬，嗳气频频，或见呕恶为特点。生姜泻心汤证乃胃虚食滞，且胁下有水气，主要表现为心下痞硬，噫气带有酸腐食臭，肠鸣辘辘有声，泻利稀薄如水。

【临床应用】

（一）古代应用

《类证活人书》：有旋覆花代赭石证，其人咳逆气虚者，先服四逆汤，胃寒者，先服理中丸，再服本方为良。

《医学纲目》：治呕吐之证，大便秘结者。

《伤寒论三注》：治反胃噎食、气逆不降者，靡不神效。

（二）现代应用

1. 内科疾病

（1）呼吸系统疾病：本方可用于慢性咽炎、咽异感症、小儿咳嗽、胃食管反流性咳嗽、咳喘、哮喘、支气管扩张咯血等。如以本方加减治疗慢性咽炎，如痰阻重者加天南星，气郁重者加陈皮，湿邪重者加茯苓、泽泻，脾虚者加白术，呕吐呃逆者加竹茹、紫苏。加厚朴、苏叶、柴胡、白芍、沉香、白蔻仁、枳壳、木香、香附等，治疗咽异感症，咽部如有异物梗阻、咽之不下、咳之不出等。本方合用黄芩、浙贝母、前胡、射干等并辨证加减，治疗小儿咳嗽等。与奥美拉唑合用，治疗胃食管反流性咳嗽。亦有用旋复代赭汤化裁，治咳喘多年者效果亦佳。如合用苏子降气汤加减，治疗哮喘。亦有用旋复代赭汤加减，治疗支气管扩张咯血而收良效者。

（2）消化系统疾病：本方常用于治疗顽固性呃逆、功能性呕吐、功能性消化不良、胆汁反流性胃炎、萎缩性胃炎、反流性食管炎、呕吐等。本方合用丁香、柿蒂、沉香、枳实、竹茹、降香、川芎等，治疗膈肌痉挛所致的顽固性呃逆；或合用丁香柿蒂散或山莨菪碱等，治疗顽固性呃逆。辨证加减治疗功能性呕吐，如胃阴虚加麦门冬、沙参、石斛；兼气血虚弱加当归、白芍、熟地黄；痰湿加陈皮、竹茹；肝郁加柴胡等。辨证加药治疗功能性消化不良，或合多潘立酮治疗更年期功能性消化不良，如脾胃虚弱加黄芪、白术、怀山药、茯苓；肝胃不和加柴胡、香附；湿阻脾胃加藿香、苍术、薏苡仁；胃阴不足者加麦门冬、沙参；食积郁滞者加谷麦芽、莱菔子；湿热壅滞合泻心汤等。合泮托拉唑钠、奥美拉唑或小柴胡汤或柴胡疏肝散，治疗胆汁反流性胃炎；或合枳术汤，治疗胃远端切除术后胆汁反流性胃炎；合左金丸、乌贝散（乌贼骨、浙贝母），治疗胃食管反流病等。以本方为基础，治疗萎缩性胃炎，瘀阻络脉加丹参、川芎、莪术、三七；气阴不足加生黄芪、北沙参、石斛、白术、茯苓、党参；湿热加苦参、黄柏、蒲公英；纳差腹胀加鸡内金、生山楂、大腹皮；嗳气加丁香、柿蒂等。合用半夏厚朴汤或半夏泻心汤，治疗反流性食管炎等。又治胃溃疡、胃扩张、胃大部切除术后等呕吐，亦收显效，凡中虚气弱、痰湿阻滞、肝胃之气上逆，症见呕恶、胃脘痛、腹胀者，皆可用本方。以本方加香附、柴胡、沉香、陈皮，治疗肝郁横逆犯胃，表现为胸脘痞闷，嗳气时作，不思饮食，脉弦细等，效亦佳。

（3）泌尿系统疾病：用本方为主，治疗因尿毒症、慢性肾炎急性发作而致的顽固性呕吐，均获满意效果。合用六君子汤或五味消毒饮加减，治疗慢性肾衰竭尿毒症期，辨证属脾肾衰败、湿浊弥漫，或湿热夹瘀、浊阴上逆者。

（4）内分泌系统疾病：用大剂量旋覆代赭汤治疗糖尿病胃轻瘫属脾胃虚弱，亦有加减治疗者，如加苏梗、黄连、葛根、厚朴等为基本方并辨证加药，治疗亦有效。

（5）肿瘤及化疗反应：本方治疗噎膈等属肿瘤者，亦用于多种肿瘤化疗后的消化道反应、胃癌肝转移致顽固性呕吐等。如用旋覆代赭汤加减，治贲门癌术后、贲门息肉、贲门肿瘤致吞咽障碍明显，证属肝郁气滞痰阻者，效颇佳。合用生姜汁，治疗化疗诱发的迟发性呕吐，舌苔厚腻加茯苓、白术；口淡无味加附片、炮姜；腹胀加枳壳、砂仁等。加竹茹、麦芽、神曲、鸡内金、白花蛇舌草并随症加减，治疗化疗后呕吐等。合用理中汤，治疗胃癌术后顽固性呃逆。联合逍遥散，治疗中晚期胃癌，可提高患者的生活质量，减少毒副反应等。随症加药配合乳腺癌化疗用药等。用本方加佩兰、砂仁、厚朴、泽兰等，治疗胃癌术后胃瘫等。加莪术、鸡内金、地龙、鹅管石等，治疗食管癌。合用格雷司琼和半夏、厚朴、茯苓、苏叶、大黄等，防治化疗后消化道不良反应等。合用砂仁、沉香、柿蒂并辨证加减，治疗化疗后顽固性呃逆等。

2.其他疾病 本方可用于治幽门梗阻、粘连性肠梗阻、急性中毒后的胃肠道反应、癔球症，梅核气、郁证、梅尼埃病、脑脓肿所致的顽固性呕吐、神经性呕吐、血管神经性头痛、神经官能症、精神分裂症、急性腰痛、急性胰腺炎、心动过速、妊娠恶阻及视歧（复视）症等。如加枳壳、厚朴、生大黄、鸡内金、乌贼骨等，治疗幽门梗阻；加茯苓、陈皮、柴胡、竹茹、沉香、莱菔子、苏梗、桃仁、红花、枳壳等，治疗粘连性肠梗阻等；加泽泻、仙鹤草并辨证加药，治疗梅尼埃病所致的眩晕等。

【应用要点】

1.抓主症 心下痞硬，按之胀满不痛，嗳气频作，或恶心呕吐，常呕痰涎，或呃逆，食少纳差，苔白厚或白腻，脉缓或弦滑。

2.明病机 本方证为胃虚痰结，气机阻滞，升降失司，痰浊上逆，为虚实相兼之证。

第九节　半夏厚朴汤

【组成用法】

半夏一升　厚朴三两　茯苓四两　生姜五两　干苏叶二两

上五味，以水七升，煮取四升，分温四服，日三，夜一服。

【主治方义】 用于痰气交阻，互结咽喉之梅核气（二十二·5）。症见自觉咽中有异物梗阻，咯之不出，咽之不下，饮食无碍，伴胸脘满闷，心情抑郁。

本方治疗病症常因七情郁结，情志不遂，肝失条达而痰涎凝聚所致，故治宜理气散结化痰之法。方中半夏化痰散结，厚朴下气除满，二药为伍，行气解郁，化痰散结。茯苓渗湿健脾，助半夏化痰之力。生姜辛温，配半夏辛散开结之效。苏叶芳香疏散，宣通郁结之气。诸药合用，共奏行气散结，降逆化痰之功。

【类证辨析】 半夏厚朴汤与麦门冬汤皆可治疗咽喉不利。半夏厚朴汤以咽中有异物感吐之不出，吞之不下，常伴胸脘满闷等为特征，乃肝郁气滞痰凝之故。麦门冬汤以咽喉干燥不利、咯痰不爽、口干喜润等为特点，因肺胃阴虚挟痰所致。

【临床应用】

（一）古代应用

《太平圣惠方》：半夏散，（本方加枳壳、诃黎勒皮）。治咽喉中如有炙脔。

《太平圣惠方》：紫苏散，（本方加枳壳、紫苏、槟榔、桂心）。治膈气胸中烦闷，痰壅不下食。

《三因极一病证方论》：大七气汤（即本方），治喜怒不节，忧思兼并，多生悲恐，或时振惊，致脏气不平，憎寒发热，心腹胀满，旁冲两胁，上塞咽喉，有如炙脔，吐咽不下，皆七气所生。七气汤，即本方苏叶改用苏子，可治七气相干，阴阳不得升降，攻冲心腹作痛。

《易简方》：四七汤（即本方），治喜怒悲恐惊之气，结成痰涎，状如破絮，或如梅核，在咽喉之间，咯不出，咽不下，此七气之所为也。或中脘痞满，气不舒快，或痰涎壅盛，上气喘急，或因痰饮中节，呕吐恶心。

《仁斋直指方论》：四七汤（即本方），治惊忧气遏上喘。桂枝四七汤，本方合桂枝汤加枳壳、人参。治风冷寒邪抟心腹作痛。

《瑞竹堂经验方》：四七汤（本方加香附、甘草、琥珀末），治妇人女子小便不顺，甚者阴户疼痛。

《景岳全书》：解肝煎（本方加陈皮、白芍、砂仁）治暴怒伤肝、气逆胀满，饮食呆滞。

（二）现代应用

1. 内科疾病

（1）呼吸系统疾病：本方用于治疗顽固性鼻炎、声带麻痹白斑、声带小结、扁桃体炎、慢性咽炎、哮喘、气管炎、慢性咳嗽、上呼吸道感染后咳嗽、上气道咳嗽综合征、胃食管反流性咳嗽、顽固性咳嗽、老年坠积性肺炎、咽异感症、咽部术后的黏膜修复、慢性扁桃体炎等效果甚佳。

如治顽固性鼻炎属痰气郁阻而阴寒内盛者，本方合麻黄细辛附子汤取效。治声带麻痹，本方加枳壳、山栀、连翘、黄芩、生甘草等。治声带白斑，本方加生甘草、桔梗、诃子、浙贝母、僵蚕、射干、百部、前胡、杏仁、瓜蒌。治声带小结、咽喉红肿加连翘、金银花，咳嗽有痰加桔梗、胖大海等。治疗扁桃体炎属痰气郁结咽喉化热者，合小柴胡汤加桔梗、生黄芪、连翘、浙贝母、僵蚕、射干、百部。本方治疗慢性咽炎，痰气郁结者加瓜蒌、郁金、薏苡仁、苏梗、桔梗、金果榄、枳壳等；热盛伤阴者加银花、连翘、玄参、生地黄、赤芍、麦门冬、桔梗、知母、浙贝母、丹参、干姜、甘草等；气滞痰郁者，加白术、桔梗、炙甘草等；痰湿郁肺者加瓜蒌、杏仁、前胡、百部、枇杷叶、鱼腥草、黄芩、桑白皮、葶苈子、桔梗等。用半夏厚朴汤化痰降逆，对过敏性支气管哮喘证属饮邪上逆，肺气不降者佳。治疗慢性喘息性支气管炎哮喘属肺肾气虚，痰涎瘀浊、壅阻肺络者，本方加胡桃肉、陈皮、补骨脂、海浮石、沉香等效果佳。本方合玄麦甘橘汤治疗慢性咳嗽有较好疗效。亦可用于治疗水饮上逆所致的咳症。治疗上呼吸道感染后咳嗽，以本方为基础，咳嗽痰多者加陈皮、桔梗、甘草，咽干咽痒者加射干、枇杷叶等。治疗上呼吸道咳嗽综合征，以本方为基础方，兼鼻塞痒、喷嚏、清水多涕者加麻黄、细辛、苏叶；兼咽痛、脓涕、黄稠痰、舌苔黄者加桔梗、桑白皮；兼咽口干、痰少质黏、舌苔薄干、脉细数者加南沙参、玄参等。治疗胃食管反流性咳嗽，用本方加瓜蒌皮、款冬花、煅瓦楞子等。治疗顽固性咳嗽，本方加苏梗、杏仁、炙紫菀、炙百部、炙甘草。亦可用本方合补中益气汤，治疗中风后长期卧床老年坠积性肺炎者。

（2）消化系统疾病：本方治疗反流性食管炎、霉菌性食管炎、食管裂孔疝、功能性消化不良、急性胃炎、慢性浅表性胃炎、胃神经官能症、胃轻瘫综合征、食管癌术后之噎膈、老年性便秘、肠易激综合征、小儿肠系膜淋巴结炎、呃逆、食管溃疡、慢性萎缩性胃炎、胆汁反流性胃炎、肝炎后肝硬化、慢性乙型肝炎等。

如治疗反流性食管炎，以清半夏、厚朴、茯苓、干姜、瓜蒌、黄连、煅瓦楞子、党参、延胡索、陈皮、炙甘草等为基础并辨证加减，可以有效治疗反流性食管炎，亦有合黄连温胆汤、乌贝散、左金丸、旋覆代赭汤等治疗本病。本方可加减变化并合用氟康唑，治疗霉菌性食管炎者，如加陈皮、干姜、白术、炙黄芪、炙甘草，湿热加蒲公英、栀子，疼痛加延胡索、白及、乌贼骨有较好疗效。治食管裂孔疝，加川贝母、杏仁、枳壳、白蔻仁、制香附、薏苡仁、通草等。治疗心理因素所致功能性消化不良，本方去苏叶加砂仁、炒枳实、炒鸡内金、焦山楂或合枳术汤、四逆散，或合用黄芪党参桂枝汤等，治疗急性胃炎属气滞痰阻者。治疗慢性胃炎属寒痰内阻、肝气犯胃者，以本方加炒枳壳、白芍、吴茱萸、砂仁、白蔻仁、黄连、薏苡仁、白术；属中焦痰湿阻滞、气机不畅、寒热错杂者，本方加木香、檀香、乌贼骨、焦三仙、蒲公英，亦有合平胃散治疗。治疗胃神经官能症属痰气交阻、郁久化热者，本方加青皮、陈皮、旋覆花、黄连、乌贼骨、炒神曲、竹茹等。治胃轻瘫综合征，以本方去生姜加生甘草，脾胃虚弱加党参、黄芪、白术，肝胃不和加川楝子、八月札、佛手片，中焦瘀热加制香附、丹参、蒲公英、黄连，胃阴不足加玉竹、石斛、南沙参、麦门冬等。治疗食管癌术后之气血瘀滞、胃津亏耗、痰气瘀阻经络所致的噎膈，本方加沙参、麦门冬、生地黄、桃仁、红花、丹参、昆布、贝母、甘草等。治疗老年性便秘，本方合用五仁丸取效。本方合逍遥散并随症加减，治疗肠易激综合征有较好疗效。治疗小儿肠系膜淋巴结炎，以本方为基础，发热者加荆芥、防风，大便秘结加麻仁、瓜蒌仁，纳差加神曲，咳嗽加杏仁、浙贝，腹痛加陈皮、枳壳等取效。

另外，以本方加代赭石、丁香、郁金、陈皮、枳壳、柿蒂等，治疗呃逆效佳。本方加郁金、远志、石菖蒲，治疗肝癌介入化疗术后呃逆属气机郁滞、痰湿困脾者有效；加茵陈、赤芍药、柴胡、丹参，治疗肝炎后肝硬化呃逆属肝郁气滞、痰瘀互结者；加白芥子、炒莱菔子、陈皮等，治疗慢性轻度乙型病毒性肝炎嗳气属肝郁痰凝者。

（3）内分泌系统疾病：本方治疗瘿病、甲状腺结节。如治疗心肝阴虚所致的瘿病，以本方加柴胡、白芍、人参、当归、五味子、柏子仁等。治疗甲状腺结节，配合化痰散结之浙贝母、猫爪草，软坚消肿之生牡蛎、夏枯草、天葵子，活血化瘀之莪术等。

（4）神经系统疾病：本方治疗假性球麻痹、高血压头痛和肝胃经脉不利导致的头痛。如中风并发假性球麻痹吞咽困难，辨证属痰涎壅阻者，本方加莱菔子、党参、白术、炙甘草、陈皮有较好疗效。治疗高血压头痛属肝郁化火、挟痰浊上蒙清窍者，本方加天麻、柴胡、南星、石决明、代赭石、陈皮、黄连、黄芩等疗效较好。治疗肝胃经脉不利所致的头痛，本方合四逆散取效。

2. 妇产科疾病

（1）妊娠呕吐：以本方为基础，脾胃虚弱加党参、白术；肝胃不和，吐酸水、苦水，加黄连；口干加百合、麦门冬；胃脘痛加玄胡、蒲公英；腹胀加莱菔子；吐痰涎者加陈皮、竹茹等。

（2）闭经：如本方可用于因气滞痰阻所致的闭经。

（3）产后抑郁症：本方合西酞普兰（氰酞氟苯胺）并辨证加减，治疗产后抑郁症有效，如呕吐不食加砂仁、苏梗，少寐烦躁加酸枣仁、夜交藤，咳嗽加杏仁、五味子，腹痛加制香附、延胡、白芍，腰痛加菟丝子、炒杜仲，胸闷不舒加柴胡等。

3. 精神科疾病

（1）失眠：如以本方为基础加防风、白芍、当归、佩兰、僵蚕、荆芥、乌药、麻黄、甘草、党参等可有效治疗因思虑过度、气机郁结、痰浊内生、痰气交阻所致的失眠；或用本方加山栀、连翘、滑石、枳实、生甘草治疗痰气交阻之失眠。

（2）心神经官能症：症见心悸、气短，伴有咽喉有异物感，舌红、苔白或腻、脉弦者。

（3）癔球症：配合电针并随症加减，治疗癔球症有较好疗效，如心烦易怒、口苦加栀子、夏枯草，失眠多梦加炒酸枣仁、夜交藤，精神抑郁加合欢皮、郁金，咽干者加瓜蒌根、玉竹，痰多者加竹茹、白术，嗳气反酸加代赭石、煅瓦楞子等。用半夏厚朴汤，以赤茯苓易茯苓，加黄连、吴茱萸、大枣，治疗梅核气有效，梅核气兼胃肠不和如伴嗳气、反酸、胃脘不适等症状明显者，效果为佳。梅核气之咽喉异物感与胸中宗气不得舒展有关，故在半夏厚朴汤中加桔梗、枳壳、杏仁、薤白等调理气机、宣发宗气、利咽散结，则效更增。以本方加香附、白芍、薄荷、柴胡、甘草，并随症加减，如胸胁苦闷者加薤白，口干舌偏红者加夏枯草、菊花，痰黄舌红者加黄芩，心烦者加合欢花等。亦可合用丹栀逍遥散或小柴胡汤，治疗梅核气。

（4）抑郁症：合越鞠丸或盐酸氟西汀加陈皮、枳壳、远志、酸枣仁、石菖蒲、甘草等，治疗郁证或青年抑郁症者。亦可合用六君子汤治疗胃癌术后抑郁症者。用本方加味治疗老年性精神病（癫证）效颇佳。

4.其他疾病 本方治疗内耳眩晕、心悸胸痹、寰枢椎半脱位伴咽部异物感、奔豚气病、水肿、更年期综合征等属气滞痰阻所致者。如本方可用于因气滞痰阻所致内耳眩晕，以胸脘痞闷胀满、饮食不思、呕恶、舌苔白滑或腻为辨证依据。治疗眩晕属肝气郁结、脾失健运者，本方加柴胡、炙甘草、栀子、连翘、黄芩、枳壳、葛根、合欢皮取效。治疗心悸胸痹属肝气郁滞、痰浊闭阻于心者，合四逆散加黄连、甘松、全蝎、水蛭、薤白或加枳实、杏仁、乌药、鲜葱茎叶等。本方合血府逐瘀汤治寰枢椎半脱位伴咽部异物感有较好疗效。治奔豚气病，属气结痰凝者加桂枝、郁金、远志、石菖蒲、佛手、枳壳、甘草，属气郁化火者加白芍、桂枝、生牡蛎、郁金、远志、黄芩、栀子、甘草。

另外，用半夏厚朴汤加刺五加、陈皮、大腹皮、藿香，防治海洛因依赖脱毒后戒断症状和复吸，本方加味可改善海洛因依赖脱毒后稽延性戒断症状。

【应用要点】

1.抓主症 咽中如有异物，吐之不出，咽之不下，饮食无碍，常伴心情抑郁，胸脘痞闷，或恶呕，或咳逆，舌质淡，苔白润或白腻，脉滑或弦滑。

2.明病机 本方证为情志不畅、气郁痰聚、痰气交阻。虽临床表现各异，有偏于胃失和降者，有侧重肝郁气滞者，亦有痰浊上逆横溢者，但不离痰气搏结之根源。

第十节　苦酒汤

【组成用法】

半夏十四枚（洗，破如枣核）

鸡子一枚（去黄，内上苦酒，着鸡子壳中）

上二味，内半夏著苦酒中，以鸡子壳置刀环中，安火上，令三沸，去滓，少少含咽之。不差，更作三剂。

【主治义义】
用于痰热郁结于咽喉而致咽喉部红肿溃烂疼痛，不能言语，声音不出，或声音嘶哑（312）。

方中半夏化痰散结；鸡子白清凉滑窍，且润燥利咽兼制半夏辛燥之性；苦酒酸敛消肿。三味相合，共奏清热涤痰、散结利咽之功。法取少少含咽之，意在使药性持续作用于咽喉部，以提高临床疗效。

【类证辨析】
苦酒汤证与桔梗汤证皆有咽喉疼痛。但苦酒汤证因痰热郁结于少阴经所致，以咽痛、咽部红肿溃烂、声音不出或嘶哑为特点，治宜清热涤痰、散结利咽。桔梗汤证为热邪客于少阴经，主要表现为咽喉肿痛、口干咽燥等，法当清热利咽、宣肺开结。

【临床应用】

（一）古代应用

《备急千金要方》：治舌卒肿满口，溢出如吹猪胞，气息不得通，须臾不治杀人方：半夏十二枚，洗熟，以酢一升，煮取八合，稍稍含漱之，吐出，加生姜一两佳。

《外台秘要》引《古今录验》：鸡子汤，疗喉痹方。

《太平圣惠方》：治咽喉中如有物，咽唾不得。

（二）现代应用

1.呼吸系统疾病　多用于慢性扁桃体炎、慢性滤泡性咽炎及慢性咽炎的治疗。用于痰热郁闭之咽痛，疗效极佳，方用半夏10克、鸡蛋清2个，入米醋50毫升中浸泡10分钟，用文火煎5分钟，去渣，频频含咽之。本方加味内服，治疗慢性咽炎，以黄连6克、乌梅10克、半夏10克、苦酒20克（兑服）、鸡子清1枚；外感风热者加银花、连翘；阴虚热者加鳖甲、玄参；肝郁者加佛手、川楝子；伴气虚者加黄芪、防风；肾虚腰膝酸软明显者加石斛、山茱萸。

2. 五官科疾病

（1）音哑失音：本方可用于声带息肉、失音等疾患。如用苦酒汤治易于失音，余无他苦者，效颇佳。

（2）喉源性咳嗽：用制半夏 10 克、鲜鸡蛋壳 2 枚、白醋 20 毫升，加水 200 毫升煮沸 10 分钟，去渣，再煮沸加入鸡蛋清拌匀后入冰糖烊化，细啜慢饮，治疗喉源性咳嗽效果较佳。

（3）口腔黏膜病：用法半夏 5 克，煮沸 10 分钟后，去法半夏，再加 30 毫升白醋煮沸，再加 1 枚鸡蛋清调入，不拘时间含服，治疗口腔溃疡效佳。

3. 其他疾病

用本方合蒺麦饮（白蒺藜、麦门冬、八月札、佛手、枳壳、桔梗、郁金、茯苓、赤芍、白芍、玄参、生麦芽、代赭石、沉香、合欢皮、生甘草），并随症加减，治疗梅核气有较好疗效。

【应用要点】

1. 抓主症

咽喉部红肿疼痛，甚则溃烂，不能言语，声音不出，或声音嘶哑，伴咽干口燥，或喉中痰黏难出，或吐痰黄稠，苔黄腻，脉滑数。

2. 明病机

本方证为痰热郁结于咽喉，常因感受邪热未解，日久痰火郁结于少阴经所致。

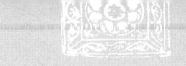

第二十三章 橘皮枳实生姜汤类方

本章论述的橘皮枳实生姜汤类方包括了橘枳姜汤、桂枝生姜枳实汤、橘皮汤、橘皮竹茹汤、《外台》茯苓饮、枳术汤、枳实芍药散等 7 首方剂，皆出自张仲景《金匮要略》一书。从此类方可知，用药主要有橘皮、枳实、生姜、茯苓、白术等理气健脾祛湿、安中和胃止呕之类，故而此类方剂主要体现在理气健脾、利水止呕等方面。

第一节 橘枳姜汤

【组成用法】

> 橘皮一斤　枳实三两　生姜半斤

上三味，以水五升，煮取二升，分温再服。

【主治方义】　用于胸痹轻证属水饮停于胃，偏于气滞者，症见胸中气塞，短气，心下痞满，呕吐气逆（九·6）。

方中用橘皮理气和胃，化痰行滞；枳实消痞除满，下气宽胸；生姜散水化饮，降逆和胃。三味合用，理气和胃，化饮除满，使气滞行而痞满消，胸痹愈。

【类证辨析】　橘枳姜汤证与橘皮汤证及桂枝生姜枳实汤证，病机均有胃气上逆，共有呕逆、心下痞满之症。但橘枳姜汤证为饮停于胃、气机阻滞而胃气上逆，以胸中气塞、短气、心下痞满、呕逆为主要特征。橘皮汤证因胃寒而气机上逆，以干呕、呃逆、心下痞满、手足厥冷为主要表现。桂枝生姜枳实汤证乃痰饮寒气停留于胃，致胃失和降，以胸满或心下痞满，心窝部疼痛有向上牵引感，呕逆等为主要症状。

【临床应用】

（一）古代应用

《肘后备急方》：治胸痹，胸中愊愊如满，噎塞习习如痒，喉中涩唾燥沫。

《医学入门》：橘皮、半夏、枳实各一两，白术二两，为末，荷叶煨饭，捣丸梧子大。每五六十丸，橘皮煎汤下。治饮食伤脾，停积痰饮，心胸痞闷。

《杂病源流犀烛》：橘皮枳术丸，白术二两，枳实、陈皮各一两，补脾消痞。治胸痞。

（二）现代应用

1.呼吸系统疾病 本方治疗慢性支气管炎、肺气肿等。

2.循环系统疾病 本方可用于冠心病心绞痛、心律失常等疾病的治疗。对于胸痹心痛的治疗，应注意脏腑相关，特别是"心胃两治"，对于进食后胸痛或出现心律失常者，以合用调理脾胃的橘枳姜汤为好，不仅改善自觉症状，而且心电图亦表明缺血症状好转。

3.消化系统疾病 本方治疗急、慢性胃炎等。

【应用要点】

1.抓主症 胸中气塞、短气，心下痞满，呕吐气逆，舌苔白腻，脉沉滑。

2.明病机 本方证为水饮停于胃，气机阻滞不通。

第二节 桂枝生姜枳实汤

【组成用法】

桂枝　生姜各三两　枳实五枚

上三味，以水六升，煮取三升，分温三服。

【主治方义】 用于寒邪与水饮相搏，留滞于胃，胃气上逆而致的心中痞满，心窝部牵引疼痛证（九·8）。

方中以桂枝、生姜温阳散寒，化饮降逆；枳实消痞除满，开结下气。三药相伍，可使寒邪散，水饮化，痞除逆降，心悬痛自止。

【类证辨析】 桂枝生姜枳实汤证与枳实薤白桂枝汤证皆有心中痞，诸逆等症状，但二者病机、病位各不相同。此属痰饮寒邪停聚心下、胃失和降所致，病变的重心在胃，症见心中痞、恶心、呕吐、心窝部牵引疼痛，治宜温阳化饮、和胃降逆。而彼为胸阳不振，痰气交阻之证，病位以胸为主，向胃脘及两胁扩展，形成胸胃合并证候，以胸背痛、短气、喘息咳唾为主，兼胸满、脘腹胀满、胁下逆抢心等症，治宜通阳豁痰、宽胸降逆。

【临床应用】

（一）古代应用

《肘后备急方》：厚朴汤治烦呕腹胀。厚朴四两炙，桂二两，枳实五枚炙，生姜三两，以水六升，煮取二升，分温三服。

《备急千金要方》：治胸痹达背痛、短气方。细辛、甘草各二两，枳实、生姜、白术、瓜蒌实、干地黄各三两，桂心、茯苓各二两，右九味，治下筛，酒服方寸匕，日三。

《外台秘要》：心下悬痛，诸逆、大虚者，桂心生姜枳实汤主之。

《普济本事方》：治因惊伤肝，肋骨里疼痛不已，桂枝散：枳壳一两、小者去穰，麸炒黄，桂枝去皮半两、不见火，右细末，每服二钱，姜枣汤调下。

《鸡峰普济方》：生姜枳实汤，若痛而但腹胀，心痛甚者，此由胃邪干心，其脉微缓，谓之胃心痛，宜此。桂、生姜各一两半，枳实半两，右为细末，以水三升，煎至一升去滓，分温三服不以时。

（二）现代应用

1. 消化系统疾病　本方主治胃脘痛属寒饮中阻、胃失和降、气机痞寒者。在具体应用时，若疼痛严重，可酌加细辛、香附、木香、荜茇；寒盛者，加川椒、干姜、制附子；伴呕吐，加半夏、橘皮；伴胸闷痛、喘息咳唾者，合瓜蒌薤白半夏汤。与人参汤合方，治疗寒饮停胃型慢性浅表性胃炎。配党参、苍白术、鸡内金、草果仁、厚朴，治疗功能性消化不良。此外，尚可用于胃下垂。

2. 循环系统疾病　本方对胸痹由痰饮与寒邪结于心中、气机痞寒者效佳。

【应用要点】

1. 抓主症　使用本方应把握以下要点：①因寒饮互结于胃，气机阻滞而致的心中痞塞满闷或疼痛，喜温熨，胃脘部向上牵引疼痛。②胃中停饮见症恶心、呕吐清水。③舌淡、苔白润，脉弦细或沉弦。

2. 明病机　本方证系痰饮与寒邪结于心中、气机痞寒、胃气上逆所致，以邪实（饮邪、寒邪）为主。

第三节 橘皮汤

【组成用法】

橘皮四两　生姜半斤

上二味，以水七升，煮取三升，温服一升，下咽即愈。

【主治方义】　用于胃寒而气机上逆之证（十七·22），症见恶心呕吐，或干呕，或呃逆，伴心下痞满，胃中寒冷，四肢不温，不欲饮食。

方中用橘皮理气和胃，生姜散寒降逆，和胃止呕。合而用之，使寒邪消散，胃阳宣通，则胃气降，阳气畅，呕哕证除，厥冷自愈。

【类证辨析】　橘皮汤证与四逆汤证中均可见呕吐、手足厥冷之症，但有虚实不同。橘皮汤所治属胃气被寒邪阻滞、胃失和降而呕哕，阳气不能运达四末而手足轻度厥冷，此为实证，宜理气和胃、降逆散寒。四逆汤其治乃阳气衰微、阴寒内盛而致，因阳气不能温煦故四肢厥逆、冷过肘膝，并伴下利清谷、畏寒蜷卧、脉微细等，为虚证，当用回阳救逆之法。

【临床应用】

（一）古代应用

《肘后备急方》：治卒呕哕，又厥逆方。

《外台秘要》：大橘皮汤，本方加甘草、人参，深师疗伤寒呕哕，胸满虚烦不安。又，广济橘皮汤，本方加甘草、枇杷叶，广济疗呕哕不止。又，范汪半夏汤，本方加半夏，疗心腹虚冷，游痰气上，胸胁满不下食，呕逆，胸中冷。

《十便良方》：指迷橘皮甘草汤，本方加甘草。治若身大热，背微恶寒，心中烦闷，时时欲呃，渴不能饮，头目昏痛，恶见日光，遇冷稍清，起居如故，此由饮食失宜，胃中空虚，热留胃口，其脉虚大而数，谓之中暑。

《济阴纲目》：橘姜丸，陈皮、生姜各二两，同捣焙干为丸，如梧子大，每服三、五十丸，食后临卧米饮送下。治久患气嗽圣药。

《本草纲目》：治男女伤寒，并一切杂病吐哕，手足厥冷。

（二）现代应用

本方常用于治疗消化系统疾病，如呕吐、呃逆等。本方配合针刺中脘、内关、足三里、合谷等穴，治疗颅脑术后顽固性呃逆疗效显著。

【应用要点】

1. 抓主症 恶心呕吐，或干呕，或呃逆，心下痞满，胃中寒冷，不欲饮食，四肢不温，舌苔白滑，脉沉而有力或弦滑。

2. 明病机 本方证病机为胃寒而气机上逆，寒气滞于中焦，胃气失于和降，阳气不得达于四末。

第四节　橘皮竹茹汤

【组成用法】

> 橘皮二升　竹茹二升　大枣三十个　生姜半斤　甘草五两
> 人参一两

上六味，以水一斗，煮取三升，温服一升，日三服。

【主治方义】 用于胃虚有热，气机上逆之证（十七·23）。症见呃逆，或干呕，虚烦少气，口干，胃纳差。

方中橘皮辛苦而温，理气和胃以止呃；竹茹味甘性寒，清热安胃以止呕，二药相合，既降逆止呕，又清热安胃。生姜降逆和胃止呕，性虽温但被竹茹所制，故胃热呕呃仍宜。人参益气补中；甘草、大枣益气和胃，助人参补脾胃，安中土，以治胃虚而用。诸药相配，清而不寒，补而不滞，共奏降逆和胃，清热益气之功。

【类证辨析】 橘皮竹茹汤与橘皮汤皆可用于治呕吐、呃逆。橘皮竹茹汤证属胃虚有热、气逆上冲，常伴虚烦少气、口干等症，治宜清补降逆为要。橘皮汤证因胃寒气逆、胃失和降所致，多有胃中寒冷、四肢不温等症，治应宣散降逆为法。

【临床应用】

（一）古代应用

《千金翼方》：竹茹汤，本方去人参、大枣，加半夏、紫苏。治哕。

《外台秘要》：深师大橘皮汤，本方去竹茹、大枣。疗伤寒呕哕，胸满虚烦不安。

《三因极一病证方论》：治咳逆呕哕，胃中虚冷，每一哕八九声相连，收气不回，至于惊人。橘皮二两，人参一两，甘草炙半两，右为锉散，每服四钱，水一盏半，竹茹一小块，姜五片，枣二枚，煎七分，去滓，不以时服。

《卫生家宝》：人参竹茹汤，本方去大枣，加半夏。治一切呃逆及治伤寒中暑等症。

《严氏济生方》：济生橘皮竹茹汤，本方加茯苓、半夏、麦门冬、枇杷叶。治胃中痰热，呃逆口渴，食少，尿黄，舌苔花剥。

《伤寒大白》：人参橘皮竹茹汤，本方去大枣，加半夏、厚朴、藿香。治胃虚呃逆。

《温病条辨》：新制橘皮竹茹汤，本方去人参、大枣、甘草、生姜，加柿蒂、姜汁。治胃热呃逆，胃气不虚者。

《医林纂要》：治吐利后，胃虚膈热，哕逆。亦治久病虚赢，呃逆不止。

（二）现代应用

以橘皮竹茹汤为基本方，与清热药合用治疗发热性疾病；与化痰止咳平喘药合用治疗呼吸系统疾病；与健脾理气消食药合用治疗消化系统疾病，可用于急、慢性胃炎，幽门不完全梗阻及腹部手术后呃逆不止等疾病的治疗。凡碱性反流性胃炎，反流性食管炎，幽门水肿，幽门不全梗阻，术后胃倾倒综合征，急、慢性胃炎，重症肝炎顽固性呕吐，膈肌痉挛，胃及十二指肠溃疡等病证而见胃虚有热，气机上逆者，均可以本方治疗。另可治疗癌症化疗后消化道反应、肾衰竭、神经性呕吐、神经性呃逆、垂体危象、糖尿病胃轻瘫、妊娠呕吐等。

【应用要点】

1.抓主症　呃逆，或干呕，或呕吐，常发于素体胃气虚弱或久病体弱者，伴虚烦少气、口干纳差、舌质红、苔薄黄、脉虚数或细弦而数。

2.明病机　中焦虚热，胃气不和，气机上逆。

第五节　《外台》茯苓饮

【组成用法】

茯苓　人参　白术各三两　枳实二两　橘皮二两半　生姜四两

上六味，水六升，煮取一升八合，分温三服，如人行八、九里进之。

【主治方义】　用于脾虚心胸中有停痰宿水之证（十二·附方），因停饮上逆而吐水，但吐后邪虽减却未尽，且正更伤，故心胸空虚，胃脘痞满不适，不思饮食，短气乏力，大便溏稀。

方中人参益气补脾；白术健脾燥湿；茯苓渗湿健脾。三味相伍补脾气，健脾运，制水饮。橘皮理气化痰燥湿；枳实下气宽胸除满；生姜温中散寒化饮。三药相配化痰饮，消痞满，和胃气。全方合用，健脾理气，化痰散饮，使邪去正复，脾胃调和，诸症自愈。

【类证辨析】 茯苓饮证与橘皮枳实生姜汤证均有饮邪内停，气机不利，症见呕吐痰涎清水，心下痞满等。茯苓饮因停饮上逆而吐，虽吐邪未尽，更伤中气使脾虚气滞，故以心胸空虚，胃脘痞满，不思饮食，短气乏力为特点，证属虚实夹杂，治应扶正祛邪。橘皮枳实生姜汤乃饮停又偏气滞，故以胸中气塞，气逆痞满为特征，证为实邪，法当祛邪为要。

【临床应用】

（一）古代应用

《外台秘要》：延年茯苓饮，本方去枳实。治风痰气，呕吐水者。

《笔花医镜》：痰饮者，咳则痛，转则有声，小半夏加茯苓汤主之，外台茯苓饮尤效。

《小儿药证直诀》：异功散，即本方去枳实、生姜，加甘草。治吐泻、不思饮食、小儿虚冷病。

（二）现代应用

1. 内科疾病

（1）消化系统疾病：本方治疗慢性胃炎、胃及十二指肠溃疡、胃下垂、消化不良、胃扩张、胃神经官能症、胃下垂、胃弛缓症、幽门痉挛、肝硬化腹水等之辨证属胸腹有停痰宿水者。用于胃脘停水效亦颇佳。

（2）呼吸系统疾病：本方可用于慢性支气管炎痰饮内盛者。治疗老年性痰饮气喘。早服金匮肾气丸以益肾固本，午服外台茯苓饮以除饮治标，疗效颇验。本方亦用于胸膜炎。

2. 儿科疾病 本方治疗小儿厌食证。

【应用要点】

1. 抓主症 呕吐痰饮清水后，心胸空虚，胃脘痞满不适，不思饮食，短气乏力，大便溏稀，舌质淡、苔白滑、脉细弱无力。

2.明病机 脾虚痰饮内停，滞留胸膈，停饮上逆而致吐水，邪减但未尽且伤正。

第六节 枳术汤

【组成用法】

枳实七枚　白术二两

上二味，以水五升，煮取三升，分温三服，腹中软，即当散也。

【主治方义】 用于脾虚不运，气机阻滞，饮气痞结胃脘而致的心下坚，大如盘，边如旋盘证（十四·32）。

方中重用枳实苦泄理气，导滞开结，气机畅行则饮邪易散；白术甘温健脾，温化水湿，与枳实相伍，共奏行气导滞，利水消痞之功。气行饮化，则"腹中软，即当散也"。

【类证辨析】 张元素改变此方剂型及方中药物的剂量，制成枳术丸。枳术汤与枳术丸药物组成虽同，但功效主治各异。枳术汤证系气滞饮停的"气分"，临床表现为"心下坚，大如盘，边如旋盘"，病机特点为气滞甚于饮停，治宜行气消痞为主，气行则饮化，饮化则痞开，故重用枳实七枚，以消为主，配白术健脾益气，且温化水饮，寓补于消，使消不伤正。而枳术丸证系脾虚不运，水谷停滞之痞证，临床主要表现为脘腹痞满，不思饮食，舌淡苔白，脉虚缓，治宜健脾益气，消痞除满。故方中重用白术以补为主，少佐枳实行气消痞，使补而不滞，复以荷叶烧饭为丸，助升脾胃之清气，脾健积消，邪去正复，诸症自除。

枳术汤证与桂枝去芍药加麻辛附子汤证皆属气分病，其主症皆有心下坚，大如盘，但前者乃脾虚气滞，水饮痞结心下所致，病机特点为气滞甚于饮停，临床主要表现为心下痞满而胀，边缘不清，状如旋盘，故重用枳实行气散结，急治其标，少佐白术健脾化饮，兼治其本。后者乃阳虚饮停，痞塞气机所致，病机特点为饮停甚于气滞，饮为阴邪，且为有形之邪，故症见心下痞满坚硬，边缘清晰可触，即所谓"大如盘，边如旋杯"，并可兼见手足逆冷，痹不仁，骨节疼痛，腹满肠鸣，或恶寒身冷等。治宜温阳化饮，通利气机，方用桂枝去芍药加麻辛附子汤。

【临床应用】

（一）古代应用

《外台秘要》：又徐王枳实散，宜春秋服。消肿利不便，兼补，疗风虚冷胀不能食方。枳实半斤炙，桂心一斤，茯苓、白术各五两。右四味，为散，酒服方寸匕，日三服，加至二匕。

《太平惠民和剂局方》：消饮丸，疗酒癖停饮，痰水不消，满逆呕吐，目暗耳聋，胁下急痛，腹中水声。枳实麸炒半两，茯苓去皮、干姜炮各二两，白术八两，右同为细末，炼蜜和丸，如梧桐子大，每服五十丸，温米饮下，不计时候。

《全生指迷方》：治心下盘旋，欲吐不吐，由饮癖停留不散，枳术汤主之。

《洁古家珍》：枳术丸治痞，消食强胃。枳实麸炒黄色，去穰，一两，白术二两，黄壁土炒过，去土。右同为极细末，荷叶裹饭烧熟，捣和丸如梧子大，每服五十丸，白汤下无时。

（二）现代应用

1.内科疾病

（1）消化系统疾病：本方常用于治疗胃下垂、完全性幽门梗阻、萎缩性胃炎、胃神经官能症、功能性消化不良、肠系膜上动脉综合征、胃潴留、胃炎、慢性结肠炎、十二指肠憩室、胆囊切除术后腹胀、便秘型肠易激综合征、便秘、胃柿石症等。如枳术汤重用枳实（最大可用至 60 克）治疗胃下垂往往能收到较好的效果，所谓"将欲升之，必先降之"。以枳术汤加味，治疗完全性幽门梗阻。加鸡内金、三棱、蟅虫、炙黄芪、山药、玉竹、乌梅、炙甘草等，治疗萎缩性胃炎。脾胃为后天之本，气机升降之枢纽，临床上脾胃病因食积伤饱所致者或治愈后因饮食不节而复发者多，因而在治疗呃逆、呕吐、胃脘痛、腹痛、泄泻等病变时，多用枳术丸调理以善后。亦有用本方加味治疗老年习惯性便秘、老年人消化道蠕动迟缓。

（2）内分泌系统疾病：可治疗糖尿病性胃轻瘫。

2.儿科疾病 用本方加三棱、莪术、三七研末，治疗小儿肝脾肿大有效。

3.其他疾病 本方治疗高脂血症、脂肪肝、内伤发热等有效。

【应用要点】

1. **抓主症** ①气滞饮停，邪结心下之见症：心下坚，大如盘，边如旋盘，或心下满痛。②气化不利，水饮停蓄的表现：小便不利或水肿；③脾虚不运，气滞饮停之舌脉。舌淡或胖，苔白润，脉弦细或沉细。

2. 明病机 脾虚不运，气机阻滞，水湿与气痞结于胃所致，基本病机为脾虚气滞水停。此虽属正虚邪实之病变，但以邪实为主要矛盾。

第七节 枳实芍药散

【组成用法】

> 枳实（烧令黑，勿太过） 芍药各等分

上二味，杵为散，服方寸匕，日三服，并主痈脓，以麦粥下之。

【主治方义】 用于产后腹痛，烦满不得卧者（二十一·5）。

气为血之帅，气行则血行，气滞则血瘀。方中以枳实烧令黑，取其色黑入血，以行血中之气；芍药养血和血止痛，与枳实相伍，共奏理气调血，散结止痛之功。用麦粥下之，既可益气养胃，以滋化源，又能防止枳实攻破伤正。

【临床应用】

（一）古代应用

《黄帝素问宣明论方》：枳实饮子，治妇人手足烦热，夜卧多汗，肌肉黄瘁，经候不调，四肢烦倦，心腹满闷，状似劳气。枳壳一两，吴半夏一两，汤洗七次，以生姜汁浸三日，火炒黄色，用半夏、红芍药、柴胡各一两，黄芩一两半。上为末，每服二钱，水一盏，入生姜三片、枣二枚，同煎至八分，去滓，温服。

《证治准绳》：伤寒汗下后，气逆利不止者，寒也。宜枳实芍药甘草汤。芍药、甘草、枳实炒、干姜炮，各半两。右㕮咀，每服五钱，水煎服。

（二）现代应用

1. 内科疾病

（1）消化系统疾病：本方加味治疗急性脘腹疼痛，疗效颇佳。

（2）神经、精神疾病：枳实芍药散结合康复训练，可缓解偏瘫侧下肢痉挛状态。用本方治疗不寐，肝气郁结加佛手、郁金；心火炽盛加栀子、黄连；肝郁化火加龙胆、黄芩、珍珠母；阴虚火旺加知母、生地黄、阿胶；心脾两虚加黄芪、党参、陈皮、茯神；痰热内扰加胆南星、竹茹、黄芩；瘀血内阻加川芎、红花、当归。

2. 妇产科疾病

（1）月经病：以枳实白芍药散（其中白芍用 30～60 克）加郁金、山茱萸，治疗肝郁气滞之经前乳胀；以枳实赤芍药散合丹参饮、金铃子散，治疗经期或经后胁脘疼痛属气滞血瘀者；以枳实赤芍药散加川芎、牛膝，治疗经期神志异常等。

（2）产后病：产后腹中气滞血瘀，经脉流行不畅，见腹部满痛者。治宜行气祛瘀，用枳实芍药散加味，改散作汤，炒枳实 10 克、白芍 10 克、广木香 6 克、当归 10 克、川芎 8 克，以水适量煎药，汤成去滓取汁，温服，每日 1 剂，分 2 次服，效佳。亦可用本方治疗妇人产后水肿喘急、烦满不得卧者。

【应用要点】

1. 抓主症 ①情志不遂的表现，见急躁易怒，心烦，坐卧不宁。②气机郁滞，血行不畅的见症：胁腹胀满，或攻冲走窜疼痛、拒按。③舌红，苔黄或白，脉弦，或弦数。

2. 明病机 肝郁气滞，血行不畅，以气机不通为主。

第二十四章 瓜蒌薤白汤类方

瓜蒌薤白汤类方包括瓜蒌薤白白酒汤、瓜蒌薤白半夏汤、枳实薤白桂枝汤3方。方药组成均以瓜蒌、薤白为主药，功善涤上焦之痰浊，散阴寒之凝结，宽胸中之痹塞，使痼寒痰滞得解，胸阳得振而平。瓜蒌薤白汤类方均治胸痹，但瓜蒌薤白白酒汤以胸痛喘息为主，瓜蒌薤白半夏汤以心痛彻背不得卧为主，枳实薤白桂枝汤以胁下逆抢心为主。主症不同，病机各异，选方用药亦不同，正如唐容川所言："仲景用药之法，全凭乎证，添一证则添一药，易一证则易一药。"本章主要介绍上述方剂的临床应用。

第一节 瓜蒌薤白白酒汤

【组成用法】

瓜蒌实一枚（捣）　薤白半升　白酒七升

上三味，同煮，取二升，分温再服。

【主治方义】　用于胸阳不足，阴乘阳位，气机阻滞而致的胸痹，症见喘息咳唾，胸背痛，短气，寸口脉沉而迟，关上小紧数者（九·3）。

方中瓜蒌实苦寒滑润，长于开胸涤痰；薤白辛温通阳，散结下气；白酒其气轻扬，能载药上行，宣通上焦阳气。三药同用，共奏通阳散结，宽胸涤痰之功。

【类证辨析】　本方与瓜蒌薤白半夏汤皆有通阳、豁痰、开痹之功，均为治疗胸痹的重要方剂，但二者的适应证有轻、重之不同。瓜蒌薤白白酒汤证系胸阳不振，痰浊阻痹气机所致，以胸背痛、短气、喘息咳唾、寸口脉沉而迟，关上小紧数为主症，方中以瓜蒌实宽胸豁痰，导痰浊下行；薤白辛温通利、行气散结，既可监制瓜蒌实之寒，又能助其涤痰开痹之功；更以轻扬上行、温通气血之白酒助药力，是治疗胸痹的主方。而瓜蒌薤白半夏汤证系痰浊壅盛，阻痹胸阳所致，病情较瓜蒌薤白白酒汤证为重。除胸背痛、短气、喘息咳唾等胸痹主症外，还可见到因痰浊上壅，肺气上逆而致的"不得卧"及因痰浊窒闭气机而致的"心痛彻背"。治之当豁痰降逆为主，故加半夏半升，以助瓜蒌实祛痰开结之功。

【临床应用】

（一）古代应用

《外台秘要》：瓜蒌汤，即本方加半夏、生姜。治胸痹之病。

《医学心悟》：瓜蒌散，大瓜蒌、粉甘草、红花。治肝气躁急而胁痛，或发水泡。

《未刻本叶氏医案》：劳伤阳气、胸背痹痛。瓜蒌薤白白酒汤加半夏、杏仁、茯苓。

（二）现代应用

1. 内科疾病

（1）呼吸系统疾病：治疗慢性支气管炎，症见胸闷，属肺气不宣者。另外，用本方治疗悬饮、咳喘等。

（2）循环系统疾病：以本方加牡蛎、龙骨、川芎、当归等，治疗心律失常；加黄芪、桂枝、附子、丹参等，治疗病态窦房结综合征。本方治疗冠心病心绞痛、肺心病、病毒性心肌炎等病机为上焦阳虚、痰浊痹阻胸阳，症见胸背痛，或心痛彻背、短气、喘息咳唾、苔白腻、脉沉细弦属胸痹者。本方加半夏、桂枝、檀香（后下）、茯苓、苏梗、红花、五灵脂、蒲黄、焦山楂、赤芍，治疗胸痹，不会饮酒者，兑入米醋20毫升。

（3）消化系统疾病：用本方治疗胆囊炎所致的胁痛、糜烂性胃炎，症见胸闷者。

2. 其他疾病 有用本方治疗乳痈获效者。瓜蒌薤白白酒汤加味治疗外伤性胸痛、肋间神经痛、非化脓性肋软骨炎、陈旧性胸内伤；也可用于神经官能症等症见胸闷，属肺气不宣者皆可获效。

【应用要点】

1. 抓主症 ①胸痹的共有表现：胸背痛、短气、喘息咳唾、苔腻、脉沉弦或紧。②痰浊阻闭气机见症：胸膈痞闷。③胸阳不振见症：胸背痛遇寒加重、得温则舒、四肢不温。

2.明病机 上焦阳虚，痰浊上乘阳位，痹阻胸阳所致。

第二节　瓜蒌薤白半夏汤

【组成用法】

> 瓜蒌实一枚　薤白三两　半夏半斤　白酒一斗

上四味，同煮，取四升，温服一升，日三服。

【主治方义】

用于胸阳不振，痰浊壅盛，阻闭心肺，肺气上逆之胸痹证。症见不得卧，心痛彻背者（九·4）。

本方由瓜蒌薤白白酒汤加半夏而成。方中以瓜蒌实宽胸涤痰；薤白辛温通阳、理气散结；白酒温通阳气，且载药上行。因本证痰浊壅盛，痹阻胸阳，肺气上逆较甚，故加半夏半斤，以增降逆化饮之力。

【临床应用】

（一）古代应用

《鸡峰普济方》：瓜蒌煎丸，治肺经攻注，面生风疮，上喘气促，咳嗽。瓜蒌两个，杏仁一两二钱，半夏一两。

《临证指南医案》：胸痹因怒而致，痰气凝结。瓜蒌、薤白、半夏、桂枝、茯苓、生姜。

（二）现代应用

1.内科疾病 临床用本方配伍寒性药、温性药、祛痰药、芳香化浊药、活血和络药、和解药、治痫药，治疗呼吸、循环、消化等内科系统疾病。

（1）呼吸系统疾病：如慢性支气管炎、支气管哮喘、慢性阻塞性肺疾病、尘肺、结核性渗出性胸膜炎、肺心病、阻塞性睡眠呼吸暂停综合征等用本方加味亦获良效。如合附子汤，治疗肺栓塞。

（2）循环系统疾病：对痰饮停蓄，心阳不振型的心律失常，常用瓜蒌薤白白酒汤加桂枝、炮附子、细辛等治之，通过温通心阳、化痰蠲饮、宣通心脉而收功。以本方为基础加减，治疗心绞痛，对胃脘胀满、噫气或干呕者，合橘枳姜汤；动则气短、胸闷气塞、心悸者，合茯苓杏仁甘草汤；心悸、脉数者，合生脉散加炒酸枣仁、龙骨、牡蛎、当归等；腹胀、胁下逆满、肢冷者，合枳实薤白桂枝汤；体弱、便溏、心下痞满者，合人参汤；阳虚痛甚者，合乌头赤石脂丸；心动悸、脉结代者，合炙甘草汤；阳虚水肿者，合真武汤；血瘀水肿者，合当归芍药散；腹胀满、肠有积气者，合厚朴生姜半夏甘草人参汤及半夏厚朴汤，等等。方中瓜蒌、薤白用量分别达30克以上时，效果较好。本方加味也用于冠心病、心力衰竭、心肌炎、心神经官能症、急性冠状动脉综合征、高脂血症等疾病。

（3）消化系统疾病. 以本方治疗慢性结肠炎、慢性溃疡性结肠炎等症见腹泻与便秘交替发作，大便常挟黏冻、脓血、腹痛、腹胀者，每收良效。本方取效的关键在于瓜蒌与薤白之配伍。其中瓜蒌长于润肠导下、宽胸涤痰，不仅行胸肺之痰垢，亦下肠中之积滞；薤白辛温通阳、"止久痢冷泻"（《日华子本草》），与瓜蒌实相伍，通中有止，寓涩于滑，其调整肠腑之传导，令其开阖有度、颇有效应，对年老体弱不任峻药攻逐者，更为适用。若大便秘结时，重用瓜蒌，轻用薤白；腹胀者，可加枳实、厚朴宽中下气；泄泻时，薤白常用至30克，而瓜蒌只用10克；脾阳虚者，加桂枝振奋中阳；湿热重者，酌加黄连、黄柏、地锦草等。本方治疗慢性胃炎、反流性食管炎、食管癌、慢性胆囊炎、急性胃肠炎等。另外，以本方合乌梅丸可治疗胆道蛔虫病。

（4）内分泌系统疾病：如原发性甲减黏液性水肿。

2. 精神科疾病　如顽固性失眠、郁证等。

3. 其他疾病　如乳癖、胸胁损伤、非化脓性肋软骨炎等。

【应用要点】

1. 抓主症　使用本方宜抓住以下要点。①胸阳不振，痰浊上乘阳位而致的心区、胸骨部、心下部疼痛，背部放射痛。②痰浊阻闭气机、肺气不利的见症：呼吸困难、喘息咳嗽、胸闷气促。③气机痞塞，胃气上逆而致的恶心、呕吐；以及大肠传导不利而致的大便干或排出不畅。④舌脉：苔白腻、脉沉滑或弦滑。

2. 明病机　胸阳不振，痰浊上乘阳位，痹阻胸阳所致。与瓜蒌薤白白酒汤证相比，痰浊更甚，对胸阳及气机的窒闭程度更为严重，重在邪实。

第三节　枳实薤白桂枝汤

【组成用法】

> 枳实四枚　厚朴四两　薤白半斤　桂枝一两　瓜蒌一枚（捣）

上五味，以水五升，先煮枳实、厚朴，取二升，去滓，内诸药，煮数沸，分温三服。

【主治方义】　用于痰浊壅阻，气机阻滞，肝胃之气上逆而致的胸痹，心中痞之实证。症见胸满，胁下逆抢心（九·5）。

本方由瓜蒌薤白白酒汤去白酒，加枳实、厚朴、桂枝而成。白酒虽有通阳散结之功，但因其性轻扬，善载药上行，与气逆诸症不利，故以桂枝易白酒，与薤白相伍，通阳行痹、理气散结；枳实厚朴消痞除满、宽中下气；瓜蒌实苦寒滑润、豁痰下气。诸药合用，共奏通阳散结、泄满降逆之功。

【类证辨析】　本方证与人参汤证均为胸痹痞塞证，临床表皆可见胸背痛、短气、心中痞，但二者之病机有明显的不同。前者系痰浊痹阻胸阳、气机壅滞、肝胃之气上逆所致，除共有症状外，临床突出表现为心中持续痞塞满闷，按之益甚，胁下逆抢心。急则治其标，故以枳实薤白桂枝汤通阳散结、泄满降逆。后者乃脾胃虚寒、气机阻滞、胸阳不展所致，多见于胸痹之体虚邪不盛者，临床主要表现为胸背痛、短气、动则尤甚，心中痞，按之觉舒，脉细弱，治温补中气，方用人参汤。

【临床应用】

1.内科疾病

（1）呼吸系统疾病：本方可治疗支气管炎。

（2）循环系统疾病：用通心阳之枳实薤白桂枝汤，治疗胸痹心痛，用阳药及通药廓清阴邪，不与滋敛之品。方证中心中痞气，气结在胸，胸满，胁下逆抢心，更接近于冠心病，临证则枳实薤白桂枝汤与其他方剂联合应用。如兼瘀血者，合旋覆花汤；胸痛属寒者，合薏苡附子散；兼脘闷、苔黄腻属痰热者，合小陷胸汤；脘痞苔白腻、挟痰饮者，合苓桂术甘汤；气逆上冲明显者，合桂枝加桂汤。有报道称本方合附子汤，联合西药抗凝，治疗肺血栓栓塞，疗效显著。以本方加味治疗慢性心肌炎、心肌病出现频发性室早患者，疗效颇佳。临床以"胁下逆抢心"为辨证要点，患者发病时多先感心窝部痞满难受，继而上逆至胸胁，且由难受不适渐至疼痛，伴短气、胸闷，甚则胸痛彻背。基本方加减，如慢性心肌炎加金银花、连翘、蒲公英；心肌病加酸枣仁、石菖蒲、麦门冬、益母草。

（3）消化系统疾病：病机属胸中阳气不足，阴邪乘虚居位，胸中闭塞，邪正相搏所致之胃脘痛，又称为胸痹脘痛，治以枳实薤白桂枝汤加姜半夏、陈皮、生姜。另外，十二指肠球部溃疡、慢性胃炎、萎缩性胃炎、肥厚性胃炎等病，症见胃脘隐痛或疼痛、胀闷不舒、喜暖喜按，或嗳气吞酸、面色无华、四肢清冷、舌淡胖、苔白腻、脉弦细，常以本方为基础加减治疗。如脘痛甚者，合金铃子散，或加九香虫、炒甘松；脘胀甚者，加佛手、绿萼梅；嗳气者，加旋覆花；泛酸者，合左金丸，加煅瓦楞子；失眠者，加秫米；便溏者，加炒薏苡仁。另有，可用于反流性食管炎、慢性胆囊炎等。

（4）神经系统疾病：本方去桂枝、厚朴，加柴胡、延胡索、郁金，治疗痰瘀阻痹气机之胁痛（肋间神经痛）。本方合瓜蒌薤白半夏汤，治疗肋软骨炎症见胸痛，按之尤甚者。

2.其他疾病 本方加减治疗暴怒伤肝、气血挟痰湿上蒙清窍之暴盲；阳虚感寒、痰湿阻痹胸阳之背寒冷等，皆取得满意疗效。另外，可用于噎症的治疗。

【应用要点】

1.抓主症 使用本方宜把握以下要点。①胸痹的共性表现：胸背痛，短气，喘息咳唾；②气机痞塞见症：心中痞，胸满，腹胀；③肝胃之气上逆见症：胁下逆抢心，嗳气等。

2.明病机 痰浊阻痹胸阳，气机升降失常，肝胃之气上逆。

第二十五章　防己汤类方

防己汤类方是以防己为主药组成的一类方剂。《金匮要略》中以防己冠名的方剂共有6首，分别是防己黄芪汤、防己茯苓汤、木防己汤、木防己去石膏加茯苓芒硝汤、己椒苈黄丸、防己地黄汤，散在于湿病、中风、水气病等篇章中。《本草求真》谓："防己，辛苦大寒，性险而健，善走下行，长于除湿、通窍、利道，能泻下焦血分湿热，及疗风水要药。"故防己汤类方主要有两方面作用：一是祛风湿止痛以，治疗风湿热痹；二为除湿清热，善治下焦湿热之证。其中防己或配伍黄芪益气固表，祛风除湿；或配伍生地黄养血息风清热；或配伍椒目、石膏、茯苓等渗透水气，导水下行。

第一节　防己黄芪汤

【组成用法】

> 防己一两　甘草半两（炒）　白术七钱半　黄芪一两一分（去芦）

上锉麻豆大，每抄五钱匕，生姜四片，大枣一枚，水盏半，煎八分，去滓，温服，良久再服。喘者，加麻黄半两；胃中不和者，加芍药三分；气上冲者，加桂枝三分；下有陈寒者，加细辛三分。服后当如虫行皮中，从腰下如冰，后坐被上，又以一被绕腰以下，温，令微汗，差。

【主治方义】　①用于表虚卫外不固，风湿相搏，流注关节而致的风湿表虚证（二·22）。②用于表虚卫外不固，风邪袭表，肺失宣肃，水溢肌肤而致的风水表虚证（十四·22）。③用于风水脉浮，头汗出，阴肿，腰以下肿重，难以屈伸者（十四·附）。

【类证辨析】　防己黄芪汤证与防己茯苓汤证皆与外邪袭表，水液代谢障碍有关，因而，在临床上俱可见身重或肿、小便不利等症。所不同的是，防己黄芪汤证系风邪乘虚袭表，与离经之汗液相合成为风湿而流注关节，或因表虚受风、肺失宣肃、水溢肌肤所致，其虚在肺卫，故症见脉浮、身重、汗出、恶风，肿势不甚，或晨起颜面虚浮，或见足跗水肿、关节疼痛。在治疗上，重点是益气固表、调和营卫。方中重用黄芪益气固表、升阳除湿，防己祛风除湿，白术健脾益气，并行表里之湿，炒甘草、生姜、大枣调和营卫，以散在表之风湿。而防己茯苓汤证系脾虚湿困、水溢肌腠之皮水。因脾属土而恶湿，主运化水谷与水湿，脾主四肢肌肉，故脾虚湿困则易使水溢四肢肌腠而症见四肢肿、按之没指、四肢聂聂动，因病位偏里且肿势较甚，故脉不浮反沉，卫表不虚，故无汗出恶风。防己茯苓汤是由防己黄芪汤去白术、生姜、大枣，加茯苓、桂枝而成。方中重用茯苓配防己除湿利水；而以桂枝、黄芪、甘草通阳化气，使水湿之邪从表里分消。

【临床应用】

（一）古代应用

《外台秘要》：深师疗大风水脉浮，浮为在表，其人或头汗出，表无他病，但下重，故知从腰以上为和，腰以下当肿及阴，难以屈伸。木防己汤方。生姜三两，大枣十二枚，擘，白术四两，木防己四两，甘草二两，炙黄芪五两。

《太平惠民和剂局方》：治风湿相抟，客在皮肤，一身尽重，四肢少力，关节烦疼，时自汗出，洒淅恶风，不欲去衣。及治风水客抟，腰脚浮肿，上轻下重，不能屈伸。

《医学正传》：治风湿，脉浮身重，汗出恶风，或周身疼痛。

《医方集解》：治诸风诸湿，麻木身痛。

（二）现代应用

1. 内科疾病

（1）水肿：本方是治疗肺脾气虚、卫表不固之风水的有效方剂。临床上本方可用于多种原因引起的水肿证属肺脾气虚者。此外用于脚气病水肿、慢性结肠炎水肿、特发性水肿、骨折后低张性水肿及肝硬化腹水伴面浮足肿者。

（2）汗证：自汗或盗汗，或动辄汗出，汗出不能遍及全身，常为仅上半身或局部汗出，常见于神经官能症、病后身体虚弱等。此类患者一般都有脉浮、汗出恶风等症状，病机为表虚挟湿。可配合甘麦大枣汤、玉屏风散等使用。

（3）呼吸系统疾病：本方治疗慢性支气管炎、肺源性心脏病等所致的慢性咳嗽。此类咳嗽病程较长，虚证居多，治疗当以调理脏腑为主，防己黄芪汤为补肺固表治本之方。若兼痰湿者，可合二陈汤健脾燥湿、化痰止咳；肺虚咳喘者，配生脉散益肺定喘；若咳喘日久，肾气虚弱者，则配金匮肾气丸或参蛤散补肾纳气、止咳平喘。

（4）循环系统疾病：本方治疗原发性高血压，酌配石决明、牡蛎、黄芩、龙胆草等清肝潜阳之品，即证属肝火上炎、肝阳上亢者，亦可使用之有效。治疗充血性心力衰竭，气阴两虚证加生脉散；痰瘀互结证加半夏、茯苓、丹参、赤芍；阳虚水泛证加附子、桂枝、车前子；胸水者加葶苈子；腹水者加大腹皮；血瘀者加泽兰、赤芍；心阳虚脱证加参附汤。

（5）消化系统疾病：本方治疗慢性腹泻。

（6）泌尿系统疾病：本方加减用于治疗急、慢性肾小球肾炎，肾病综合征，慢性肾功能不全，庆大霉素中毒性肾病等疾病。

（7）风湿免疫疾病：对风湿性关节炎、类风湿性关节炎、结节性血管炎、大骨节病、硬皮病等症属素体卫阳不固、腠理空疏、风寒湿流注经络关节、痹阻气血者，以此方加减治之。

（8）代谢性疾病：本方治痛风、痛风性关节炎属卫阳不固、腠理空疏、风寒湿流注经络关节、痹阻气血者。另外，本方也可治疗高脂血症、肥胖等病。

2. 妇产科疾病 本方治疗妇人带下，妊娠水肿，更年期综合征见下肢水肿、自汗出、手足麻木、小便量少或见汗出异常等疾患。如防己黄芪汤合天仙藤散加减，可治疗妊娠水肿。

3. 皮肤科疾病 本方加连翘、蝉蜕、苍术，治疗急性荨麻疹属卫表不固，湿热郁结肌肤者收效迅速。辨证要点为全身风团此起彼伏，灼热奇痒，入夜尤甚。对慢性荨麻疹本方亦良效，可酌加白藓皮、地肤子、茯苓皮、荆芥、防风等。另外，本方治疗腋臭，对脾虚明显者，加茯苓皮、泽泻；湿盛者，加苍术、车前子、车前草；形体肥胖者，加茵陈、焦山楂。

4. 骨伤科疾病 可治疗腰椎间盘突出症、变形性膝关节病、膝关节积液、踝部骨折后肿胀及扭伤后肿胀不消、骨折后低张力性水肿等。如本方合桃红四物汤，治疗下肢骨折术后肿胀疗效显著。

5. 其他疾病 本方对癌性腹水、单纯手足发黄、下肢复发性丹毒等有效。

【应用要点】

1.抓主症 ①表虚卫外不固的见症：恶风、自汗不止，动则尤甚；②肺脾气虚之证：倦怠少气，疲乏无力，虚胖；③风湿袭表，流注关节，泛溢肌肤之证：关节疼痛，游走不定，颜面或下肢水肿，小便不利；④舌淡苔白，脉浮弱。

2.明病机 卫气虚弱、肌表不固、风湿乘虚侵袭，壅遏肌腠经络。

第二节 防己茯苓汤

【组成用法】

> 防己三两 黄芪三两 桂枝三两 茯苓六两 甘草二两

上五味，以水六升，煮取二升，分温三服。

【主治方义】 用于皮水四肢肿，按之没指，不恶风，身肿而冷，状如周痹，四肢聂聂动者（十四·24）。

本方是由防己黄芪汤变化而来。因其卫表不虚，不恶风，故去白术、大枣、生姜；又因水湿盛于皮中，郁遏阳气，症见跗肿，按之没指，四肢聂聂动，故加桂枝、茯苓。方中重用茯苓健脾利水，配黄芪、桂枝温阳化气，健脾利水；防己味苦辛，性寒，入膀胱、肺经，能驱散皮中之水湿；甘草调和药性，且能助黄芪补土以制水。诸药合用，共奏通阳化气，表里分消之功。

【临床应用】

（一）古代应用

《备急千金要方》：防己汤，治风历节，四肢疼痛如槌锻不可忍者方。防己、茯苓、白术、桂心、生姜各四两，乌头七枚，人参二两，甘草三两。

《太平圣惠方》：治皮水肿，如裹水在皮肤中，四肢习习然动，汉防己散方。汉防己一两、黄芪一两（锉）、桂心一两、赤茯苓二两、甘草半两（炙微赤、锉）、桑根白皮一两（锉）。右件药，捣筛为散。每服五钱，以水一大盏，煎至五分，去滓，温服，日三服。治肺痈，喘急咳嗽脓血，心神烦闷，咽干多渴，汉防己散方。汉防己三分、麦门冬三分（去心）、桑根白皮一两（锉）、赤茯苓一两、枳壳三分（麸炒微黄，去瓤）、地骨皮三分、前胡一两（去芦头）、黄芪一两（锉）、甘草半两（炙微赤、锉）。右件药，捣筛为散。每服四钱，以水一中盏，入生姜半分，煎至六分，去滓，不计时候温服。

（二）现代应用

1. 内科疾病　本方可用于心源性水肿、肾病性水肿、营养不良性水肿、特发性水肿等症，属脾虚湿聚、壅遏卫气、泛溢肌肤者。防己茯苓汤主治皮水阳虚之证，方中重用茯苓配桂枝，有温阳化气利水之功，防己配黄芪走表祛湿，甘草健脾益气、调和药性，为增其疗效，常将黄芪、茯苓用至 30 克，再加芡实，既可补益脾肾，增强祛湿利水之功，又可防利水伤阴之弊，且有消除蛋白尿的作用，本方在各种水肿如肾病综合征中均可变通应用。如用防己茯苓汤合葶苈大枣泻肺汤、三子养亲汤加味，治疗心力衰竭性水肿甚效。

2. 妇产科疾病　本方治疗妊娠子痫、妊娠水肿等。

3. 其他疾病　本方治疗肌肉瞤动、痹证、痛风、痛风性关节炎、皮肌炎、肥胖症、尿毒症、坐骨神经痛、下肢静脉血栓后遗症等。亦用于预防和减少乳腺癌术后皮下积液。

【应用要点】

1. 抓主症　①脾虚不能制水之见症，见身重体倦、头面四肢肿、按之没指、下肢肿甚、小便不利、纳呆、腹胀；②感受外邪后水肿急剧发作或加剧；③湿邪困脾，阳气不能展布之征，见局部肌肉瞤动不已、手足不温；④舌淡，苔白润，脉浮弱或沉。

2. 明病机　脾虚不运，湿邪侵袭，水溢四肢肌腠。

第三节　木防己汤

【组成用法】

木防己三两　石膏十二枚（如鸡子大）　桂枝二两　人参四两

上四味，以水六升，煮取二升，分温再服。

【主治方义】　用于饮阻膈间，上迫于肺，肺气壅塞，复因误治正气受损之支饮重证。症见喘满，心下痞坚，面色黧黑，其脉沉紧（十二·24）。

方中木防己味苦辛，善泻脏腑之水邪，与辛甘性温之桂枝相伍，行水饮而散结气；饮为阴邪，久结膈间，必遏阻阳气而生郁热，故以辛凉沉降之石膏清解郁热，且助欲散这饮邪下行；因饮邪久结，复经误治，正气必虚，故以人参健脾益气，脾气健运，则饮邪易散。诸药合用，攻补兼施，共奏通阳化饮、补虚清热之功。

【类证辨析】 本方与木防己去石膏加茯苓芒硝汤皆用于支饮之重证，但病情仍有轻重之分。本方证系支饮日久不愈，正虚邪盛，饮邪痞结所致，临床主要表现为咳嗽、气喘、胸满、气短乏力、面浮肢肿、心下痞坚、按之不舒、烦躁、大小便不利、舌质黯、苔白、脉沉紧等。而木防己去石膏加茯苓芒硝汤证系饮邪痼结，气机痞塞所致，故见心下痞坚、拒按，以木防己汤治之痞坚不解，或愈后复发，治宜通阳化饮、软坚散结，故以木防己汤去寒凝之生石膏，加芒硝软坚散结，茯苓引水下行。

【临床应用】

（一）古代应用

《太平圣惠方》：治胸膈间支饮，数吐下之不愈，汉防己散方。汉防己一两半、石膏四两、桂心一两、人参一两、前胡一两、白术一两。右件药，捣筛为散，每服四钱，以水中盏，煎至六分，去滓，不计时候，温服。

《温病条辨》：暑湿痹者，加减木防己汤主之。风胜则引，引者加桂枝、桑叶。湿胜则肿，肿者加滑石、萆薢、苍术。寒胜则痛，痛者加防己、桂枝、姜黄、海桐皮。……加减木防己汤：防己六钱、桂枝三钱、石膏六钱、杏仁四钱、滑石四钱、白通草二钱、薏仁三钱。水八杯，煮取三杯，分温三服。见小效不即退者，加重服，日三夜一。

（二）现代应用

1. 内科疾病

（1）呼吸系统疾病：本方行水饮而散结气，临床常用于治疗慢性支气管炎、哮喘、渗出性胸膜炎等。

（2）循环系统疾病：本方用于治疗风湿性心脏病、肺心病、心功能不全、充血性心力衰竭及单纯性收缩压升高等。

（3）内分泌系统疾病：本方治疗糖尿病周围神经病变。

（4）风湿免疫疾病：多用本方治疗风湿热痹，如痛风性关节炎、红斑性肢痛症。

2. 其他疾病 本方治疗由饮邪痞结、痹阻胸阳所致之肋软骨炎属胸痹、胸痛范畴者。

【应用要点】

1.抓主症 临床应用本方时宜把握以下几点：①饮邪结于胸膈，痹阻气机而致的心下痞坚，按之板硬，喘促胸满，咳逆倚息不得卧；②饮停胸膈，肺之治节无权而致的面目肢体水肿、小便不利；③正气亏虚而致的面色黧黑，气短乏力；④脉沉紧。

2.明病机 气虚饮停，痞结胸膈，遏阻气机，属正虚邪盛之证。

第四节　木防己去石膏加茯苓芒硝汤

【组成用法】

> 木防己　桂枝各二两　人参　茯苓各四两　芒硝三合

以水六升，煮取二升，去滓，内芒硝，再微煎，分温再服，微利则愈。

【主治方义】 用于支饮重证服木防己汤后心下痞坚不解，证属饮邪停聚，郁热互结者（十二·24）。

方中以木防己、桂枝苦辛相合，温化水饮，行散结气；饮为有形之邪，水饮久结，痞坚难开，故加芒硝软坚散结，兼清郁热；加甘淡之茯苓健脾益气，淡渗利湿，引饮邪下行；石膏辛甘大寒沉除，虽有清降泄热之功，却无散结之力，故去之。诸药合用，共奏助阳散结，补虚清热，利水化饮之功。

【临床应用】

用于内科疾病治疗，主治与木防己汤略同，治疗悬饮（胸腔积液、渗出性胸膜炎）、支饮（心包积液、肺心病、冠心病）属饮结胸膈，郁而化热者。

【应用要点】

1.抓主症 ①有形之饮邪结于心下的见症，心下痞塞满闷，触之坚硬，有抵抗感；②饮阻气滞，肺失清肃的见症，咳嗽、吐痰、喘促气急，小便不利；③饮邪久结，正气不足的表现，气短、乏力、心悸、面色黧黑。

2.明病机 气虚饮停，邪结心下，肺失清肃。

第五节　己椒苈黄丸

【组成用法】

> 防己　椒目　葶苈（熬）　大黄各一两

上四味，末之，蜜丸如梧子大，先食饮服一丸，日三服，稍增，口中有津液。渴者，加芒硝半两。

【主治方义】　用于狭义痰饮之水走肠间，饮气相结而症见腹满，口舌干燥，大小便不利者（十二·29）。

方中之防己、椒目辛宣苦泄，导水于前，使清者从小便而出；掌葶苈子、大黄攻坚决壅，推饮于后，使浊者从大便而下。前后分消，可使饮去结散，气机畅行，津液得以正常输布，则腹满、口舌干燥诸症自愈。

【类证辨析】　己椒苈黄丸证与厚朴大黄汤证皆为痰饮病之实证，临床表现均有腹满、大便秘结等，但由于病机、病位不同，主症亦不相同，临证应注意辨析。前者系脾失健运，水走肠间，阻滞气机，腑气壅塞不通所致，故腹满较甚，饮气相激则肠鸣，更因气不化水，津液不能上承下达，而见口舌干燥、小便不利，甚则水肿，故以己椒苈黄丸攻坚决壅，分消水饮。而后者系饮停胸膈，肺失宣肃之支饮，以咳逆倚息、短气不得卧、其形如肿为基本症状。因肺与大肠相表里，饮停于肺，影响大肠的传导功能，亦可见腹满、便秘。此时，病位虽不在肠，但根据脏腑相合的理论，通腑宽肠有助于肺之清肃，故以厚朴大黄汤通腑下气除满，诚如唐容川所云："病在脏者，当随其所合之腑而攻治耳。"

【临床应用】

（一）古代应用

《外台秘要》：……饮酒后饮水多，水气停留于胸膈之间，而不宣散，乃令人胁下痛，短气而渴，皆其候也。海藻丸，疗腹中留饮方。海藻、木防己、甘遂、苁蓉椒熬、芫花熬、葶苈子熬，各一两。上七味，捣筛，蜜和为丸，如梧子，服十丸，不瘥当增之。

《太平圣惠方》：治卒身面四肢浮肿，胸胁气胀满，小便不利，宜服甜葶苈丸方。甜葶苈二两，隔纸炒令紫色，汉防己一两，海蛤一两研细，椒目一两微炒去汗，川芒硝一两，赤茯苓一两。

《普济方》: 葶苈丸治内虚外实, 久有积聚, 荣卫不通, 甚则变水, 此病从心起, 入于皮肤, 肿满皮厚, 体重, 上气不卧, 烦急而燥。葶苈二两, 炒令紫半令焦, 防己、椒目、大黄锉破醋炒各一两半, 蓖麻子去皮半合, 郁李仁汤浸去皮炒一两。右为末, 炼蜜同枣肉和丸, 如小豆大, 每服十丸, 空心温酒下。

（二）现代应用

1. 呼吸系统疾病 本方加减治疗肺心病水肿、肺性脑病等。己椒苈黄丸为肃肺荡饮、通腑涤痰之峻剂, 凡痰饮病属饮郁化热者, 皆可以本方加减治疗。其中饮结于上者, 以葶苈子为君; 邪郁于中者, 以大黄、椒目为君; 邪结于下者, 则重用防己。另外, 若改丸为汤, 则取效更速。若服药后出现恶心、呕吐者, 减防己量, 加黄连、半夏, 呕吐自止。亦可用本方加桑白皮、杏仁、鱼腥草、金银花, 治疗哮喘发作。本方合葶苈大枣泻肺汤, 治疗胸腔积液。

2. 消化系统疾病 本方治疗消化性溃疡所致的幽门梗阻、肝硬化腹水初起, 水饮结于肠间, 正虚不甚者有效。本方合五苓散, 治疗胃癌腹水; 合苓桂术甘汤, 治疗胆囊肥大。

3. 泌尿系统疾病 本方治疗肾炎水肿属湿热壅盛者, 临床可表现为腹水胀满、肢体水肿、口渴烦热、大便秘结、小便不利色黄、苔黄腻、脉滑。

【应用要点】

1. 抓主症 ①腹部胀大满闷及肠间沥沥有声; ②口舌干燥而不渴、皮肤干燥; ③因饮气互结于肠间, 小便不利, 大便干结。

2. 明病机 三焦决渎无权, 水饮不得气化敷布, 停蓄肠胃。

第六节 防己地黄汤

【组成用法】

防己一分 桂枝三分 防风三分 甘草二分

上四味, 以酒一杯, 渍之一宿, 绞取汁, 生地黄二斤, 㕮咀, 蒸之如斗米饭, 久以铜器盛其汁, 和分再服。

【主治方义】 用于阴血不足, 风火偏盛, 扰乱神明所致的精神失常证（五·3·附）。

方中重用生地黄二斤，大补阴血，滋养心神，且能凉血清热；桂枝、防风通阳活血，调和营卫；防己苦辛性寒，清热利湿，导血中之热从小便下行；甘草和中补脾、调和药性，且有清热之功。诸药相伍，血虚得补，内热得清，心神得安，狂乱、妄行、独语不休等症自愈。

【临床应用】

（一）古代应用

《备急千金要方》：治语狂错，眼目霍霍，或言见鬼，精神昏乱。

《外台秘要》：疗中风口噤不能言者方。防己二两，葛根三两，桂心、麻黄去节各二两，甘草炙、防风、芍药各一两，生姜四两。右八味，切，以水六升，煮取二升，分为三服。痓不能言皆疗……

《普济本事方》：治久风邪入肝脾二经，言语不传。汉防己、防风去钗股，桂心不见火，附子炮裂、去皮，各半两，威灵仙去苗、洗、三分，麻黄半两、去节。右为粗末，每服四钱，水一盏，引子半盏，煎至七分，去滓温服，日三四。引子用竹沥、荆沥、地黄汁各一盏，姜汁半盏，和匀用。

《兰台轨范》：此方他药轻而生地独重，乃治血中之风也。

（二）现代应用

1. 内科疾病

（1）风湿免疫疾病：本方加减治疗急性风湿性关节炎属痹证者。本方合桂枝芍药知母汤，治疗类风湿性关节炎日久化热伤阴之证；合白虎加桂枝汤，治疗热痹之关节僵硬红肿伴发热者。本方尤善治疗阴虚之人复感风湿而肢节红肿、疼痛、麻木，以及风湿性结节性红斑。对于偏肾阴虚而见小关节疼痛，游走不定者，加海风藤、青风藤、鸡血藤、忍冬藤；足膝关节痛甚者，合桂枝芍药知母汤；病变偏于上肢者，合蠲痹汤。

（2）泌尿系统疾病：本方加减治急性肾炎。

2. 神经、精神疾病

（1）癫痫狂症：若轻症癫痫，不过突然眩晕，及轻度失神，言语动作，一时中止，现一时性虚神，少顷清醒，操作如故；或于行路之际，忽然昏糊，走入他人之家，或至非所欲至之地，然后清醒；又有所谓类似癫痫症者，其人神志亡失，纵火杀人，清醒后不自知；或发强度之精神兴奋，恐怖惊愕，又现运动机能之失调，突然奔走，或旋转不已，此其证候，皆与防己地黄汤证符合。以本方为主，治疗血虚或血虚受风而致的癫痫、狂证等每获良效。以防己地黄汤加减，治疗精神性神经官能症（神经衰弱、癔病、强迫症等）、精神分裂症等。

（2）血管性痴呆症：本方对血管性痴呆患者的认知功能有改善作用。

（3）失眠症：用于阴虚内热之失眠症。

3.其他疾病 用本方加减治愈剥脱性皮炎、面肌痉挛、下肢红斑、银屑病、痉病等。

临床实践发现本方能减轻及消除激素的副作用与并发症，对于某些疾病的治疗，可取代激素，或为减撤激素、防止反跳而创造有利条件，并能明显提高疗效。本方有凉血解毒、祛风除湿的功能，凡激素所致副反应及并发症属营血郁热，湿瘀壅滞，以体胖、舌红、脉滑、尿黄为主症者，皆可试用。若舌质殷红，小便黄赤者，加蒲黄、紫草；胸闷腹胀，瘀滞朦肿者，加大黄、商陆；烦躁烘热，咽干口渴者，加知母、瓜蒌根；心动过速、心律不齐者，加苦参、延胡索。

【应用要点】

1.抓主症 ①阴血不足，虚火扰乱心神而致的精神异常，见精神错乱，或心神不定，独语不休，少寐，或多忧善虑，恐怖惊愕。②血虚生风，筋脉失养而致的关节疼痛，肢体筋脉拘挛搐搦。③血虚有热之舌脉，见舌质红而干，脉浮数无力。

2.明病机 阴血亏虚，虚火上扰神明，神失所养。另外，在以本方为主，治疗痹证、痉病等疾患时，则应抓住阴血不足，风邪侵袭、湿热郁结之病机。

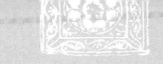

第二十六章　薏苡散类方

《神农本草经》云："薏苡仁，味甘，微寒。主筋急，拘挛不可屈伸，风湿痹，下气。"薏苡散类方包括薏苡附子散、薏苡附子败酱散、苇茎汤3方。本类方药的配伍特点有两个方面：一是与附子相配，可缓急止痛，主要用于胸痹急证和肠痈脓成之证；二是与桃仁、苇茎、瓜瓣相伍，可清肺化痰活血，主要用于肺痈。

第一节　薏苡附子散

【组成用法】

薏苡仁十五两　　大附子十枚（炮）

上二味，杵为散，服方寸匕，日三服。

【主治方义】　用于阳虚邪痹，寒湿浸淫之胸痹急证（九·7），症见胸痹突然发作，痛势急迫，心痛彻背，伴手足厥冷，筋脉拘挛者。

方中以辛温大热之炮附子温阳散寒，宣痹止痛；薏苡仁甘淡性寒，长于除湿宣痹，缓解筋脉拘挛。二者相伍，对阳痹不用、筋脉失养之"胸痹缓急者"，有扶危救困之功。

【临床应用】

（一）古代应用

《太平圣惠方》：薏苡仁散，治胸痹，心下坚痞缓急。薏苡仁二两，附子二两炮，甘草一两。上捣筛为散，每服三钱，以水一中盏，入生姜半分，煎至六分，去滓，稍热，频服之。

《朱氏集验方》：治脾虚受湿发肿，一切虚肿皆治。大附子大者十枚、去皮、破四块，用赤小豆半升藏附子于中，慢火煮附子透熟后去豆，将附子焙干。

右为末，用薏苡仁粉煮糊为丸，如梧桐子大，每服百十丸，空心冬瓜汤下。

（二）现代应用

1.内科疾病

（1）呼吸系统疾病：本方可改善支气管哮喘急性发作期临床症状。

（2）循环系统疾病：治疗冠心病心绞痛属中医胸痹者。胸痹由于胸阳虚微、阴寒隔塞不通，故用扶阳抑阴法。附子散寒复脉，可令血气条达。扶阳可以抑阴，抑阴亦是扶阳，故胸痹时缓时急者，当用薏苡附子散。胸痹常表现左侧胸部、心前区剧烈绞痛如刺，并骤发口眼四肢抽搐，此为"胸痹缓急"证的辨证要点，亦是应用薏苡附子散的主要指征。此外，本证尚可见面色苍白、唇舌青紫、身冷肢厥、脉沉代或涩，或微细而迟；或见胸痹疼痛、拘急不舒、时缓时剧、喜温喜按、口不渴等。

（3）风湿免疫系统疾病：本方可治疗寒湿痹证，症见腰膝重痛、筋脉拘挛、屈伸不利、得热则减、遇寒痛剧者。

（4）神经系统疾病：本方合乌头汤加木瓜、川牛膝等，治疗寒湿痹阻筋脉而致的坐骨神经痛，常收到满意疗效。

2.其他疾病　本方可用于腓肠肌痉挛的治疗。

【应用要点】

1.抓主症　①寒湿痹阻胸阳的表现，见胸部突然发作剧烈的绞痛或拘挛性疼痛，或胸痛彻背，或胸闷如窒；②寒湿阻络，筋脉失于温养的表现，见口眼部肌肉不自主抽动、四肢拘挛、手足厥冷；③舌淡、苔白润，脉沉弦或沉紧。

2.明病机　阳虚寒湿内盛，阴寒之邪上乘阳位，痹阻胸阳。

第二节　薏苡附子败酱散

【组成用法】

> 薏苡仁十分　附子二分　败酱五分

上三味，杵为末，取方寸匕，以水二升，煎减半，顿服。小便当下。

【主治方义】　用于寒湿瘀血久结,酿生痈脓,热毒尚存,阳气受损之肠痈。症见其身甲错,腹皮急,按之濡,如肿状,腹无积聚,身无热,脉数（十八·3）。

方中重用甘淡性寒之薏苡仁利湿消肿，配败酱草清热解毒，消痈排脓，少佐辛热大热之炮附子扶助阳气，既有利于消肿排脓，又可防止败酱草等寒凉之品损伤阳气，凝滞气血，正所谓"久瘀之病，非温不通"。本方薏苡仁、败酱草、炮附子配伍使用，清热排脓而不伤阳气，温阳活血且不助热毒，是治疗慢性肠痈的有效方剂。

【临床应用】

（一）古代应用

《备急千金要方》：治肠痈汤方属性。牡丹、甘草、败酱、生姜、茯苓各二两，薏苡仁、桔梗、麦门冬各三两，丹参、芍药各四两，生地黄五两。右十一味，㕮咀，以水一斗，煮取三升，分三服。

（二）现代应用

1. 内科疾病

（1）呼吸系统疾病：随症加减可治疗肺脓疡、支气管扩张。

（2）消化系统疾病：薏苡附子败酱散化裁，治疗霉菌性肠炎，药用薏苡仁、山药、败酱草、党参、白术、茯苓、白头翁、黄芩、木香、苦参、当归、制附子。热毒盛者，加黄连、黄柏、鱼腥草；阳虚甚者，加补骨脂、仙茅、淫羊藿；气滞者加枳壳、槟榔、川楝子；阴虚者加石斛、玉竹、麦门冬；食积者加山楂、神曲、稻芽、麦芽。此外，以薏苡附子败酱散加赤芍、益母草、郁金、枳实为基本方，治疗慢性胆囊炎合并积液。有以本方加味治疗克罗恩病和乙状结肠癌和慢性腹泻者。

2. 妇产科疾病 如慢性子宫内膜炎、盆腔炎性包块、盆腔积液、过期流产、顽固性带下、卵巢恶性肿瘤等症属气滞血瘀、阳气不振者。本方加鹿衔草、淫羊藿、苍术，治疗脾肾阳虚型带下；加白花蛇舌草、白茅根、仙鹤草、鹿衔草，治疗阳虚湿热型劳淋；加土茯苓、野菊花、白芷、蒲公英、苍术、车前子，治疗宫颈炎；加贝母、川芎、香附、橘核，治疗乳腺小叶增生；加牡丹皮，治疗功能性子宫出血。治疗卵巢囊肿，药用薏苡仁、炮附子、败酱草，药渣加生葱、食盐各30克，以白酒适量炒热，布包之热熨患处30～60分钟。另外，本方合失笑散加鱼腥草、延胡索等，治疗慢性盆腔炎属湿热久恋、阳气不振、瘀血阻滞者有较好效果。

3. 男科疾病 治疗慢性前列腺炎、慢性盆腔疼痛综合征、阴囊脓肿、子痈（附睾炎）等。

4.外科疾病

（1）肠痈：本方对急性化脓性阑尾炎、慢性阑尾炎、慢性肛窦炎及阑尾周围脓肿证属阳虚寒凝、气血郁滞、腐败血肉者有效。治疗慢性阑尾炎及慢性阑尾脓肿时，薏苡附子败酱散与大黄牡丹汤合方使用疗效更佳。

（2）化脓性疾病：本方随症加减可治疗脐痈、慢性化脓性骨髓炎、多发性胸腹腔脓疡、术后窦道不愈等多种化脓性疾病。

5.其他疾病 本方治疗鹅掌风、肌肤甲错等因瘀血内结、肌肤失养所致者，以及肝脓肿证属气滞血瘀、阳气不振者。亦可用本方治疗浸淫疮、湿疹、痤疮、带状疱疹、丹毒、局限性腹膜炎等疾病。

【应用要点】

1.抓主症 ①气血郁滞，腐败血肉，痈脓已成之见症，腹皮急，按之濡，如肿状，腹无积聚，身无大热，或体表痈肿脓成已溃，红肿不明显；②阳气不足之见症，肢冷、脓血质稀，或痈肿溃后久不收口；③舌淡，脉虚数。

2.明病机 阳虚邪痹，气血郁滞，腐败血肉者。

第三节　苇茎汤

【组成用法】

苇茎二升　薏苡仁半升　桃仁五十枚　瓜瓣半升

上四味，以水一斗，先煮苇茎得五升，去滓，内诸药，煮取二升，服一升，再服，当吐如脓。

【主治方义】 用于痰热瘀血壅结于肺之肺痈（七·附方）。

方中以甘寒轻浮之苇茎解阳分之气热，用苦甘性平质润之桃仁泻血分之热结，瓜瓣祛痰消痈排脓，薏苡仁清热利湿。诸药合用，共奏清肺化痰、祛瘀排脓之功。此方对于肺痈脓未成者，服之可使消散；脓已成者，服之可令脓排瘀去，诸症自愈。

【临床应用】

（一）古代应用

《温病条辨》：凡小儿连咳十声，不能回转，半日方回者，千金苇茎汤合葶苈大枣泻肺汤主之。

（二）现代应用

1.内科疾病

（1）呼吸系统疾病：本方用于急性上呼吸道感染、社区获得性肺炎、支气管扩张、慢性阻塞性肺疾病、肺心病急性发作期、咳嗽变异性哮喘、肺痈、肺结核、肺间质纤维化等属湿热蕴结、痰瘀阻滞病机者。又可治肺脓肿、大叶性肺炎及肺部感染、重症肺炎及百日咳咳嗽、胸腔积液等。以本方合桔梗汤为基本方，治疗肺脓肿属肺痈者。若气虚者，加黄芪；身热者加金银花、连翘；咳甚加贝母、杏仁；喘急者加桑白皮、葶苈子。桔梗量宜重于甘草，以增强祛痰排脓之效。另外，服药后 1～3 日咳嗽加剧、吐脓增加者，为药物的排脓作用，是有效之征。治大叶性肺炎及肺部感染，基本方为鲜苇茎、生薏苡仁、鱼腥草、冬瓜仁、桃仁、黄芩、桔梗、甘草。若血痰多者，加白茅根、侧柏叶；热盛者，加金银花、连翘；胸痛加郁金、橘络；咳嗽痰多加杏仁、浙贝；便秘加大黄。本方加减尚用于治疗晚期肺癌合并肺部感染、中风后肺部感染等。千金苇茎汤加前胡、苏子、莱菔子、玉蝴蝶、胆南星等，治疗小儿急性支气管炎。在抗生素运用基础上加用本方治疗重症肺炎，效果显著。加百部、川贝母、枇杷叶、橘红、甘草、鲜梨皮，治疗百日咳痉咳期患者。以苇茎汤加味，治疗悬饮（胸腔积液），药用苇茎、薏苡仁、冬瓜仁、桃仁、杏仁、桔梗。肺热者，加葶苈子、鱼腥草、金银花；胸痛加瓜蒌皮、薤白、延胡索；气虚加黄芪、党参；胁痛加柴胡；内有伏热加白茅根、桑白皮；结核性者加百部、黄芩并配合抗痨治疗。合小陷胸汤，治疗肺癌并发恶性胸腔积液。本方加味，治疗晚期非小细胞肺癌，可明显改善临床症状，提高患者生存质量。

（2）循环系统疾病：本方加减合瓜蒌薤白半夏汤，可治疗冠心病心绞痛。

（3）消化系统疾病：治疗肝脓肿、病毒性肝炎、肠痈、慢性阑尾炎、慢性结肠炎等。

（4）泌尿系统疾病：本方加减配合西药可治疗急性肾盂肾炎。

2.妇产科疾病

本方加味治疗产后便秘、慢性盆腔炎、急性乳腺炎、带下等病有良效。

3.儿科疾病

小儿细支气管炎、扁桃体炎、鼻窦炎、牙槽脓肿、便秘等疾病证属湿热蕴结者均可用本方加减治疗。

4.五官科疾病 以苇茎汤，治疗天行赤眼、金疡玉粒、白珠俱青、花翳内陷、色似胭脂等眼疾，须具备以下几个主要体征：①外障为主，局部症状较重；②舌红少苔而干，或舌红苔黄燥；③脉数，或滑数、洪数；④其他，如面红、鼻干、鼻孔发热，或鼻疮糜烂、咽干、口燥，喜冷饮，咳嗽声嘎、干咳少痰等。

5.其他疾病 本方加味治疗鼻渊、湿疹、慢性上颌窦炎等亦有良效。

【应用要点】

1.抓主症 ①热毒蕴肺，肺失清肃的见症，见身热，口咽干燥，咳嗽气急，胸中隐隐作痛，转侧不利；②热毒腐败血肉而致的咯吐腥臭黄痰，或吐脓血；③舌红，苔黄或黄腻，脉滑数。

2.明病机 风热毒邪蕴肺，肺失清肃，痰热瘀血蓄结。

第二十七章　百合汤类方

百合汤类方是以百合为主药组成的方剂的总称，临床主要用于百合病的治疗。百合病多由热病之后，或情志不遂，引起心肺阴虚内热，百脉失和所致，治疗以养阴清热、润养心肺为原则，百合地黄汤为主方。如误用汗下吐法，病情变化，出现变证，则分别选用百合知母汤、滑石代赭汤、百合鸡子汤。如未经误治，日久变发热，则选用百合滑石散。

第一节　百合知母汤

【组成用法】

> 百合七枚（擘）　知母三两（切）

上先以水洗百合，渍一宿，当白沫出，去其水，更以泉水二升，煎取一升，去渣；别以泉水二升煎知母，取一升，去渣；后合和，煎取一升五合，分温再服。

【主治方义】　本方养肺阴、清肺热。主治百合病阴虚内热，误汗后更伤津液之变证（三·2）。

方中"百合味甘平微苦，色白入肺，治邪气补虚清热，故诸方悉以之为主，而随症加药治之。用知母者，以发汗伤津液故也"（尤在泾《金匮要略心典》）。用泉水煎药，是因泉水具有下热利尿的功用。以下诸方都用泉水煎药，意义与此相同。

【类证辨析】　百合知母汤主治百合病误汗后产生的变证。需与百合病误下或误吐产生的变证所用滑石代赭汤、百合鸡子黄汤相鉴别。

【临床应用】

（一）古代应用

《古方选注》：君以百合，甘凉清肺；佐以知母，救肺之阴，使膀胱水脏知有母气，救肺即所以救膀胱，是阳病救阴之法也。

《金匮方歌括》：陈元犀按：百脉俱朝于肺。百脉俱病，病形错杂，不能悉治，只于肺治之。肺主气，气之为病，非实而不顺，即虚而不足。百合能治邪气之实，而补正气之虚；知母入肺金，益其水源，下通膀胱，使天水之气合，而所伤之阴转，则其邪从小便出矣。若误汗伤阴者，汗为阴液，阴液伤，故以此汤维其阳，即所以救阴也。

（二）现代应用

1. 内科疾病　本方加五味子、浮小麦、龙骨、牡蛎、天门冬、夏枯草，治疗心肺阴虚、营卫不和的盗汗；加味可治疗鼻衄、喘证、胃脘痛、消渴。

2. 神经、精神疾病　本方治疗脑疲劳、失眠症、抑郁症等。对阴血两虚的脑疲劳，以本方合酸枣仁汤，治疗有效。抑郁症以持久的心境低落为主要表现，可见兴趣减低、悲观、思维迟钝、自责、饮食差、睡眠不佳。以百合 50 克，知母 12 克，鸡胸脯肉 60 克，淀粉、盐、味精适量，作为阴虚内热型抑郁症的调理药膳，可有效缓解症状。

3. 其他疾病　以本方加味可治疗乳腺病。

【应用要点】

1. 抓主症　阴虚内热的见症，如口苦，小便赤，脉微数等；情志不舒的见症，如神情默默等。

2. 明病机　热病后期，阴虚内热，情志不舒者。

第二节　滑石代赭汤

【组成用法】

> 百合七枚（擘）　滑石三两（碎，绵裹）
> 代赭石如弹丸大一枚（碎，绵裹）

上先以水洗百合，渍一宿，当白沫出，去其水，更以泉水二升，煎取一升，去渣；别以泉水二升煎滑石、代赭，取一升，去渣；后合和重煎，取一升五合，分温服。

【主治方义】　本方养阴清热，利尿降逆。主治百合病阴虚内热又误下伤阴伤胃的变证（三·3）。

方中百合润肺养阴，滑石清热利小便，赭石重镇降逆气。

【临床应用】

（一）古代应用

《金匮玉函经二注》：百合安心定胆，益志五脏，为能补阴也；用滑石、代赭佐以救之，滑石开结利窍，代赭除脉中风痹瘀血。

《金匮要略心典》：百合病不可下而下之，必伤其里。百合味甘平微苦，色白入肺，治邪气，补虚清热；复以滑石、代赭者，盖欲因下药之势，而抑之使下，导之使出也，在下者引而竭之之意也。

《金匮要略释义》：以百合润肺而养阴，滑石清热而利小便，赭石重镇而降逆气。

（二）现代应用

1. 内科疾病　本方治溺后眩厥，症见小便排空后，当站立或抬头时，突然感到头部眩晕，身体失去控制，猛然栽倒，醒后一如常人，辨证属虚而有热、水不济火者。

2. 妇产科疾病　本方合麦门冬汤加味，治妊娠恶阻，症见恶心口淡、口干喜饮、纳差、身冷、小便频数、外阴瘙痒、带下色黄、量多有臭气、腰背酸楚、寐欠安、寐中咽喉干焦、目涩、大便秘结、舌微红、苔薄白、脉滑。

【应用要点】

1. 抓主症　阴虚内热的见症，如口苦，小便赤，呕吐，呃逆，脉微数等；情志不舒的见症，如神情默默等。

2. 明病机　热病后期，阴虚内热，胃气上逆者。

第三节　百合鸡子汤

【组成用法】

百合七枚（擘）　鸡子黄一枚

上先以水洗百合，渍一宿，当白沫出，去其水，更以泉水二升，煎取一升，去渣，内鸡子黄，搅匀，煎五分，温服。

【主治方义】　本方养阴除烦和胃。主治百合病阴虚内热又误吐伤胃的变证（三·4）。

方中百合润肺养阴，鸡子黄滋养胃阴。

【临床应用】

1.原发不孕、卵巢功能早衰、子宫偏小而见经行懊憹 本方合百合知母汤加味治疗经行懊憹，症见莫名懊憹、急躁易怒、寐难多梦、舌稍红、苔薄白、脉细等。用百合、鸡子黄（打冲）1枚、知母、酸枣仁、夜交藤、合欢皮、炒栀子。

2.子烦 用百合鸡子汤合栀子豉汤加味治疗子烦，妊娠期见心烦性躁、小腹阵痛、乳房胀痛、恶心轻微、无呕吐、泛酸、口苦、不欲饮、舌淡红、苔薄白、脉细滑者。药用百合、鸡子黄（打冲）、炒栀子、豆豉、木蝴蝶、佛手、甘松、八月札。

3.不孕症合并慢性盆腔炎 本方合酸枣仁汤加味治疗该病，症见怔忡心慌、夜寐欠安、下腹胀气、舌淡红、苔薄白、脉细者。药用百合、鸡子黄（打碎，冲）、酸枣仁、川芎、知母、生甘草、茯苓、赤小豆、薤白。心悸多梦者，有子宫颈炎症合并慢性盆腔炎，见多梦心慌，舌淡红，苔薄白，脉细者，用本方合酸枣仁汤加味治疗，药用百合、鸡子黄（打碎，冲）、酸枣仁、甘草、川芎、茯苓、知母、远志、菖蒲、琥珀。

4.妊娠伴心悸寐浅 用本方合酸枣仁汤、文蛤散加味治疗该病，症见心悸易惊、寐浅、腰微酸、口淡、口渴、舌淡红、苔薄腻、脉细略数者。药用百合、鸡子黄（打碎，冲）、酸枣仁、川芎、知母、甘草、茯苓、文蛤、桑寄生、杜仲。

5.更年期综合征 该病用本方合百合地黄汤、酸枣仁汤、半夏秫米汤治疗，症见失眠、心悸、潮热出汗、全身筋瞤、舌淡红、苔薄腻、脉细数者。药用百合、鸡子黄（打冲）、生地黄、酸枣仁、茯苓、川芎、知母、生甘草、半夏、秫米、龙齿、糯稻根。

【应用要点】

1.抓主症 阴虚内热的见症，如口苦，小便赤，心烦，恶心，脉微数等；情志不舒的见症，如神情默默等。

2.明病机 热病后期，阴虚内热，胃气不和者。

第四节　百合地黄汤

【组成用法】

百合七枚（擘）　生地黄汁一升

上以水洗百合，渍一宿，当白沫出，去其水，更以泉水二升，煎取一升，去渣，内地黄汁，煎取一升五合，分温再服。中病，勿更服。大便当如漆。

【主治方义】　本方养阴清热，主治百合病阴虚内热。临床表现为神志恍惚不定，头昏目眩，心悸失眠，坐卧不宁，如寒无寒，如热无热，欲食不食，欲眠不眠，若有所思，行动异常，口苦而干，小便短赤，舌红少苔，脉微数（三·5）。

方中百合色白入肺而清气分之热，地黄色黑入肾而除血中之热。中病者，乃指阴液恢复，热邪下泄，诸症消除。"大便当如漆"，漆为黑色，是服用地黄汁之故。此须与消化道出血导致的黑便相鉴别。

【类证辨析】　百合地黄汤证、百合知母汤证、滑石代赭汤证、百合鸡子汤证等均为百合病，前者为百合病的正证，以精神恍惚、口苦、小便赤，脉微数为特征；如百合病误用吐、下、发汗而致虚烦不安、胃气受损、伤津化燥者，则分别为后三证。

【临床应用】

（一）古代应用

《续名医类案》：一人病昏昏默默，如热无热，如寒无寒，欲卧不能卧，欲行不能行，虚烦不耐，若有神灵，莫可名状，此病名百合。虽在脉，实在心肺两经，以心合血脉，肺朝百脉故也。盖心藏神，肺藏魄，神魄失守，故见此症。良由伤寒邪热，失于汗下和解，致热伏血脉而成。用百合一两，生地汁半钟，煎成两次服，必俟大便如漆乃瘥。

《张氏医通》：石顽治内翰孟端士尊堂太夫人。因端士职任阑台，久疏定省，兼闻稍有违和，虚火不时上升，自汗不止，心神恍惚，欲食不能食，欲卧不能卧，口苦小便难，溺则洒淅头晕……邀石顽诊之。其脉微数，而左尺与左寸倍于他部，气口按之似有似无。……唯百合地黄汤为之专药，奈病久中气亏乏殆尽，复经药误而成坏病，姑先用生脉散加百合、茯神、龙齿以安其神，稍兼黄连以折其势，数剂稍安。即令勿药，以养胃气，但令日用鲜百合煮汤服之，交秋天气下降，火气渐伏，可保无虞。

（二）现代应用

1. 内科疾病

（1）呼吸系统疾病：用本方加味治疗鼻衄、肺气肿等病者。

（2）风湿免疫疾病：以本方为主治疗干燥综合征，症见口眼干燥、咽干、关节疼痛，此病多发于阴虚体质及感受热邪阴液受伤患者，有较好疗效。

（3）内分泌系统疾病：本方加味治疗甲状腺功能亢进症有效。

（4）肿瘤：以本方为主，随症化裁治疗多发性纤维脂肪瘤，症见消瘦，烦躁，口苦咽干，眠差，饮食时好时坏，舌红苔薄，脉细数。

2. 神经、精神疾病

（1）癔病：症见心烦易怒、躁动不安、悲伤欲哭、时而哭笑无常、神智朦胧、伴食欲不振，或食欲猛增、失眠多梦、头痛头晕、二便正常、舌苔薄白、脉弦细或细数。以本方加炒酸枣仁、远志、茯苓、龙骨、知母、郁金、竹茹、甘草。

（2）抑郁症：此病以焦虑、忧郁、紧张、猜疑为主要临床表现，症状多变，或睡眠不安，坐立不定，或沉默少言，以本方加知母、麦门冬除虚热，龙骨、牡蛎安神潜阳。亦可用本方加味治疗脑卒中后抑郁症。

（3）神经官能症（溺时头痛）：对于表证误用汗法、下法，出现沉默寡言、彻夜不眠、坐卧不宁、厌食、口苦尿赤，偶尔出现吃喝不停，时见鬼神在身。每尿时发冷战、眩晕、头痛喊叫、舌红无苔、光如镜面、脉微数，证属心肺阴虚内热者，可用本方加大用量，疗效显著。

（4）梦游症：病因忧虑过度、食欲减退、常默默不语、心情焦躁、时而暴躁、心悸、口苦、半夜起床在房内走动或找物、小便赤、舌质偏红、舌苔黄燥、脉两寸细数。以本方加知母、白芍、茯神、沙参、麦门冬、炙甘草、黄连、远志、石决明、珍珠母。

（5）失眠症：症见失眠多梦、烦躁不安、口干口苦、小便短赤、舌红少苔、脉细数，证属阴虚内热，以本方加知母、磁石、黄连、酸枣仁。

3. 其他疾病 本方加味可治疗老年皮肤瘙痒症、口糜、耳鸣等病。

【应用要点】

1. 主症特点 心肺阴虚内热的见症，如精神恍惚，口苦，小便赤，脉微数，舌红少苔或无苔。

2.明病机 热病之后，余热未清或情志郁结，化火伤阴而心肺阴虚内热。

3.临床应明确百合病与脏躁病的联系 两病表现皆有饮食、行动、神态的异常；皆有情志抑郁、五志化火之因素；皆先由心肺为病，然后波及他脏；皆以虚多邪少、阴血不足为主要病机。由于脏躁与百合病有以上许多相同之处，故在临床，治疗时均以甘润之法为主，一用甘寒养阴以清热，一用甘缓养心以安神，有时二法合并运用，效果更为理想。

第五节　百合滑石散

【组成用法】

百合一两（炙）　滑石三两

上为散，饮服方寸匕，日三服。当微利者，止服，热则除。

【主治方义】 本方滋养肺阴，清热利尿。主治百合病变发热者（三·8）。

"百合病，如寒无寒，如热无热，本不发热，今变发热者，其内热可知也，故以百合滑石散主之，使其微利，热从小便而除矣。"（吴谦《医宗金鉴·订正仲景全书·金匮要略注》）

【临床应用】

（一）古代应用

《千金方衍义》：百合病若变发热，乃血脉郁而成热，佐滑石以通利之。

《金匮方歌括》陈无犀按：百合病原无偏热之证，变发热者，内热充满，淫于肌肤，非如热之比。主以百合滑石散者，百合清金泻火，降逆气，从高源以导之；滑石退表里之热，利小便。二味合为散者，取散以散之之义，散调络脉于周身，引内外之热气，悉从小便出矣。

（二）现代应用

用本方治疗尿路感染、肾结石、慢性盆腔炎等有效。如上述疾病症见小便频急热痛、尿色黄，伴月经量多、色鲜红、有血块，痛经，经前乳房胀痛，腰部酸痛，带下量多，夜寐欠安，舌淡红，苔薄白，脉细者。用本方合猪苓汤、栀子柏皮汤加减，药用百合、滑石、茯苓皮、猪苓、泽泻、阿胶（烊冲）、炒栀子、黄柏、炙甘草、白术、海金砂。

【应用要点】

1.抓主症 阴虚内热的见症，如发热，口苦，小便赤，心烦，脉数等；情志不舒的见症，如神情默默等。

2.明病机 热病后期，阴虚内热，里热较甚者。

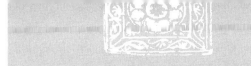

第二十八章 杂方类

　　杂方是指方药的组成不便于归类的一组方剂的总称。《伤寒杂病论》中的杂方包括猪肤汤、乌梅丸、烧裈散、瓜蒌牡蛎散、升麻鳖甲汤及升麻鳖甲去雄黄蜀椒汤、鳖甲煎丸、蜀漆散、牡蛎汤、侯氏黑散、风引汤、皂荚丸、泽漆汤、麦门冬汤、葶苈大枣泻肺汤、旋覆花汤、瓜蒌瞿麦丸、蒲灰散、滑石白鱼散、硝石矾石散、猪膏发煎、半夏麻黄丸、柏叶汤、紫参汤、诃梨勒散、王不留行散、藜芦甘草汤、鸡屎白散、蜘蛛散、红蓝花酒共 29 方，涉及内外妇儿各科杂病。

　　杂方在组方时，重视药物的独特功效，也体现了专病用专药的思想，如蜀漆散中用蜀漆祛痰截疟以治疟病；皂荚丸中用皂荚祛痰开窍以治痰浊壅肺，咳逆上气，时时吐浊，但坐不得眠；诃梨勒散用诃梨勒涩肠止泻下气以治久痢脱肛；鸡屎白散用鸡屎白利水泄热以治转筋入腹等。本章主要介绍上述方剂的临床应用，并通过对主症和病机的分析，以阐述临证使用的方法和思路。

第一节　猪肤汤

【组成用法】

> 猪肤一斤

　　上一味，以水一斗，煮取五升，去滓，加白蜜一升，白粉（即米粉）五合，熬香，和令相得，温分六服。

　　【主治方义】　用于下利伤阴，虚火上炎，虚热内扰之咽痛、胸满、心烦（310）。

　　猪肤性咸寒，滋肾水，清虚热，润燥生津；米粉甘缓和中，养阴滋液，健脾止利；白蜜味甘性寒，能润肺生津，清上炎之火而利咽。

【临床应用】

（一）古代应用

《续名医类案》：……夫少阴上火下水而主枢机，水火不及，则脉急胸满而烦躁，火上咽痛，水下泄泻，此神机内郁，旋转不出，不得周遍于内外之证也，与少阴下利咽痛胸满心烦之论吻合，宜用猪肤六两，刮取皮上白肤，煎汁一大碗，去滓及浮油，加白蜜五钱、谷芽一两，炒香研末，文火熬成半碗，温服之。

（二）现代应用

1. 内科疾病

（1）呼吸系统疾病：本方治疗慢性咽喉炎，可用猪肤煎汤调鸡子白，徐徐服可除音哑。

（2）血液系统疾病：单用猪皮胶 30 克烊化，或胶冻用白开水送服，治疗原发性血小板减少性紫癜、再生障碍性贫血、脾功能亢进症和各种原因引起的贫血均见好转。如用猪肤 30 克加阿胶 30 克烊化，开水送服，治疗再生障碍性贫血有效。

2. 皮肤科疾病　治手足皲裂，用猪肤、百合、黄芪、怀山药，此四味煎汤内服，另用羊油外擦患处，治疗手足皲裂。

【应用要点】

1. 抓主症　咽痛、声哑、干咳多痰、口燥咽干、心烦等。

2. 明病机　肾阴不足、虚火上炎，或循经熏于咽喉，或上扰肺络心胸。兼有脾胃津伤液燥。

第二节　乌梅丸

【组成用法】

> 乌梅三百枚　细辛六两　干姜十两　黄连一斤　附子六两（炮，去皮）　当归四两　蜀椒四两（出汗）　桂枝六两（去皮）　人参六两　黄柏六两

上十味，异捣筛，合治之。以苦酒浸乌梅一宿，去核，蒸之五斗米下，

饭熟捣成泥，和药令相得，内臼中，与蜜杵二千下，丸如梧桐子大，先食饮服十九，日三服，稍加至二十九。禁生冷、滑物、臭食等。

【主治方义】 一为蛔厥证，静而复时烦，得食而呕又烦，蛔闻食臭出，其人当自吐蛔者（338，十九·7，十九·8）；二为寒热错杂之久利证（338）。

本方为酸苦辛热并施，既有调和肝胃，安蛔止痛之法，又有补气和血，酸涩固脱之功；既可安蛔杀虫，又可治疗寒热错杂之久利。方中乌梅酸收，养肝敛阴，安蛔止痛，涩肠止泻，为君；黄连、黄柏苦寒，清热燥湿止利下蛔；川椒、干姜、制附子、细辛辛温，祛寒止痛驱蛔，且温壮脾肾，强运化而止下利；人参甘温，补脾益胃；当归甘辛温，养血扶正以柔肝止痛；桂枝辛甘温，散寒止痛，通行十二经，温通经脉，通阳化气。其奏滋阴泄热，温阳通降，安蛔止痛之功。

【临床应用】

（一）古代应用

《圣济总录》：治产后冷热痢，久下不止。

（二）现代应用

1. 内科疾病

（1）呼吸系统疾病：本方加苏子、当归，用于治疗激素依赖性哮喘；加地龙、苏子、炙甘草用于治疗慢性支气管炎。

（2）循环系统疾病：本方加大腹皮、茯苓皮、冬瓜皮用于治疗风湿性心脏病水肿。

（3）消化系统疾病：本方加滑石，治疗急性细菌性痢疾。本方治慢性萎缩性胃炎、胃脘痛、糖尿病性胃轻瘫、十二指肠溃疡、消化道出血、黄疸、胆石症、胆囊炎、直肠息肉、肝硬化腹水等随症加减，多有奇效。乌梅丸加减治疗胰腺癌，可以改善患者的临床症状，尤其对患者的疼痛、食欲下降改善较明显，使不能行放、化疗的胰腺癌患者临床获益率提高，生存期得到延长。

（4）泌尿系统疾病：本方加减治尿频、尿痛、糖尿病神经原性膀胱、慢性前列腺炎等。

（5）神经、精神疾病：本方加百合，治疗抑郁症；加川芎、麻黄，治疗偏头痛；桂枝易肉桂，治疗神经性腹痛；加白芍，治疗精神性烦渴。治疗神经官能症、神经性头痛、癫狂痫病，可加活血通络之川芎、僵蚕、地龙、郁金等药，增强疗效。

2. 妇产科疾病 如治疗崩漏、慢性盆腔炎、附件炎、不孕、更年期综合征等，以乌梅丸为基本方，临证加减用药，可提高治愈率。

3. 皮肤科疾病 用本方随症加减，治疗口腔扁平苔藓、慢性荨麻疹、蛇串疮等，皆可获愈。也用于治疗复发性口疮、口腔溃疡等病。

4. 其他疾病 乌梅丸加吴茱萸，治疗脏厥，服药后战汗而解。以乌梅丸加柴胡、白芍、川楝子、大黄、雄黄，用于治疗血吸虫病。慢性角膜炎和角膜溃疡为风轮病，内与厥阴肝经有关，证属寒热错杂者，也可用本方治之。也治疗小儿功能性再发性腹痛、奔豚病、痉病等。

【应用要点】

1. 抓主症 ①蛔厥之证。如呕吐蛔虫、心中疼热，或痛引肩胛、得食更甚、痛剧则手足厥冷、心烦不安、痛止如常。②下利见症。如绕脐腹痛、脓血夹杂下利，或口渴、流涎、气上冲心。

2. 明病机 寒热错杂，虚实并见，久病不愈，主要涉及肝胃等脏腑经脉。

第三节 烧裈散

【组成用法】

> 妇人中裈近隐处，取烧作灰

上一味，水服方寸匕，日三服。小便即利，阴头微种，此为愈矣。妇人病，取男子裈烧服。

【主治方义】 用于大病初愈，余热未尽时交媾，染邪毒而发病，身重少气，少腹里急，或引阴中拘挛，热上冲胸，头重不欲举，眼中生花，膝胫拘急（392）。

本方只烧裈一味，此为浊败之物，烧灰取洁净而又有同气相求、导邪外出之意。服后汗出，或小便利而愈。阴头微肿，乃所易之毒从阴窍出故尔。

【临床应用】

（一）古代应用

《伤寒溯源集》：此方当为引导之药，其余当随其脉症之阴阳寒热，治之可也。如王海藏之脉在厥阴，当以当归四逆汤下烧裈散；在少阴，当以通脉四逆汤下烧裈散；在太阴，当以理中丸同下烧裈散，所用之药，各随其经而效自速也。

（二）现代应用

以烧裈散治疗新感劳复，病起新感初愈，强行房事后，其症见面色苍白、汗出多、肢体酸楚、少腹拘急、头昏项软、眼内生花等。如一患者，饮酒半斤左右后，于当夜子时房事，次日起，每至子时即发热，体温波动在37.4～37.9℃，至丑时热自退。以后每行房事，其病必作，缠绵4～6日其热自退，以烧裈散治之，服用1天后已不再发热，后以金匮肾气丸善后。阴阳易分为寒热两类，有上述新感劳复证候者，为热型，用竹茹、瓜蒌根、白薇送服烧裈散；有阳衰、肢凉，精神不振者为寒型，用四逆汤送服烧裈散。

【应用要点】

1.抓主症　一是头重不欲举，二是少腹拘急，三是全身乏力，倦怠少气。

2.明病机　大病初愈，房室不慎，损伤精气，阴分被伤，筋脉失养，余邪未尽，毒热由下向上攻冲。从病候推断，当属肝肾阴亏、八脉皆空、形气俱虚之病。

第四节　瓜蒌牡蛎散

【组成用法】

瓜蒌根　牡蛎（熬）各等分

上为细末，饮服方寸匕，日三服。

【主治方义】　用于百合病，渴不差者（三·7）。

本方为百合病口渴不差的治疗方剂。方中瓜蒌根苦寒，清解肺胃之热，生津止渴；牡蛎咸寒，引热下行，使热不炎上而致消烁津液，使津液得生、虚热得清、口渴自解。

【临床应用】

1.内科疾病 用于热病后期、百合病、阴虚阳浮口渴者。合白虎汤用于治疗糖尿病口渴。

2.儿科疾病 治疗小儿肺炎,用本方合麻黄杏仁甘草石膏汤取效。

3.其他疾病 用本方治疗神经官能症。

【应用要点】

1.抓主症 口渴、口干等阴气未复之症。

2.明病机 百合病本属阴虚,阴虚生内热,日久津液耗伤,口渴不差,可用本方。

第五节 升麻鳖甲汤及升麻鳖甲汤去雄黄蜀椒汤

【组成用法】

> 升麻二两 当归一两 蜀椒一两(炒,去汗) 甘草二两
> 雄黄半两(研) 鳖甲手指大一片(炙)

上六味,以水四升,煮取一升,顿服之,老小再取,取汗。

【主治方义】 ①阳毒之为病,面赤斑斑如锦纹,咽喉痛,唾脓血(三·14)。②阴毒之为病,面目青,身痛如被杖,咽喉痛,升麻鳖甲汤去雄黄、蜀椒主之(三·15)。

方中升麻、甘草,清热解毒,疗疫毒时气之喉痛;当归、鳖甲,凉血活血,散瘀排脓,养阴清热;蜀椒温中止痛;雄黄辛温,散瘀解毒,雄黄温热之性可助升麻、甘草解毒之力,又能助鳖甲、当归散瘀排脓之功。诸味合用,除热解毒,阳毒可愈;本方去雄黄、蜀椒,减温热之力,防损其阴气,以奏解毒化瘀之功,阴毒可疗。

【临床应用】

(一)古代应用

《阎氏小儿方论》:升麻葛根汤,即本方去当归、蜀椒、雄黄、鳖甲,加葛根、芍药,治伤寒、瘟疫、风热,壮热头痛,肢体痛,疮疹已发或未发。

（二）现代应用

1. 内科疾病

（1）呼吸系统疾病：本方加生牡蛎、大蓟、小蓟、瓜蒌等药治疗肺痈唾脓血。本方加减可用于小儿化脓性扁桃体炎。

（2）消化系统疾病：可治疗慢性肝炎。

（3）泌尿系统疾病：本方加生牡蛎、大蓟、小蓟、瓜蒌等治肾炎血尿。本方加减可用于尿道热。

（4）风湿免疫疾病：白塞综合征见咽喉溃烂、舌脉热象不显著者，本方加穿心莲、白芷、桔梗等药。治红斑狼疮，本方加丹参、牡丹皮、赤芍、紫草等。或用升麻鳖甲汤配重楼、青黛（冲服）、虎杖、紫草，治疗红斑狼疮长期身热不退者，有良效。免疫相关皮肤病如多发性肌炎、皮肌炎、寻常型银屑病等，均可用本方加减治疗。

（5）血液系统疾病：治疗急性白血病，凡辨证属热毒郁结血分、阴血耗伤病机者，均可用升麻鳖甲汤治疗。具体应用时要注意：①升麻、甘草的用量要大，每用 15 ～ 30 克；②蜀椒、雄黄为急性期必用之品，蜀椒的用量为 3 ～ 5 克，雄黄 1 克研末分 2 次冲服（连续应用时间不宜超过 2 周），在缓解期，此 2 味药不用；③可加白花蛇舌草、半枝莲、连翘各 30 ～ 60 克，以加强清热解毒之功，加全蝎、蜂房，以加强搜剔毒邪之力，加生地黄 10 ～ 30 克，以清热养阴凉血；④再根据临床症状随症加减。

2. 皮肤科疾病　本方治疗变态反应相关皮肤病，如荨麻疹、面部丹毒等。

3. 其他疾病　治猩红热舌脉热象不显著者，本方加穿心莲、白芷、桔梗等药。本方加减可用于急性汞中毒等。

【应用要点】

1. 抓主症　面赤斑斑如锦纹，咽喉疼痛，身痛有瘀斑，甚则咯唾脓血，脉弦滑或沉弦。

2. 明病机　阴阳毒者，既非指毒在气分、血分、亦非热毒、寒毒，而是疫毒之气入于阳络，阳络之毒不解，久则化热，而成阳毒；疫毒之气入于阴络，阴络气滞血瘀，运行不畅，聚而成阴毒。见症有别，升麻、甘草清热解毒，当归、鳖甲活血凉血，散瘀排脓，阴毒、阳毒皆用之。但蜀椒、雄黄二味，阳毒用之者，以阳从阳，欲其速散也；阴毒去之者，恐阴邪不可劫，而阴气反受损也。

第六节 鳖甲煎丸

【组成用法】

> 鳖甲十二分（炙）　　乌扇三分（烧）　　黄芩三分　　柴胡六分
>
> 鼠妇三分（熬）　　干姜三分　　大黄三分　　芍药五分　　桂枝三分
>
> 葶苈一分（熬）　　石苇三分（去毛）　　厚朴三分　　牡丹五分（去心）
>
> 瞿麦二分　　紫葳三分　　半夏一分　　人参一分　　䗪虫五分（熬）
>
> 阿胶三分（炙）　　蜂窠四分（炙）　　赤硝十二分　　蜣螂六分（熬）
>
> 桃红二分

上二十三味，为末，取煅灶下灰一斗，清酒一斛五斗，浸灰，候酒尽一半，着鳖甲于中，煮令泛烂如胶漆，绞取汁，内诸药，煎为丸，如梧子大，空心服七丸，日三服。

【主治方义】　用于疟病迁延日久，反复发作，致正气渐虚，疟邪假血依痰，结成痞块而成疟母（四·2）。

本方为小柴胡汤、桂枝汤、大承气汤合方加减变化而来，方中鳖甲入肝除邪养正，合煅灶灰所浸酒以去癥瘕，故以为君；小柴胡汤、桂枝汤、大承气汤为三阳方药，故以为臣，但甘草嫌柔缓而减药力，枳实嫌破气而直下，故去之；外加干姜、阿胶助人参、白芍温养为佐；瘕必假血依痰，故以四虫、桃红合半夏消血化痰；凡积必由气结，气和则积消，故以乌扇、葶苈利肺气，合石苇、瞿麦清邪热而化气散结；血因邪聚则热，故以牡丹、紫葳去血中伏火，膈中积热。诸药同用，攻补兼施，有扶正祛邪，行气化瘀，消癥化积之功。

【临床应用】

（一）古代应用

《太平圣惠方》：鳖甲煎丸，鳖甲二两、干漆一两、附子一两、三棱一两、大黄一两、木香半两，治虚劳癥瘕不消。

（二）现代应用

1. 内科疾病

（1）消化系统疾病：本方随症配用治疗慢性肝炎、肝硬化腹水而见肝脾肿大者。根据湿热壅盛、脾肾阳虚、肝肾阴虚型。

（2）神经系统疾病：本方治疗脑出血、颅内血肿、血管性痴呆等有瘀血见症者。

（3）肿瘤：本方治疗肝癌、肝血管瘤等有瘀血见症者。

2.妇产科疾病　本方治疗妇女子宫肌瘤、卵巢囊肿、顽固性痛经、乳癖等疾病有一定疗效。

3.传染病　本方治疗血吸虫病、疟疾及黑热病引起的肝脾肿大者。脾胃气弱，余邪结聚肝区，肝胃不和，胃钝少纳，皆因癥瘕在胁下，影响脾胃运化受纳水谷，阻滞气血运行，故投本方扶正破积。

4.其他疾病　本方治疗黄褐斑、胸痹、高脂血症、腹腔残余脓肿等疾患有瘀血见症者。

【应用要点】

1.抓主症　①气滞血瘀见症，如癥瘕积聚、肌肤甲错等。②正虚见症，病程迁延日久，反复发作，正虚难复，身体消瘦等。

2.明病机　本症基本病机为正虚邪实，气滞血瘀，凡由此引起的癥瘕、积聚、虚劳、月经不调，痰核瘰疬等，均可用本方加减治疗。

第七节　蜀漆散

【组成用法】

蜀漆（洗去腥）　云母（烧二日夜）　龙骨等分

上三味，杵为散，未发前以浆水服半钱。温疟加蜀漆半分，临发时服一钱匕。

【主治方义】　用于疟之寒多热少（牝疟）之证治（四·5）。

本方主要用于涌吐疟痰，具有祛痰截疟，扶正助阳的作用。方中云母扶正祛邪；蜀漆祛痰截疟，涌吐痰浊，发越阳气；龙骨镇静安神，固护神气，收敛津液以制蜀漆发越之性；浆水和胃，助蜀漆涌吐顽痰。四者相伍，共奏祛痰散寒，助阳截疟之功。

【临床应用】

（一）古代应用

《千金翼方》：云母二两，常山（蜀漆乃常山之苗，功效与常山相同）一两捣筛为散，治痰饮头痛，往来寒热。

《外台秘要》：广济常山汤，常山三两，以浆水三升，浸经一宿，煎取一升，欲发前顿服之，后微吐差止。治诸疟。

（一）现代应用

1.内科疾病

（1）呼吸系统疾病：本方加柴胡、干姜、香附、郁金，治疗流行性感冒、慢性支气管炎兼胸胁苦闷者；本方加茯苓、白术、半夏、生薏苡仁，治疗神疲肢倦，脾阳不运。

（2）风湿免疫疾病：本方加羌活、独活、鸡血藤、桑枝等祛风通络之品治疗类风湿性关节炎、风湿性关节炎。

2.其他疾病

本方加柴胡、黄芩、半夏、茯苓等药去云母、龙骨，治疟痰，症见发热、口渴、心烦、寒颤、全身乏困。本方加远志、菖蒲、茯神、柴胡等药治疗神经症。

【应用要点】

1.抓主症 疟疾，寒多热少，发作有时。

2.明病机 疟疾本是邪正交争，以恶寒发热为主症，以休作有时为特征。本证因素有痰饮内停，阳气为阴邪所遏，不能外达，从而出现寒多热少之疟（牝疟）。

3.辨证要点 凡伏邪痰饮内停，阳气郁遏，所致发热、咳喘、腹胀、心悸、痹证、水肿等症，可用本方加减治疗。

4.服用剂量 蜀漆有毒，临床应注意严格掌握用量。服用本方，必须在发作前2小时许，过早过晚，均难获效，所以仲景提出"未发前"服药，这是临床经验的总结。

第八节 牡蛎汤

【组成用法】

> 牡蛎四两（熬） 麻黄四两（去节） 甘草二两 蜀漆三两

上四味，以水八升，先煮蜀漆、麻黄，去上沫，得六升，内诸药，煮取二升，温服一升。若吐，则勿更服。

【主治方义】 主治牝疟（四·附）。

本方即蜀漆散去云母、龙骨，加牡蛎、甘草而成。方中牡蛎益阴潜阳，蜀漆配麻黄专开阴邪之固闭，所以配牡蛎为辅，甘草甘缓调和诸药之阴阳，阴阳调和则寒邪自去，疟发自止。

【临床应用】

本方古今应用少有记录与报道。

【应用要点】

1.抓主症 疟疾，恶寒多而发热少，发作有时。

2.明病机 本证以恶寒发热为主症，休作有时为特征。病机为邪阻阳气，不能外达，痰饮内停。

第九节　侯氏黑散

【组成用法】

菊花四十分　白术十分　细辛三分　茯苓三分　牡蛎三分

桔梗八分　防风十分　人参三分　矾石三分　黄芩五分

当归三分　干姜三分　川芎三分　桂枝三分

上十四味，杵为散，酒服方寸匕，日一服。初服二十日，温酒调服，禁一切鱼肉大蒜，常宜冷食，六十日止，即药积在腹中不下也。热食即下矣，冷食自能助药力。

【主治方义】 用于治大风四肢烦重，心中恶寒不足者（五·2）。

方中菊花祛风清热为君；防风为臣，行痹着之气，善驱表里之风；百病以胃气为本，邪气所凑，其气必虚，故佐以人参、茯苓益气健脾，培土宁风；风气通于肝，用当归、川芎益肝血且搜肝气；气虚湿盛必生痰，又有白术益气祛湿，桔梗开肺祛痰，矾石善化风痰；桂枝、干姜、细辛以祛风散寒，黄芩清热，牡蛎潜阳；使以温酒引诸药达于周身经络。禁一切鱼肉大蒜者，恐其动风助热也。

【临床应用】

（一）古代应用

《外台秘要》：引《古今录验》，疗风癫方。菊花四十分、防风、白术各十分、茯苓、细辛、牡蛎（熬）、钟乳（研）、人参、干姜、桂心、川芎、当归、矾石（如马齿者，烧令汁尽，研）各三分、黄芩五分。

《得心集医案·中风门》：用侯氏黑散加龙骨、赤石脂，治疗肠风下血案。"虚风邪害空窍，大肠尽是空窍之地，非补填窍遂，旧风难出，新风复入。"

（二）现代应用

1.内科疾病

（1）呼吸系统疾病：本方加苍术、全蝎，治疗支气管哮喘。

（2）循环系统疾病：本方治高血压，症见下肢疼痛或手足麻木，四肢沉重，心窝发冷者，可用本方。本方在治疗高血压的同时可以收到降压与降脂的双重疗效。

（3）消化系统疾病：本方合并乳酸菌素片用于治疗慢性结肠炎。用于治疗溃疡性结肠炎，加白花蛇舌草、地榆，水煎取 250 毫升保留灌肠。

（4）风湿免疫疾病：本方治疗颈椎病、类风湿性关节炎、腰腿关节及肌肉酸痛、顽痹等属风寒湿痹者。

（5）神经系统疾病：本方广泛应用于缺血性脑血管病及出血性脑血管病，如脑出血、脑血栓、脑梗死后遗症而无明显阳亢内热者，用本方加钩藤、天麻、僵蚕、地龙等药，填窍以熄风、补虚扶正、散风活络。侯氏黑散去白矾、人参，加白芷、全蝎，治疗三叉神经痛；加僵蚕、全蝎，治疗面神经炎等。

2.精神疾病　本方加胆南星、石菖蒲、旋覆花等药，治疗风癫、狂证。侯氏黑散去矾石加代赭石、旋覆花、降香、郁金、琥珀，治疗慢脾风；本方去矾石，加柴胡、白芍、制附子、龙骨、琥珀，治疗因惊恐所致的阵发性抽搐。本方还治疗焦虑症。

3.其他疾病　本方加胆南星、石菖蒲、旋覆花等药，治疗狐惑病；加首乌、阿胶、黑芝麻用于治疗梅尼埃病。

【应用要点】

1.抓主症　恶寒发热,头痛目眩,肢体酸重,麻木不仁,手足不遂,言语蹇涩,脉浮弦而滑。

2.明病机　中焦阳虚，风痰为患，痹阻脏腑经脉，或上扰清窍为患。

第十节 风引汤

【组成用法】

> 大黄　干姜　龙骨各四两　桂枝三两　甘草　牡蛎各二两
> 寒水石　滑石　赤石脂　白石脂　紫石英　石膏各六两

上十二味，杵，粗筛，以韦囊盛之，取三指撮，井花水三升，煮三沸，温服一升。

【主治方义】　除热瘫痫（五·4）。

方中大黄走而不守，导热下行；寒水石、滑石、赤石脂、白石脂、紫石英、石膏六种药重镇清热息风；龙骨、牡蛎介属之品，敛阴潜阳；桂枝、甘草和营卫，疏外风；干姜温中，以防石药寒凉之品重坠伤胃。诸味相伍，共奏重镇潜阳，清热息风之功。

【临床应用】

（一）古代应用

《外台秘要》：又疗大人风引，少小惊痫瘛疭，日数十发，医所不能疗，除热镇心，紫石汤方（即风引汤）。

《医门法律·中风门》：风引汤治大人风引，少小惊痫瘛疭，日数十发，医所不疗，除热方可……明此以治入脏之风，游刃有余矣。

（二）现代应用

1. 内科疾病

（1）高热：可治疗邪热内扰所致的高热急症或不有原因的高热。

（2）循环系统疾病：本方加生石决明、灵磁石、葛根等治疗原发性高血压。

（3）风湿免疫疾病：在风湿痹证中，往往由于脏腑亏虚，功能失调，导致实邪侵袭，而无论是风寒湿邪，还是风湿热邪，都可以郁闭日久而化热，热邪内扰，热盛动风，必形成实热挟肝风上扰，从而出现发热、关节热肿甚至痉挛等症状，因此应用风引汤重镇潜阳、平熄肝风。

（4）神经系统疾病：本方治疗肝阳上亢和肝风内动所致的多种疾病，如中风、重症肌无力等疾病；用于中风先兆，属于肝阳上亢，肝火挟痰热上扰清空、横窜经络者，症见头痛头晕，面赤口苦，舌红苔黄，脉弦硬数等。如本方加石决明、夏枯草，治疗急性脑梗死证属肝阳上亢、痰火瘀滞经络者。

2. 儿科疾病 本方治疗小儿惊厥、小儿多发性抽动症等。

3. 传染病 本方治疗流行性脑脊髓膜炎、乙型脑炎、破伤风。

4. 精神、神经疾病 本方治疗癫痫，症见抽搐甚，伴有热象者，以此剂制成粗末，睡前服 6 克，治疗癫痫大发作有效。本方还治疗精神分裂症、癔病性抽搐。凡肝阳化风、肝风内动，具有发热、肢体活动障碍、瘫痪或掣引抽搐，或有癫痫样发作者均可用此方治疗。

5. 其他疾病 本方治疗风气内动引发肢体局部痉挛、抽搐、震颤、拘急、瘛疭等病症。如风引汤加蒺藜子、香附，治疗上肢震颤；加白芍、木瓜、当归、怀牛膝，治疗下肢抽搐；加威灵仙、当归、白芍、蒺藜子、柏子仁、制首乌，治疗胸腹抽掣；加威灵仙、丹参、当归、白芍、秦艽、寄生，治疗半身拘急。也治疗更年期综合征、神经官能症、甲亢等症。

【应用要点】

1. 抓主症 面红目赤，神志昏迷，瘫痪，癫痫，卒然跌仆，身热口噤，肢体抽搐，不省人事，头痛目胀，二便不利，脉洪大有力。

2. 明病机 风邪内进，火热内生，五脏亢甚，并归于心。

第十一节 皂荚丸

【组成用法】

> 皂荚八两（刮去皮，用酥炙）

上一味，末之，蜜丸梧子大，以枣膏和汤服三丸，日三夜一服。

【主治方义】 用于咳逆上气，时时吐浊，但坐不得眠（七·7）。

本方用于痰浊壅肺，气道不利引起的咳逆喘满，不能平卧，故用皂荚宣壅导滞，涤痰去垢，直攻顽痰，所谓"稠痰黏肺，不易清涤，非此不可"。但一味皂荚，药专力宏，利窍涤痰之力太猛，恐其损伤正气，故又伍以蜜与枣膏之甘，以缓药势，以安其正。药制为丸，亦取其峻药缓攻之意。

【类证辨析】 皂荚丸证与葶苈大枣泻肺汤证同属肺气壅实证，但皂荚丸证为痰浊内壅，葶苈大枣泻肺汤证为邪热内郁。皂荚辛温，有开窍之功；葶苈子苦辛大寒，又可利水消肿。皂荚丸证有痰壅气闭，胶固不拔之势，以咳喘胸满、痰厚稠黏、咯之不爽，重者不能平卧为主；葶苈大枣泻肺汤证为邪热内盛，痰热内结，肺痈脓尚未成，以发热、咳吐黄稠脓痰、胸胁疼痛或胀满、转侧不利，或咳逆上气、喘不得卧、面目水肿、小便量少为主要表现。

本方与射干麻黄汤同治咳嗽上气，但此痰浊黏稠，彼痰清稀；此痰浊内壅，彼内有寒饮；此时时吐浊，彼喉中有水鸡声。

【临床应用】

（一）古代应用

《简要济众》：治中风，口噤不开。

《寿世保元》：治喉闭风闭难治者，猪牙皂角一条，用蜜调和，水煎，如急，立服，缓则露一宿，尤妙。

《黄帝素问宣明论方》：铁脚丸，治大小便不通。皂角（炙，去皮，不以多少，去却子）。上为末，酒面糊为丸，如桐子大，每服三十丸，酒服。

（二）现代应用

1. 内科疾病

（1）呼吸系统疾病：本方与千缗汤（皂荚、半夏、生甘草、生姜）或礞石滚痰丸合用，治疗慢性阻塞性肺疾病、支气管扩张、支气管哮喘等。本方亦可用于慢性支气管炎、肺结核及咳嗽气喘、咯痰频作、痰多黏、夜不能卧的顽固性哮喘。不良反应有头晕、恶心、呕吐等。

（2）消化系统疾病：本方用于胃癌术后腹痛及大便秘结等。

（3）神经系统疾病：本方用于眩晕、中风等治疗。

2. 儿科疾病 本方可治疗小儿厌食症。

3. 其他疾病 本方可治疗尿潴留。

【应用要点】

1. 抓主症 咳逆喘满，痰多黏稠如胶，咯痰不爽，甚则不能平卧，但坐不得眠。亦可见胸闷胸痛，痛及两胁，或大便秘，或小便难，舌苔黏腻，脉滑实或弦滑有力。

2. 明病机 痰壅气闭。其见于肺胀喘咳，为痰浊壅肺，气道不利，使肺失肃降宣发之功，以致咳逆上气，时时吐浊。其见于大便秘结，为痰湿阻滞气机，大肠传导失职，糟粕内停所致。见于小便难者，为痰气交阻，影响膀胱气化，以致小便小利。

第十二节　泽漆汤

【组成用法】

半夏半升　紫参五两（一作紫菀）　泽漆三斤（以东流水五斗，煮取一斗五升）　生姜五两　白前五两　甘草　黄芩　人参　桂枝各三两

上九味，㕮咀，内泽漆汁中，煮取五升，温服五合，至夜尽。

【主治方义】　用于水饮内停，咳而脉沉者（七·9）。

脉沉主病在里，亦主有水。水饮内停而上迫于肺则为喘咳，溢于体表则为身肿，故用泽漆消痰利水；紫参通窍利大小便，助泽漆逐水之功；桂枝、生姜、半夏、白前温阳化饮，降气消痰，止咳平喘；人参、甘草健脾扶正；少佐黄芩清泄水饮久留所化之郁热，诸药相伍，以达逐水通阳，止咳平喘之效。

【类证辨析】　泽漆汤证与厚朴麻黄汤证同治喘咳，均有水饮内停，但泽漆汤证为脾虚不运，水饮内停，病位偏里，以咳喘身肿，小便小利，脉沉为主要表现；而厚朴麻黄汤证病位近表，外寒里饮，以咳嗽上气，胸满，脉浮为主要表现。

【临床应用】

（一）古代应用

《脉经》：寸口脉沉，胸中引胁痛，胸中有水气，宜服泽漆汤。

《备急千金要方》：夫上气，其脉沉者，泽漆汤主之。

《医宗金鉴》：咳而脉沉，邪入于营，将成肺痈，以泽漆而破壅结。

（二）现代应用

1. 内科疾病

（1）呼吸系统疾病：本方多用于咳嗽者，病如急、慢性支气管炎，支气管哮喘等。凡遇寒热错杂之呼吸系统疾病者，皆可用泽漆汤加减治疗。以本方加减治疗咳喘不能平卧、痰多泡沫、腹胀、下肢水肿、溲便不利、面色灰黄、神疲食少、舌淡苔灰白的肺源性心脏病有较好效果。本方治疗肺癌、转移性肺肿瘤病等，参考用量：泽漆 30～50 克，半夏 10 克，石见穿 30 克，生姜 15 克，白前 15 克，黄芩 10～15 克，人参 10 克，桂枝 6～10 克，甘草 6～10 克。

先以水 3 升煎泽漆，煎取 1 升，将其他 8 味药纳入泽漆汁中，再煎取 300 毫升，温服 50 毫升，24 小时内饮完。可根据临床表现，辨证加减用药。如加强攻毒效果，加守宫 2 条、蜂房 15 克；痰湿毒结者加浙贝母 12 克、全瓜蒌 30 克、白花蛇舌草 30 克；脾虚者合用四君子汤；脾虚而有痰湿者合用六君子汤。

（2）消化系统疾病：以本方加减治疗膑胀，午后发热，疗效满意。

2.其他疾病 民间常用泽漆水煮鸡蛋吃，治疗各种肿瘤，如恶性淋巴瘤、肺癌、乳腺癌、胃癌、肠癌、食管癌、妇科肿瘤等。

【应用要点】

1.抓主症 咳逆上气，喘促痰多，胸满，胸中引胁痛，胸中有水气，身重而肿，口中黏腻，神疲食少，腹部胀满，大便不畅，小便不利，舌体胖大，苔白腻或稍黄，脉沉或沉弦滑。

2.明病机 本方证主要病机为脾虚不运，水饮内停，郁久夹热。水饮内停上迫于肺，则为喘咳，胸满，气短；聚而为痰，郁而化热，则可见痰多；外溢于表，则为身肿。其水之所以停，"以脾土衰不能制水，肺气逆不能通调水道"。水道不畅，则小便不利，水饮在里，故其脉沉，其舌胖。

第十三节　麦门冬汤

【组成用法】

> 麦门冬七升　半夏一升　人参三两　甘草二两　粳米三合
> 大枣十二枚

上六味，以水一斗二升，煮取六升，温服一升，日三夜一服。

【主治方义】 用于火逆上气，咽喉不利（七·10）。

本方证咽喉不利，咳逆上气，乃因肺胃阴伤，虚火上炎所致，故重用麦门冬为君，滋肺胃之阴，清肺胃之热，辅以人参、大枣、甘草、粳米益胃气以生津液。胃阴充足，则津液自能上输于肺，使肺得以滋养。佐以半夏利咽下气降逆，化其痰涎，虽其性辛温而燥，但在甘润之品制约下，更能起到相反相成的效果，诚如《删补名医方论》所云："津液队中又增入半夏辛温之味，以开胃行津，而助润肺，岂特用其利咽下气哉。顾其利咽下气，非半夏之功，实善用半夏之功矣。"

【类证辨析】 麦门冬汤与甘草干姜同治肺痿，但此为虚热肺痿，咳而吐涎沫，咽喉干燥不利，彼为虚寒肺痿，吐涎沫而不咳，头眩，遗尿，小便数，不渴，多涎唾。

【临床应用】

（一）古代应用

《肘后备急方》：治肺痿，咳唾涎沫不止，咽喉燥而渴。

《金匮玉函经》：病后劳复发热者，麦门冬汤主之。

《圣济总录》：治肺胃气壅，风寒传咽喉，妨闷。

（二）现代应用

1. 内科疾病

（1）呼吸系统疾病：本方常用于上呼吸道感染、支气管哮喘、咳嗽变异性哮喘、硅沉着病、支气管扩张、慢性阻塞性肺气肿、慢性肺源性心脏病、放射性肺炎、肺脓肿空洞、肺结核、肺不张、肺气肿并感染、急性支气管炎、慢性支气管炎、百日咳等，不仅对咳逆上气有止咳之效，而且对老年慢性呼吸系统疾病的咳痰困难，或咽燥痰多咯出不易者有较好的疗效，且可改善其倦怠、动则气急等症状。本方对于多病因咳嗽有良效，如感冒后咳嗽属肺燥、血管紧张素转换酶抑制剂（ACEI）所致的咳嗽、胃食管反流性咳嗽、喉源性咳嗽等。另外，可用于鼻咽癌、肺癌、放疗后鼻咽部干燥疼痛、慢性鼻（窦）炎、鼻衄等。

（2）消化系统疾病：本方常用于萎缩性胃炎、食管炎、胃下垂、消化性溃疡、膈肌痉挛、习惯性便秘、非特异性消化不良、呕吐等。对辨证属肺胃阴虚者有较好疗效，不仅可改善症状，而且对溃疡愈合，黏膜病变好转有明显作用。以麦门冬汤加蒲公英、红藤煎服，并随症加减，治疗慢性胃炎有效；加沙参、陈皮、木香，治疗糖尿病性胃轻瘫有效；加竹茹、生姜、黄连，用于治疗胃虚呕吐有效；麦门冬汤合左金丸加减，治疗胃食管反流病有效。可用于治疗食管癌放射治疗引起的口舌咽干等毒副反应。用麦门冬汤原方或其加减方可治疗吐泻损伤气液、术后呕吐，以及癌症化疗后恶心、呕吐等症。

2. 妇产科疾病 本方可用于妊娠恶阻、倒经、经前期眩晕症等。

3. 儿科疾病 用麦门冬汤原方或其加减方，可治疗小儿厌食症。

4. 其他疾病 本方治疗声音嘶哑、失音、口咽干燥症、声带息肉、反应性淋巴结增生症，以及喉癌放射治疗引起的口舌咽干等毒副反应。亦可用于治疗齿衄、脑梗死等，对虚热引起的梅核气亦有较好效果。用麦门冬汤原方或其加减方用于治疗干燥综合征、盗汗、阴虚喉痹、舌裂证、流行性出血热恢复期、牙龈炎、结节病、老年口干燥症、口腔溃疡、梅核气、糖尿病、痿证等症属肺胃津亏、气火上逆所致的多种病证有效。

【应用要点】

1. 抓主症　咽喉干燥不利，有刺激感，哮喘，咳唾涎沫，咯血，低热，潮热，头昏眼花，颜面潮红，口渴口干，纳差，呃逆，便秘，胃脘痛，心烦，舌质红、苔少，脉虚数或弦细、沉细为常见，临床因其所见疾病不同而表现有所侧重。

2. 明病机　本方主要病机为肺胃阴虚。有因热在上焦，消亡津液，阴伤津枯肺燥，以致清肃之令不行，脾胃上输之津液转从热化，煎熬而成涎沫，又因热邪或反复呕吐等耗伤脾阴胃液，不能上输于肺，肺胃失其濡养，致咽干口燥，肺叶枯萎，其病位虽在肺，而根源在胃。

第十四节　葶苈大枣泻肺汤

【组成用法】

> 葶苈（熬令黄色，捣丸如弹子大）　大枣十二枚

上先以水三升，煮枣取二升，去枣内葶苈，煮取一升，顿服。

【主治方义】　①用于肺痈胸满胀，一身面目水肿，鼻塞清涕出，不闻香臭酸辛，咳喘上气，喘鸣迫塞，或喘不得卧（七·11，七·15）。②用于支饮不得息（十二·27）。

本方由葶苈子、大枣二味组成。葶苈子气味辛寒性滑利，破水泻肺，通利水道，故能泻肺中之痰饮脓血，为猛药。大枣固脾通津，抑制葶苈子不致太峻而将肺中之津液一并泻出，缓中补脾而不伤正气。与十枣汤之用大枣，皂荚丸之饮以枣膏同义。

【类证辨析】　葶苈大枣泻肺汤证与皂荚丸证均属肺气壅实证，均有咳喘，痰多，胸胁胀满不得平卧等表现。但葶苈大枣泻肺汤证为痰热内郁，肺气被阻所致，故以胸满且胀咳喘吐腥臭脓痰，面浮身肿尿少为主症。而皂荚丸证属痰浊内壅，肺气阻遏而痰壅气闭，胶固不拔，以胸满咳喘，痰多稠厚，

咯之不爽为主症。

与桔梗汤、《千金》苇茎汤鉴别：三方均治肺痈，但本方适用于肺痈脓未成或将成时，即"酿脓期"，此时表证已解，脓尚未成，痰涎壅盛，邪实气闭，症见喘不得卧；桔梗汤排脓解毒，适用于肺痈脓已成，症见咳吐腥臭脓痰，胸满，振寒脉数者；《千金》苇茎汤清热排脓，活血祛瘀，对肺痈已成脓或未成脓者均可适用，与桔梗汤合用，治疗肺痈吐脓效佳。

【临床应用】

（一）古代应用

《幼幼新书》：治小儿水气腹肿兼下利脓血，小便涩。

《普济方》：……病吐痰顷间已及升余，咳不甚，面色黯郁，精神不快。告曰，肺中有痰，胸膈不利，令服仲景葶苈大枣汤，一服讫，已觉胸中快利，略无痰唾矣。

《肘后备急方》：治大走马奔走喘乏，便饮冷水冷饮，因得上气发热方。……葶苈一两熬捣，干枣三枚。右二味，以水三升，先煮枣，取一升，内葶苈子，煎取五合，大人分一二服，小儿分三四服。

（二）现代应用

1. 内科疾病

（1）呼吸系统疾病：本方是为泻肺行水、下气消痰而设。现代临床常用于由于结核性胸膜炎、渗出性胸膜炎、肺癌晚期、液气胸等所致的胸腔积液。凡是肺部及气管病变证属痰浊水湿邪热阻于肺者，皆可选用本方泻肺降气、涤痰逐饮。所以用本方加减治疗小儿喘证，属痰湿阻肺者能收到很好疗效。本方临床上还常用于治疗支气管哮喘、慢性支气管炎、大叶性肺炎、小儿肺炎、百日咳、肺心病、支气管扩张、中毒性肺水肿、肺性脑病等属实喘者。本方合千金苇茎汤用于治疗间质性肺炎；合小青龙用于治疗慢性支气管炎；合小陷胸汤用于治疗结核性胸膜炎；合己椒苈黄丸用于治疗胸腔积液等均有较好疗效。

（2）循环系统疾病：用葶苈大枣泻肺汤，治疗心包积液属支饮发于胸膈之间，犯肺凌心所致者。用本方加味治疗多种心脏病引起的心力衰竭、肺源性心脏病等效果显著。本方加炙麻黄、法半夏、瓜蒌、熟大黄、甘草，用于治疗痰浊瘀肺型肺心病；本方合苓桂术甘汤，治疗心力衰竭等。

2.其他疾病　流行性出血热为温热疫毒弥漫三焦而致气机阻滞、水道不利，若血热互结、瘀血阻络、邪毒壅肺则发生急性肺水肿，当用葶苈大枣泻肺汤泻肺行水、下气平喘。尿毒症合并肺水肿的也可用本方加减治疗。本方合大承气汤，治疗脊髓型颈椎病证属腑实内聚者；合五苓散，治疗痔疮术后尿潴留等。本方也可治疗狼疮性肾炎、狼疮性胸水、类风湿伴肺间质纤维化等。

【应用要点】

1.抓主症　该方主要用于咳喘多痰，或吐痰涎，或吐腥臭脓痰，胸胁胀满不能平卧，面浮身肿，小便不利，舌苔薄黄腻，脉滑数。

2.明病机　该方治疗积湿成饮、邪热壅肺的实喘证，主要是痰浊水湿、邪热阻于肺所致。

第十五节　旋覆花汤

【组成用法】

旋覆花三两　　葱十四茎　　新绛少许

上三味，以水三升，煮取一升，顿服之。

【主治方义】　①用于肝著，其人常欲蹈其胸上，先未苦时，但欲饮热（十一·5）。②用于半产漏下（二十二·11）。

肝着乃肝气郁滞，着而不行所致。方中旋覆花微咸性温，能通肝络而行气解郁；葱性辛温，芳香宣浊，行散通阳；新绛活血通络，祛瘀生新，三药相伍，则气行血行，阳通瘀散，肝着自愈。半产漏下虽常与禀赋虚弱，气血不足有关，又多兼有瘀血郁结，旋覆花理气解郁，疏肝散瘀通脉，葱白温通阳气，新绛理血散寒，三药合用，能使阳生阴长，瘀去新生，所谓"解其郁聚，即所以补……行其气，即所以温"。

【类证辨析】　旋覆花汤用于胁痛，以气滞血瘀，瘀血痹阻胁络为主，与肝胆湿热、肝肾阴虚等不同。肝着初期，可有胀痛，喜热饮，常欲蹈其胸上，后期常为胁肋刺痛，痛有定所，有形而不移。用于妇人半产漏下，当与胶艾汤证鉴别。旋覆花汤之半产漏下，属肝郁气滞血瘀，其证虚不能补，寒不可温，故用旋覆花汤理气活血通络。胶艾汤证属冲任亏虚，阴血不守，其证为虚，以调补冲任，固经养血为治。

【临床应用】

（一）古代应用

《伤寒六书》：治妊妇头目眩疼，壮热心躁。

《张氏医通》：旋覆花汤，治虚风袭入膀胱，崩漏鲜血不止。

《吴鞠通医案》：治疗肝厥。

《临证指南医案》：治胁痛。

（二）现代应用

1.内科疾病

（1）循环系统疾病：冠心病心绞痛的胸闷刺痛，病程久，顽固难愈等均具有络病特征，用旋覆花汤辛润通络，以此方加减，治疗常有良好效果。肝着系湿邪为病，故着而不移，其"蹈胸"常见于左侧，与冠心病左胸憋闷者相似，将旋覆花汤中之新绛易以茜草、红花，合苓桂术甘或苓桂苡甘汤使用，治疗冠心病有较好效果。慢性肺源性心脏病患者除咳喘胸闷外，具有右胁胀痛，不能呼吸转侧、纳差、喜热饮，常以拳头自捶等，以本方治疗疗效满意。

（2）消化系统疾病：本方用于治疗慢性肝炎、迁延性肝炎、肝硬化，属于气滞血瘀、瘀血痹阻络脉者。亦可用于慢性胃炎、胃脘痛、胆囊术后综合征等。

2.妇产科疾病 本方治疗月经不调、痛经、行人工流产后漏下不止或不完全性自然流产、乳腺癌等，均有一定效果。本方合大黄甘遂汤，治疗宫内胎物残留有效。

3.其他疾病 如肋间神经痛，胸痛、胸腔积液等疾病，凡肝郁络阻、瘀血停滞、胸胁满胀疼痛或刺痛者，均可用本方加减应用。本方也可用于偏头痛噎膈、面瘫等。

【应用要点】

1.抓主症 胸胁痞塞，苦闷不堪或胀痛、刺痛，痛有定处，入夜尤甚，胁肋下或见癥块，常欲蹈其胸上或以手捶其胸，捶之则舒，喜热饮，食欲不振；产后下血不止，或经来淋漓不断，痛经，少腹隐痛，舌质暗紫，脉弦。

2.明病机 本方证主要病机为肝郁气滞血瘀。肝主疏泄，其经脉布胁络胸贯膈，肝脏受邪而疏泄失职，其经脉气血郁滞，初期偏于气分，以气机不畅为主，故胸胁痞满胀痛，喜以手捶其胸胁，喜热饮，以使气机得以舒畅，邪气得以疏散。其后若日久失治，则致血瘀而为刺痛，胁下癥瘕，着而不移。

疏泄失职，气滞血瘀，则经血失常而为漏下不止。

第十六节　瓜蒌瞿麦丸

【组成用法】

瓜蒌根二两　茯苓三两　薯蓣三两　附子一枚　瞿麦一两

上五味，末之，炼蜜丸梧子大，饮服三丸，日三服；不知，增至七八丸，以小便利，腹中温为知。

【主治方义】　用于小便不利，有水气，其人若渴，腹中冷（十三·10）。

方中瓜蒌根生津润燥止渴；薯蓣健脾益肾，补气益阴，助瓜蒌根生津；瞿麦利水，配附子助阳温肾，以助气化，使津液上蒸，水气下行；茯苓健脾渗湿，助瞿麦利小便。诸药合用，有温阳化气行水，生津止渴之功。

【类证辨析】　瓜蒌瞿麦丸证与五苓散证均有口渴，小便不利，同属水气不化病变，但五苓散证内有停饮，外兼表证，故用桂枝通阳化气，兼解表散邪，诚如吴谦所说："此方不止治停水小便不利之里，而犹解停水发热之表也。"瓜蒌瞿麦丸证属真阳不足，水寒积于下，故用附子以助元阳化水气。两方虽同有化气行水之功，但治有虚实不同。

瓜蒌瞿麦丸证与肾气丸证同为肾阳不足，气化无权，均有口渴之表现，但瓜蒌瞿麦丸证是肾阳失升，不能蒸津行水，津液不能上承，燥气盛于上，故其口渴而小便不利。肾气丸证是因肾阳失阖，不能蒸津摄水所致，故口渴欲饮，小便反多，饮一斗溲一斗。

【临床应用】

（一）古代应用

《张氏医通》：治小便不利，有水气，口渴腹中冷。

（二）现代应用

1. 内科疾病

（1）消化系统疾病：本方用于肝硬化腹水，对伴有口舌干燥、小便小利、属肝郁气滞、久郁化火、水饮内停、气化不利者有较好疗效。

（2）泌尿系统疾病：本方治疗慢性肾小球肾炎、肾盂肾炎、尿路感染、输尿管结石等。

（3）内分泌系统疾病：本方加减可治疗糖尿病及糖尿病后期合并肾病。

2.妇产科疾病 本方加紫石英、蜂房，用于治疗不孕。

3.男科疾病 本方加味用于治疗前列腺肥大、阳痿、早泄效果显著。加磁石、远志，治疗阳痿；加桂枝、白术，治疗早泄。

4.其他疾病 可用于下焦阳虚气冷的消渴，不明原因水肿等。加蒲公英、竹叶、生甘草用于治疗复发性口腔溃疡等。

【应用要点】

1.抓主症 小便不利、口渴、腹中冷外，可伴有腰痛腰酸、腰以下肿、倦怠、腹胀、纳差、唇干、少腹不温、小便短频、夜尿多、脉沉等。

2.明病机 本方证主要为下焦真阳不足、水气不化、肾阳失升，不能蒸津行水而使津液上承，致寒水结于下，燥气盛于上。真阳不足，气不化水则小便不利；水气内停，寒水结于下则腹中冷；津不上承，燥气盛于上故口渴。

第十七节　蒲灰散

【组成用法】

蒲灰七分　滑石三分

上二味，杵为散，饮服方寸匕，日三服。

【主治方义】 ①用于小便不利（十三·11）。②厥而皮水者（十四·27）。

方中蒲灰能凉血化瘀消肿，滑石善于清热利湿，二药合用，能利小便，行水气，有化瘀泄热之功，故既可用于因湿热引起的小便不利，尿道疼痛，又可用于内有郁热，外有水肿，阳气被郁不能达于四肢而见手足逆冷的皮水患者，所谓"厥之成于水者，去其水则厥自愈"。方中蒲灰，前人有认为是香蒲烧灰者，有认为是败蒲席灰者，有认为是蒲黄粉者，虽然三者均有清利下焦湿热的作用，但现代一般认为蒲灰当以生蒲黄为是。

【类证辨析】 蒲灰散证与滑石白鱼散证均有小便不利，以药测证，二方均可凉血消瘀，通利小便，其病机都有湿热瘀血博结，但相比较而言，蒲灰散通利湿热作用为优，其证偏于湿胜热郁，故又可用于内有郁热，外有水肿的皮水。

【临床应用】

（一）古代应用

《张氏医通》：治皮水小便不利而渴。

《济阴纲目》：治恶血不下......用蒲黄三两炒，水三升，煮取一升，顿服。

《本草纲目》：凉血、活血，止心腹诸痛。生则能行，熟则能止。与五灵脂同用，能治一切心腹诸痛。

（二）现代应用

1.泌尿系统疾病 蒲灰散主要用于小便不利、茎中疼痛、少腹拘急之证，用之活血化瘀、清热利湿；其次用于皮水病，内有郁热，外有水肿，小便不利，甚则四肢厥逆，用之活血利水、清热消肿。本方合通关丸加味，治疗慢性肾小球肾炎血尿，从瘀热着手，随症加减，既有从标止血之效，又有从本通阳之功。

2.妇产科疾病 本方可用于痛经、湿热带下。

3.男科疾病 本方可用于前列腺炎、前列腺肥大引起的尿潴留、精囊炎等。

4.其他疾病 本方合防己茯苓汤，治疗特发性水肿，鉴于本病病程较长，久病必瘀而致肿的特点，临证使用上方时，谨守病机，参合脉证，可酌情加用泽兰、益母草、牛膝等活血利水之品，以加强消肿利水之功效

【应用要点】

1.抓主症 小便不利，淋漓不畅，尿急，尿频，尿痛，茎中疼痛，少腹拘急，腰酸，乏力，口渴，或身肿，四肢不温，舌苔黄腻或苔根白腻，舌质红，脉滑数。

2.明病机 本方症见于小便不利，茎中疼痛，少腹拘急等，其病机主要是湿热瘀血搏结于下焦所致。见于厥而皮水，乃因湿胜热郁，阳气不能达于四肢。

第十八节　滑石白鱼散

【组成用法】

> 滑石二分　乱发二分（烧）　白鱼二分

上三味，杵为散，饮服方寸匕，日三服。

【主治方义】　用于小便不利（十三·11）。

本方证之小便不利，由湿热瘀血抟结引起，方中滑石清热利水通淋，白鱼能行血疗淋，乱发即血余炭，主五淋利小便。三味相伍，有清热止血，通淋消瘀之功，故用于湿热结于下焦血分，膀胱气化不利，以致小便淋漓不畅，血尿，溲时茎中灼痛，少腹拘急等。

【类证辨析】　滑石白鱼散证与蒲灰散证同属于湿热瘀血博结下焦，膀胱气化不利，二方均能通利湿热，凉血消瘀，但相比较而言，本方消瘀止血之功为优，常用于治疗血淋。从病及血分的程度而言，亦有轻重不同，诚如《金匮玉函经二注》所载："乱发为重，蒲灰次之，茯苓又次之。"

【临床应用】

（一）古代应用

《神农本草经》：衣鱼……主妇人疝瘕，小便不利。

《张氏医通》：滑鱼白石散治消渴、小便不利、小腹胀痛有瘀血。

（二）现代应用

本方可用于心源性水肿、肝硬化腹水、慢性肾小球肾炎、泌尿系结石、血尿、肾盂肾炎、糖尿病肾病、痛经、附件炎等。

【应用要点】

1.抓主症　小便不利，淋漓不畅，热涩刺痛，尿色深红或夹血块，茎中疼痛，少腹拘急或胀满，或见心烦，水肿，舌质红、暗红、暗紫，苔黄，脉滑数。

2.明病机　湿热蕴结下焦，导致膀胱气化不利，则小便淋漓不畅，灼热刺痛，茎中疼痛，少腹拘急。热盛伤络，迫血妄行，则尿血、尿色深红或夹血块。

第十九节　硝石矾石散

【组成用法】

硝石　矾石（烧）等分

上二味，为散，以大麦粥汁和服方寸匕，日三服。病随大小便去，小便正黄，大便正黑，时候也。

【主治方义】 用于女劳疸（十五·14）。

本方证为脾肾不足，气血两虚，湿浊瘀血郁阻，方用硝石消瘀活血；矾石化湿利水；大麦粥汁保养胃气，以制硝石矾石伤胃耗血之弊。共奏消瘀化湿之功。服药后可使瘀热从大便而下，湿热从小便而利，故方后云："病从大小便去。"

【类证辨析】 硝石矾石散证与热盛里实大黄硝石汤证均有黄疸腹满，但本方证是由于脾肾不足，气血两虚，湿浊瘀血互结日久所形成的女劳疸，有身黄，便溏而色黑，额上黑，膀胱急，手足心热，傍晚尤其等特点，属虚中夹实。而大黄硝石汤证属热邪传里，里热成实，其黄疸色泽鲜明，小便不利而赤，自汗出，腹部或胁下胀满或疼痛拒按，大便秘结，二者有虚实之别。

【临床应用】

（一）古代应用

《肘后备急方》：女劳疸者，身目皆黄，发热恶寒，小腹满急，小便难，由大劳大热交接，交接后入水所致，治之方。硝石，矾石等分，末，以大麦粥饮服方寸匕。日三，令小汗出，小便当去黄汁也。

（二）现代应用

1.消化系统疾病 本方治疗急性传染性肝炎、慢性肝炎、肝胆结石、肝硬化、脾肿大、黄疸等。有用山药代大麦，将硝石矾石散炼蜜为丸，治疗急性传染性肝炎，服药3周后症状均消失，部分病例肝功检查，30日内恢复正常。以本方为散剂，并用大枣、金钱草、滑石煎汤送服，治疗肝胆结石有较好疗效。

2.传染病 将硝石矾石散改制成丸，治疗血吸虫病肝硬化疗效可靠。以本方加榧子、椰片、使君子肉、薏苡仁、党参、当归、茵陈等，治疗钩虫病，可驱出钩虫、蛔虫，一般用药2个月左右，属血虚夹瘀者疗效较好。

3.其他疾病 本方治疗交接劳复（房事之后，突发病，阴囊肿大、丸缩入、腹痛难忍）。

【应用要点】

1.抓主症 身黄、目黄、面额黯黑，日晡发热，五心烦热，足下热，傍晚尤其，微汗出，有时畏寒，肢体倦怠，不思饮食，少腹满或少腹拘急，大便色黑，时作溏泄，舌质暗或有紫斑，苔腻，脉沉细涩。

2. 明病机 本方证可因房劳过度，肾阴不足，虚阳上浮所致；亦可因湿热黄疸日久，脾肾不足，气血两亏，湿浊瘀血郁结所致。肾虚有热，热蒸血瘀，则日晡发热而恶寒；虚热熏蒸，气血不能外荣，则身尽黄，额上黑；阴虚不能藏阳，虚阳外浮则足下热，五心烦热。瘀血内着则膀胱急，少腹满，大便黑而时溏。湿浊内停则肢体倦怠，不思饮食，舌苔腻。

第二十节　猪膏发煎

【组成用法】

猪膏半斤　乱发（如鸡子大）三枚

上二味，和膏中煎之，发消药成，分再服。病从小便去。

【主治方义】 ①用于诸黄（十五·17）。②治疗胃气下泄，阴吹而正喧，此谷气之实也（二十二·22）。

本方证属胃肠燥结、阴血不足而兼血瘀的诸黄或阴吹。方中血余炭散瘀补阴，通大便，利小便，治大小便不通；猪膏通利血脉，解内热，润燥结。二药合用，可使胃肠津液得足，瘀滞消散而气血畅利，则诸黄自退；便通肠润，浊气下泄归于肠道，则阴吹自愈。

【临床应用】

（一）古代应用

《肘后备急方》：女劳疸者，身目皆黄，发热恶寒，小腹满急，小便难，由大劳大热交接，交接后入水所致，治之方。……又方，乱发如鸡子大，猪膏半斤，煎令消尽，分二服。

《外台秘要》：《近效》疗男子女人黄疸病，医疗不愈，身目悉黄，食饮不消，胃中胀热，生黄衣，在胃有干屎使病尔方。以成煎猪脂一小升，温热顿尽服之，日三，燥屎下去乃愈。

（二）现代应用

1. 妇产科疾病 本方用于治疗阴吹。妇人行走坐卧，阴吹不已，伴大便秘结者效果较好。

2. 其他疾病 本方用于燥热内结的大便秘结，以及痔核便干肛漏、黑疸等。

【应用要点】

1.抓主症 本方证除原文所述诸黄、阴吹外，可见口干口渴、烦热喜饮、大便干燥秘结、腹部胀气、少腹急满、小便短涩、舌苔黄腻、脉弦滑等表现。

2.明病机 燥热内结、腑气不通、胃气下泄、逼走前阴，则致阴吹，所谓"大便结而不通，是以阳明下行之气，不得从其故道，而乃别走旁窍也"。若热蒸津伤，阴液受损，则血脉不利而兼瘀血，肌肤失养而成诸黄。

第二十一节　半夏麻黄丸

【组成用法】

半夏　麻黄各等分

上二味，末之，炼蜜和丸小豆大，饮服三丸，日三服。

【主治方义】 用于饮邪所致心下悸者（十六·13）。

本方证是由于脾胃阳气衰弱，不能温化水饮，上凌于心而致心下悸动。所以治之宜蠲饮消水，祛痰止咳。方中半夏降逆化痰逐饮，麻黄通阳降水，且助半夏宣肺化痰。二药同用可以通阳蠲饮而消水。但阳气不能过发，故以丸剂小量，缓缓图之。

【类证辨证】 本方与苓桂术甘汤均可治心下悸。但本方主要用于饮盛而心阳被遏的心下悸，阳气得通，饮去冲降，心悸自止。而苓桂术甘汤用于治疗心脾阳虚水停、饮寒之气冲逆，而见心下逆满、气上冲胸、头晕者，其可温阳散寒、健脾消饮、寒散饮消而心悸自止。

小半夏加茯苓汤也可治心下悸。但本方是主治心下悸伴咳唾痰涎，小半夏加茯苓汤则，治疗呕吐心下痞、膈间有水、眩悸者。

【临床应用】

（一）古代应用

《张氏医通》：治寒饮停蓄作悸，脉浮紧者。

（二）现代应用

1.呼吸系统疾病 本方治疗慢性支气管炎偏寒盛者，与三拗汤同用；偏于饮邪而咳者，与苓甘五味姜辛仁汤合用；偏于热咳者，与麻黄杏仁甘草石膏汤合用。而偏与饮邪伴下肢水肿者，本方加猪苓、泽泻、车前子，口渴者加党参或人参。

2.其他疾病　本方治疗水饮停蓄心下所致之心悸、痞证等，取得较好疗效。

【应用要点】

1.抓主症　心下悸、胸脘痞闷、头晕目眩、咳唾清痰涎沫、舌质淡、舌苔白、脉浮滑。

2.明病机　为脾胃阳气衰弱，中土湿盛而不能湿化水饮、水气上凌、心阳被遏所致。

第二十二节　柏叶汤

【组成用法】

柏叶　干姜各三两　艾叶三把

上三味，以水五升，取马通汁一升，合煮取一升，分温再服。

【主治方义】　用于吐血日久不止之证。（十六·14）

本方是为胃气虚寒吐血之证而设。症见吐血不止、血色淡红、面色不华。方中柏叶苦寒清降，用以降胃气上逆之势，且能收敛止血；干姜温中和胃，艾叶温经摄血，干姜、艾叶合用可以温阳守中，振奋阳气以摄血；马通汁微温，能引血下行而止血。诸药相伍，寒热并用，温以治本，寒以治标，且柏叶之寒可以反佐，以防姜、艾温躁动血。马通汁临证常以童便代之，取其止血化瘀、以浊导浊之意。

【类证辨析】　本方与泻心汤均可治疗吐血不止。但本方是为胃气虚寒吐血而设，血色淡红，面色不华。而泻心汤药性苦寒，为苦寒泄热剂，用于心胃积热，邪火内炽的吐血，脾胃虚寒者忌用。

【临床应用】

（一）古代应用

《金匮要略论注》：此重"不止"二字，是诸寒凉止血药皆不应矣。吐血本由阳虚，不能导血归经；然血亡而阴亏，故以柏叶之最养阴者为君，艾叶走经为臣，而以干姜温胃为佐，马通导火使下为使。愚意无马通，童便亦得。

《备急千金要方》：治吐血内崩，上气，面色如土方，即本方。……治上焦热，膈伤，吐血、衄血或下血连日不止，欲死，并主之方。艾叶一升、阿胶如手掌大、竹茹一升、干姜二两。右四味，㕮咀，以水三升，煮取一升，去滓，纳马通汁半升，煮取一升，顿服之。取新马屎与少水和绞取汁。一方不用竹茹，加干姜成七两。

（二）现代应用

1. 内科疾病

（1）呼吸系统疾病：本方常用于治疗衄血、支气管扩张咯血、肺结核咯血属中气虚寒，失于统摄者。如本方加黄芪、阿胶、生地黄，治疗支气管扩张咯血。

（2）消化系统疾病：本方用于治疗消化道出血、消化道溃疡属中气虚寒，失于统摄者。

（3）血液系统疾病：本方治疗血小板减少性紫癜属中气虚寒，失于统摄者。

2. 妇产科疾病 本方加减治疗崩漏、慢性子宫内膜炎等症属中气虚寒，失于统摄者。本方加阿胶（烊化）、黄芩、干地黄、仙鹤草、大枣，治疗妇人经漏出血；干姜易炮姜，加黄芩、白术、阿胶（烊化）、桑寄生、杜仲炭，治疗胞漏下血。

3. 其他疾病 以柏叶、地榆、艾叶，放置盆内煎煮20~25分钟，待凉温浸泡洗涤患脚，治疗脚癣。汗疱疹证属中气虚寒，失于统摄者。

【应用要点】

1. 抓主症 症见吐血日久不止，时多时少，血色淡红，面色不华，神疲乏力，舌质淡，舌苔薄白，脉沉迟无力。

2. 明病机 该方治疗胃气虚寒之吐血证。所以胃气虚寒是该证的主要病机。由于胃气虚寒，中气不足而失于统摄，血无所归而吐血。

第二十三节　紫参汤

【组成用法】

紫参半斤　甘草三两

上二味，以水五升，先煮紫参，取二升，内甘草，煮取一升半，分温三服。

【主治方义】　用于下利，或胸痛，或腹痛（十七·46）。

因肺热移于大肠，湿热内蕴而下利，紫参味苦辛寒，可清利湿热而治热利。甘草甘缓和中，二味相伍，清热解毒止痛，热去气通则愈。

注：关于紫参，历来注家争议较大。陈修园认为它近似桔梗，《金匮要略译释》疑为紫菀之误；《神农本草经》中一名牡蒙，近代有医者认为是丹参。也有认为本方中的紫参应为《中药大辞典》所载的拳参为是。因拳参性苦凉，清热镇惊、利湿消肿，治热病惊搐、破伤风、赤痢、痈肿、瘰疬，与紫参相近，故认为紫参即拳参。而有人考证，紫参与拳参为同类，经过同物异名的追寻，最后将紫参当成了重楼。重楼为清热解毒，治痈疮解蛇毒的要药，紫参亦有消肿疮毒的功能，功效部分相同。验之临床，用重楼，治疗下利腹痛疗效甚佳。

【临床应用】

1.内科疾病

（1）呼吸系统疾病：本方可治疗慢性支气管炎和肺结核。如拳参洗净晒干粉碎，加淀粉调匀压成0.3克的片剂治肺结核。成人每次4～6片，每日3次，小儿酌减。

（2）消化系统疾病：本方用于肠炎、痢疾的治疗。由于紫参味苦凉微寒，可清利湿热，甘草缓急止痛，故临床上多用于治疗细菌性痢疾及肠炎，治疗这类疾病临床一般用拳参。用于治疗急、慢性肝炎，取紫参2两，或加糯米稻草1两，水煎2次，煎液合并加红糖半两，两次分服（儿童减半）。

2.妇产科疾病　紫参（石见穿）治赤白带下，取石见穿2两，水煎服，每日1剂，连服5～7日。

【应用要点】

1.抓主症　下利，里急后重，或腹痛，或胸痛。

2.明病机　肺与大肠相表里，肠有积热，则肺气不行；肺有所积，大肠亦不固；肺热移于大肠，湿热内蕴则下利；热邪壅滞大肠则腹痛。肺气不行则胸痛。

第二十四节　诃梨勒散

【组成用法】

诃梨勒十枚（煨）

上一味，为散，粥饮和，顿服。

【主治方义】 用于气利、久痢之证（十七·47）。

本方为虚寒气利而设。诃梨勒（诃子）性平味酸，可生津止渴，敛肺止咳。煨用性酸温，敛肺止利，涩以固肠。用粥饮服，和脾胃而健中气。

【临床应用】

（一）古代应用

《医宗金鉴》：气利，所下之气秽臭，所利之物稠黏，则为气滞不宣，或下之、或利之皆可也。若所利之气不臭，所下之物不黏，则谓气陷肠滑，故用诃梨勒散以固肠，或用补中益气以举陷亦可。

《外台秘要》：疗呕逆不能多食方。诃梨勒三两去核煨。上一味，捣为散，蜜和丸，空腹服二十丸，日二服，以知为度，利多减服。无所忌。

又，近效诃梨勒散，取诃梨勒三颗，捣取皮，和酒顿服，三五度则差。治一切风气痰冷，霍乱食不消。

《经史证类备急本草》：《经验方》：治嗽气，嗽久者亦主之。生诃梨一枚，含之咽汁。瘥后口爽，不知食味，却煎槟榔汤一碗服之，立便有味。

《本草汇言》：治老人气虚不能收摄，小水频行，缓放即自遗下，或涕泪频来，或口涎不收。诃梨勒，不用煨制，取肉，时时干嚼化，徐徐含咽。

《太平圣惠方》：诃梨勒散，治老人久泻不止。诃梨勒三分（煨，用皮），白矾一两（烧灰），上药，捣细罗为散。每服不计时候，以粥饮调下二钱。

（二）现代应用

1. 内科疾病

（1）呼吸系统疾病：本方治疗咳嗽，尤其久咳不止者。本方加陈皮、厚朴为末，炼蜜为丸。亦可治疗慢性咽炎。

（2）消化系统疾病：本方用于治疗痢疾、腹泻，或久痢、久泻不止。本方治疗细菌性痢疾有效，用20％诃子液作保留灌肠，每日2次，每次10～40毫升。亦可治疗慢性肠炎、脱肛等，取其收涩固脱作用。

2. 妇产科疾病 由于诃子酸涩收敛，临床常用本方治疗气虚滑脱的崩漏、带下等病。

3. 男科疾病 由于诃子酸涩收敛，涩肠固脱，临床用本方治疗气虚滑脱的滑精。

3. 其他疾病 本方治疗白喉带菌者，内服10%诃子煎液，每日3～4次，每次100~150毫升。局部可用煎液含漱，每日4～5次；或用蒸过的诃子含咽，每日4～5次，每次1～2粒；可用50%煎液喷雾鼻腔及咽喉部，每日1次。另外，治疗梅核气、气虚滑脱的遗尿等。

【应用要点】

1. 抓主症 久利，久咳，遗尿，下利腹泻，久痢不止，腹胀肠鸣，矢气频作。

2. 明病机 中气虚寒，气虚不固而致滑脱。

第二十五节　王不留行散

【组成用法】

> 王不留行十分（八月八日采）　蒴藋细叶十分（七月七日采）
> 桑东南根白皮十分（三月三日采）　甘草十八分
> 川椒三分（除目及闭口者，去汗）　黄芩二分　干姜二分
> 芍药二分　厚朴二分

上九味，桑根皮以上三味烧灰存性，勿令灰过；个别杵筛，合治之为散，服方寸匕。小疮即粉之，大疮但服之，产后亦可服。如风寒，桑东根勿取之。前三物，皆阴干百日。

【主治方义】 治疗金刃创伤，皮肉筋脉破损，流血不止或肿痛者（十八·6）。

本方证是金刃创伤导致皮肉筋脉破损而流血肿痛。所以用王不留行为主药，用以行血止血，通经镇痛；蒴藋细叶可入血分而止血；倍甘草以益气解毒，缓急止痛；干姜、川椒温阳以复血气；芍药通血痹；黄芩清热解毒；厚朴行气利血。诸药合用，调畅气血，止血消肿，通脉止痛。

【临床应用】

（一）古代应用

《金匮要略心典》：金疮、金刃所伤而成疮者。经脉斩绝，营卫沮弛，治之者必使经脉复行，营卫相贯而后已。王不留行散，则行气血和阴阳之良剂也。

《金匮方歌括》：金刃伤处，封固不密，中于风则疮口无汗，中于水则出青黄汁，风则发痉，水则湿烂成疮。王不留行疾行脉络之血灌溉周身，不

使其湍激于伤处，桑根皮泄肌肉之风水，蒴翟叶释名接骨草，渗筋骨之风水，三者皆烧灰，欲其入血去邪止血也。川椒去疮口之风，厚朴燥刀痕之湿，黄芩退肌热，芍药散恶血，干姜和阳，甘草和阴，用以为君者，欲其入血退肿生肌也。风湿去，阴阳和，疮口收，肌肉生，此金疮之大要。

（二）现代应用

1.内科疾病

（1）消化系统疾病：本方治疗胆囊炎。

（2）风湿免疫疾病：本方加当归、川芎、知母还用于治疗痛风性关节炎。

2.妇产科疾病　由于该方可行血散瘀，所以现代临床也用以治疗产后恶露不尽、腹痛绵绵。其可行气活血、去瘀生肌，故治疗乳痈也有效。另外，本方加当归、牡丹皮治疗慢性盆腔炎。

3.外科疾病　金疮是刀斧等金属器械所伤而筋脉肌肤断伤，营卫气血不能循经而运行，治疗需恢复筋脉肌肤的断伤，使营卫通行而金疮愈合。方中王不留行是主药，具有行血止血，通经镇痛的作用。所以无论古代还是现代都是应用该方治疗金刃创伤、久溃不生肌，或软组织损伤。有报道，蒴藋有加速骨折愈合和消肿的功效，所以用此方治疗跌打损伤骨折也有不错疗效。本方加牡丹皮、当归、黄芪、皂角刺，治疗伤口久不愈合。

4.其他疾病　本方治疗各种红肿痛毒。取鲜蒴藋根或叶切碎捣烂，加鸡蛋调敷患处。

【应用要点】

1.抓主症　金刃创伤、皮肉筋脉破损、流血不止或肿痛。

2.明病机　金疮而致经脉斩绝，营卫沮弛。

第二十六节　藜芦甘草汤

【组成用法】

> 未见方。可能由藜芦、甘草二味组成。

【主治方义】　用于风痰在膈，手指、臂部关节肿胀，且伴有全身肌肉牵动，震颤（十九·2）。

本方是风痰在膈，痰滞关节而手指，臂部关节肿胀；风伤经络致身体瞤动而震颤，用本方涌吐导痰。藜芦性寒有毒，功能催吐，可涌吐风痰；甘草和中以制藜芦之毒，二药合之，组成涌吐风痰之剂。风痰去则诸症自愈。本方用于属痰涎为患，一般祛痰药无效而身体强壮者。

【临床应用】

（一）古代应用

《金匮方歌括》：……藜芦性毒，以毒攻毒，吐久积风痰，杀虫，通支节，除痫痹也。助用甘草者，取甘润之意，以其能解百毒也。方虽未见，其意不过如是耳。

《本草纲目·卷十七》：我朝荆和王妃刘氏，年七十，病中风，不省人事，牙关紧闭，群医束手。先考太医吏目月池翁诊视，药不能入。自午至子，不获已，打去一齿，浓煎藜芦汤灌之，少顷，噫气一声，遂吐痰而苏，调理而安。

（二）现代应用

因藜芦有毒，现代临床遇该证多用导痰汤或用《指迷》茯苓丸，比较稳妥，且效果良好。有用藜芦三根插入鸡蛋内烧熟，去药吃蛋，治疗疟疾者于发作前1～2小时服，忌鱼腥，孕妇及溃疡病患者勿服。另外，有用藜芦黄连素，治疗骨折者，将黑藜芦根须洗净，晒干研粉，加等量黄连素制成含量10毫克之片剂内服。成人每次30毫克，每日3次，用凉开水送服。本药能促进骨折愈合，缩短治愈时间，尤以股骨干骨折最为突出，平均愈合时间为37日。

【应用要点】

1. 抓主症　手指、臂关节肿胀、身体震颤，或神昏，患者身体强壮。
2. 明病机　风痰为患，痰滞关节、风伤经络。

第二十七节　鸡屎白散

【组成用法】

鸡屎白

上一味，为散，取方寸匕，以水六合，温服。

【主治方义】　转筋，四肢拘挛而痛，脉弦（十九·3）。

该方为清热利湿祛风之剂。转筋之病因，为湿浊化热动风，风热灼伤津液，筋脉失去阴液之濡养，则拘急强直。鸡屎白，《别录》云：治转筋，利小便。《素问》用鸡屎醴治臌胀，通利大小便。其性味咸寒，能泄热祛风，利小便祛湿邪，下气消积，使病邪从下而去，则经络气血通畅、筋脉得润、痉挛自然缓解而愈。

【临床应用】

（一）古代应用

《素问·腹中论》篇第四十：有病心腹满，旦食则不能暮食，此为何病？岐伯对曰：名为鼓胀。帝曰：治之奈何？岐伯曰：治之以鸡矢醴，一剂知，二剂已。

《肘后备急方》：治食诸菜中毒，发狂烦闷，吐下欲死方：取鸡屎烧末，研，水服方寸匕，不解更服。

治黄疸方：……又方，取小豆、秫米、鸡矢白各二分，捣筛，为末，分为三服，黄汁当出。此通治面目黄，即差。

治中风身体角弓反张，四肢不随，烦乱欲死方，鸡屎白一升，熬，捣筛；清酒五升。右二味合和，扬之千遍，乃饮之。大人服一升，小儿服五合。

《备急千金要方》：治小儿大小便不通方……末鸡屎白，服一钱匕。

治小儿惊啼方：取鸡屎白熬末，以乳服之，佳。

治唇舌忽生疮方：烧鸡屎白末，以布裹着病上，含之。

治头面风，口齿疼痛不可忍方：……鸡屎白烧灰，以绵裹置齿痛上，咬咋之。又方：鸡屎白以醋渍煮，稍稍含之。

《经效产宝》：治妒乳及痈，鸡屎为末，服方寸匕，须臾三服愈。

《本草纲目》：治小儿血淋，鸡矢尖白如粉者，炒研，糊丸绿豆大。每服三五丸，酒下四五次。

（二）现代应用

1. 内科疾病 本方用于治疗黄疸、石淋、肾病综合征、中风失语。

2. 妇产科疾病 本方用于产后中风、小便不禁、乳痈等。

3. 儿科疾病 本方治疗小儿血淋、小儿疳积。

4. 骨伤科疾病 如用鸡屎、麦麸炒热加入酒精，布包外敷可治疗肩关节周围炎、急性腰扭伤、腰肌劳损等。

5. 其他疾病

（1）破伤风：将鸡屎白晾干，研成细末以黄酒冲服；或用鸡屎白合剂，即蜈蚣1条、全蝎1钱、南星1钱、天麻1钱、白芷1钱、羌活1钱、防风1钱、鸡屎白2钱（焙干，研细，黄酒冲服）。

（2）角膜瘢痕：将公鸡粪晾干，取白色部分研末，按每 0.1 克与人乳 2 毫升的比例混合成白色乳剂，装入滴眼瓶内滴眼（人乳易变性，最好用时配制），每日 4～6 次。用时必须摇匀，同时配用蚕衣或蝉蜕冲茶服。

（3）湿疹：多用生鸡屎白尖部分涂患处，每日 2～3 次，三四日即愈；溃疡者，将鸡屎白晒干，炒微焦，装罐，待用。用前将局部用双氧水清洗净再撒制好的鸡屎末（鸡屎散），用消毒纱布敷上再松包扎，每隔 1 日 1 次。

（4）肢体拘挛抽筋症：取鸡笼内陈年鸡粪（色白者为佳）适量，置瓦上焙黄，研末，每次 1 克。每日早、晚各 1 次，生姜、红糖煲水冲服，治疗老年抽筋症、顽固性四肢挛急、足胫挛急症。鸡屎白属五谷杂物，经脾胃所化生，用陈年粉化者，意在取其得土味雄厚之理。令置瓦上焙干，再用生姜、红糖煲水或单用红糖水冲服，均取健脾疏肝、达木展筋之利，而去其性寒伤阳之弊。

【应用要点】

1. 抓主症 转筋，四肢拘挛而痛，大便秘结，小便不利，脉弦。

2. 明病机 湿浊化热动风，风热灼伤津液，筋脉失去阴液之濡养，则拘急强直。

第二十八节　蜘蛛散

【组成用法】

蜘蛛十四枚（熬焦）　桂枝半两

上二味，为散，取八分一匕，饮和服，日再服。蜜丸亦可。

【主治方义】　阴狐疝气，阴囊偏有大小，时上时下，卧则入腹，立则下囊（十九·4）。

本方主治阴狐疝。足厥阴肝经之脉绕阴器，抵少腹，故若寒湿之气凝结肝经，以寒为主，则可致阴狐疝。蜘蛛本性微寒有小毒，但令熬焦则变寒为温，以破结同利，温散下焦之寒，消散肝经之邪；桂枝辛温通阳化气，可温散厥阴风寒之邪。二物合用，相协相伍，入厥阴破郁结，散寒气，以治阴狐疝气。方后注"蜜丸亦可"，以急用散，缓用丸，可灵活应用。

【临床应用】

（一）古代应用

《备急千金要方》：治中风喝僻，蜘蛛摩其偏急颊车上，候视正即止。亦可向头摩之。

《千金翼方》：疗小儿大腹丁奚，三年不能行者。又主蛇毒、温疟、霍乱与呕逆。

《太平圣惠方》：治瘰疬，无问有头无头，大蜘蛛五枚，晒干，细研，以酥调如面脂，每日两度贴之。

《仁斋直指方论》：治恶疮。蜘蛛晒干，研末，入轻粉，麻油调涂。

（二）现代应用

1.儿科疾病　由于该方辛温通经、破结散寒，多用来治疗小儿腹股沟斜疝。亦可用于流行性腮腺炎，效果良好。

2.其他疾病　蜘蛛、红糖适量共捣烂，涂鼻息肉上可治鼻息肉。用大蜘蛛2只，轻粉6克，过氧化氢溶液即双氧水50克，外用，治疗腋下狐臭。

【应用要点】

1.抓主症　阴囊偏有大小，时上时下，卧则入腹，立则下囊，阴冷胀痛，痛引少腹，舌淡，脉弦迟。

2.明病机　寒湿之气凝结肝经，阴寒凝滞，睾丸受病所致。

第二十九节　红蓝花酒

【组成用法】

红蓝花一两

上一味，以酒一大升，煎减半，顿服一半，未止再服。

【主治方义】　用于妇女腹中刺痛。（二十二·16）

红蓝花即红花，有通经活血，破滞止痛之功效。妇人经尽产后，风邪最易袭入腹中，与血气相抟，瘀滞胞宫，血滞不行而见腹中刺痛。治宜活血化瘀，行气止痛。红花活血通经止痛，酒以温和气血，温经而止痛。不更用风药者，血行而风自去耳。

【临床应用】

（一）古代应用

《外台秘要》：《近效》疗血晕绝不识人烦闷方，红蓝花三两新者佳，以无灰清酒半升，童子小便半大升，煮取一大盏去滓，候稍冷服之。

《妇人大全良方》：治晕厥不识人，烦闷，言语错乱，恶血不尽，腹中绞痛，胎死腹中，即本方。

《女科辑要》：热病胎死腹中，新汲水浓煮红花汁，和童便热饮，立效（见本草经疏）。

（二）现代应用

1. **内科疾病** 冠心病患者有气滞血瘀、血脉不通者，用本方加味治疗冠心病属于气滞血瘀者可获良效。亦可用于心动过缓之心律不齐有效。

2. **妇人科疾病** 本方有活血化瘀、通经止痛的功效，所以临床多用于治疗妇女因气血运行不畅之痛经、腹中刺痛、闭经。妇女产后体虚，若不慎风邪侵入腹中，血气瘀滞于胞宫中，血滞不行而腹痛，亦可用本方治疗。如果寒凝血瘀，阻于胞宫，则产后恶露不尽，亦用本方温经活血通络，而恶露净。胎死腹中或胎衣不下，用红花煮酒服；产后血晕，用红花30克研细，分作2次服，每服以酒2碗煎成1碗送下。

3. **皮肤科疾病** 本方加黄芪、当归、紫草用于治疗急、慢性荨麻疹。红花泡水饮服，用于治疗扁平疣患者。

4. **伤科疾病** 本方活血化瘀、行气通络，所以治疗跌打损伤，以及腱鞘炎、压疮等，疗效佳。一切肿疾，用红花熟捣取汁服。

5. **五官科疾病** 用红花捣烂，取汁服下，病愈为止。冬月无花，可用干花浸湿压汁煎服。耳出水，用红花半、枯矾，共研为末，先用棉花把耳擦净，然后把药末吹入耳内，治疗有效，无花则用枝叶为末亦可。亦有只用红花一味，而不用枯矾取效者。

【应用要点】

1. **抓主症** 腹中刺痛，痛经或闭经，舌质紫暗，脉沉涩。

2. **明病机** 风邪入侵腹中，与血气相抟，瘀滞胞宫，血滞不行。

第二十九章 外用方

外用方是指在体表患部或某些黏膜部位直接用药的一组方剂总称。《伤寒杂病论》中的外用方包括蜜煎导方、猪胆汁方、百合洗方、苦参汤、雄黄熏方、头风摩散、矾石汤、矾石丸、蛇床子散、狼牙汤、小儿疳虫蚀齿方，共 11 方，有丸、汁、水、散、酊等多种剂型，用法包括涂、熏、洗、浸、点、灌肠、药酊插入肛中等。外用方具有泻下通滞、养阴清热、杀虫止痒、祛风止痛、燥湿解毒等功效。本章主要介绍上述方剂的临床应用，并通过对主症和病机的分析，以阐述临证使用外用方的方法和思路。

第一节 蜜煎导方

【组成用法】

> **食蜜七合**

上一味，于铜器内，微火煎，当须凝如饴状，搅之勿令焦著。欲可丸，并手捻作挺，令头锐，大如指，长二寸许，当热时急作，冷则硬。以内谷道中，以手急抱，欲大便时乃去之。

【主治方义】 本方外治滑肠润导。主治阳明病津液内竭，大便硬结难下，近于肛门，时有便意而坠胀，又难于排解，小便自利，或腹微胀满，脉细涩或细弦（233）。

【类证辨析】 蜜煎导方与麻子仁丸均治津液不足之便秘。但麻子仁丸证属胃有燥热，脾阴不足，以大便难、小便数、腹无所苦，或微满而不痛、舌苔薄黄，故治以滋液润燥，泄热通便为法；而蜜煎导方证属津液内竭而肠燥，以屎结直肠，有便意而难于排解，小便自利，或腹微胀满，舌苔薄白，故治以滑肠润导为法。

【临床应用】

（一）古代应用

《丹溪心法》：凡诸秘服药不通，或兼他证，又或老弱虚极不可用药者，用蜜熬，入皂角末少许，作兑以导之，冷秘，生姜兑亦可。

《伤寒分经》：海藏法，用蜜煎盐相合，或草乌头末相合亦可。盖盐能软坚润燥，草乌能化寒消结，可随证阴阳所宜而用之。

（二）现代应用

蜂蜜、大黄、葱白制成膏外敷，治疗血栓性浅静脉炎，也可用于不完全性肠梗阻。

【应用要点】

蜜煎导方原治阳明病，大便硬结，近于肛门，有便意而难于排解，其病因病机为津液枯竭，传化不利为患。如果阳明腑实，硬便不在直肠而用润导之法，则不仅难以取效，反而延误治病时机，使病情加重，故临证时必须明确。

第二节　猪胆汁方

【组成用法】

大猪胆一枚（泻汁，和少许法醋）

以灌谷道内，如一食顷，当大便出宿食恶物，甚效。

【主治方义】　本方下灌谷道内，能清热润燥通便。主治大便秘结，近于肛门而难于排解（233），或不思饮食，腹部胀满微痛，小便黄，舌质偏红，苔薄黄、少津，脉细弦而数。

【类证辨析】　猪胆汁方与蜜煎导方、土瓜根方均为润导通便之剂。但因蜂蜜有滑利润燥之功，故蜜煎导方宜于肠燥之便秘；土瓜根则有宣气润燥之效，故宜于六腑之气不畅，气血不利之便秘；而猪胆汁不仅润燥，且能清肠中之热，故宜于肠燥有热之便秘。

【临床应用】

（一）古代应用

《世医得效方》：蜜兑法，蜜三合，入猪胆汁两枚在内，煎如饴，以井水出冷，候凝，捻如指大，长三寸许，纳下部，立通。

《伤寒准绳》：凡多汗伤津，或屡汗不解，或尺中脉迟弱，元气素虚人，便欲下而不能出者，并宜导法。但须分津液枯者，用蜜导；邪热盛者，用胆导；湿热痰饮固结，姜汁麻油，浸瓜蒌根导。唯下傍流水者，导之无益，非诸承气汤攻之不效，以实结在内，而不在下也。至于阴结便闭者，宜于蜜煎中，加姜汁生附子末，或削陈酱姜导之。凡此皆善于推广仲景之法者也。

《经方实验录》：蜜煎导法唯证情较轻者宜之。土瓜根又不易得，唯猪胆汁随时随地皆有。近世医家弃良方而不用，为可惜也。

（二）现代应用

1. 内科疾病　本方清热润燥，导下通便，故可治疗肠燥而有热之便秘。猪胆2枚，取汁盛碗中，隔汤炖透消毒，用时再加开水，以50%胆汁40毫升灌肠，治疗便秘患者，投之30分钟即解大便，无腹痛。猪胆汁和醋灌肠，治疗伤寒津亏，大便秘结之患在伤寒末期，大便燥结，多日不行，腹部胀满，食欲不思，脉象细弱，热邪潜伏未清，胃气又复衰败，攻邪则中气不支，不攻则邪热不解，此时可采用猪胆汁灌肠。以猪胆汁不但可以通便，而苦寒作用，更能清热解毒。所以，温热病胃气颓败，肠中热结不解，用之每收良效。另外，燥猪胆汁粉加赋形剂，治疗肝炎。

2. 外科疾病　术后粘连致部分性肠梗阻患者，即以猪胆汁灌肠2次，合用一般支持疗法，灌肠后效果良好，症状逐渐消失。

【应用要点】

1. 抓主症　腹胀，不思饮食，大便干结难下。

2. 明病机　津伤肠燥。

第三节　百合洗方

【组成用法】

```
百合一升
```

以水一斗，渍之一宿，以洗身。洗已，食煮饼，勿以盐豉也。

【主治方义】　百合病经久变渴，阴虚内热较甚，邪热流连肺胃，津液已伤，此时仅服百合地黄汤则恐药力不够，故采取内服、外洗并用之法，在内服百合地黄汤的基础上，再配合百合洗方，可收到清热养阴润燥之效（三·6）。

本方证较单纯百合地黄汤证为重，是百合病的变证之一。用百合渍水外洗，以皮毛为肺之合，其气相通，洗其外可治其内。洗已食煮饼，《本经》谓粳米、小麦，并除热止渴。勿以盐豉者，恐咸味耗水而增渴也。

第四节　苦参汤

【组成用法】

苦参一升

以水一斗，煎取七升，去滓。熏洗，日三服。

【主治方义】　本方外用清热解毒，祛湿杀虫。主治狐惑病蚀于前阴，热毒上扰咽干（三·11），以及阴肿、阴痒、疥癣等。

【临床应用】

（一）古代应用

《备急千金要方》：治毒热攻手足，赤肿焮热疼痛欲脱方。用酒制苦参以渍之。

《外台秘要》：小儿身热，苦参汤浴之良。

《卫生宝鉴》：（绿白散）治烫熨火烧疼痛，苦参不拘多少，为细末，用香油调搽。

（二）现代应用

1. 消化系统疾病　如苦杖散（苦参、虎杖等分，共研极细粉末）搐鼻，治疗小儿急性黄疸型肝炎。复方苦参煎剂（苦参 80 克，黄柏、白芍各 50 克，银花 40 克，白头翁、白及、五倍子各 30 克，甘草 15 克）灌肠，治疗细菌性痢疾效佳。苦参槐花合剂（苦参 30 克，地榆 20 克，防风 10 克，白及 6 克）保留灌肠，治疗慢性直肠炎。苦参汤灌肠，治疗慢性溃疡性结肠炎亦有效。苦参煎剂（苦参、蛇床子、白鲜皮、黄柏）保留灌肠治滴虫性肠炎有效。苦参汤加味（苦参、蛇床子、黄柏、苍术、木香、槟榔、半夏、白术、陈皮、甘草）辨证加减，治疗肠道滴虫病有效。

2. 妇产科疾病　用于治疗慢性阴道炎。如滴虫性阴道炎、霉菌性阴道炎、念珠菌性阴道炎。以苦参外洗方（苦参、白鲜皮、蛇床子各30克，冰片3克，防风15克，荆芥10克，花椒20克，透骨草35克），外阴溃烂加明矾；带下多加黄柏、乌贼骨；外阴部痛者加白芷。煎药外洗，早、晚各1次。用苦蛇合剂（苦参、蛇床子、白鲜皮、黄柏、金龟莲、乌贼骨、龙胆草）进行阴道冲洗及阴道上药，治疗滴虫性阴道炎和霉菌性阴道炎。苦参汤加减（苦参30克、蛇床子30克、白鲜皮20克、百部30克、龙胆草15克、金银花15克）熏洗外阴及冲洗阴道，再挤入舒康凝胶剂5克用于治疗念珠菌性阴道炎。苦参汤（苦参30克，黄柏12克，蛇床子30克，土茯苓30克，地肤子20克，白鲜皮15克，花椒6克）冲洗阴道并坐浴，联合保妇康栓纳药治疗外阴阴道假丝酵母菌病有效。川椒苦参汤（苦参30克，蛇床子15克，土槿皮20克，地肤子20克，白鲜皮20克，白花蛇舌草20克，川椒10克，黄柏10克）加食醋，趁热用药液熏洗外阴和阴道，治疗宫颈糜烂有效。

3.皮肤黏膜疾病　苦参鲜皮汤（苦参、黄柏、薏苡仁、白鲜皮、生地黄、赤芍、牛蒡子、地肤子、浮萍、滑石、甘草）治疗银屑病有效。有苦参乌蛇汤加味，治疗湿疹的报道。豆根板蓝苦参汤（山豆根、板蓝根、木贼草、香附、苦参、萆薢各30克）加水、醋各半煎汤取汁，用纱布垫浸药汁后频湿敷局部皮损处，用于治疗尖锐湿疣效佳。此外，苦参还可用于荨麻疹、神经性皮炎、肛周湿疹及手足顽癣、口腔黏膜扁平苔癣、斑秃等多种皮肤病的治疗。用苦参汤外洗，甘草泻心汤加减内服等内外兼治法，用于治疗白塞综合征。

【应用要点】

1.抓主症　温热湿毒所致的皮肤黏膜之瘙痒症，或伴肿痛。

2.明病机　湿热或温热挟湿蕴毒，外犯肌肤。

第五节　雄黄熏方

【组成用法】

雄黄

上一味为末，筒瓦二枚合之，烧，向肛熏之。

【主治方义】　雄黄熏之能驱秽燥湿，杀虫解毒。主治狐惑病蚀于肛门，痛痒不止等（三·12）。

【临床应用】

（一）古代应用

《肘后备急方》：辟蛇之药虽多，唯以武都雄黄为上，带一块，右称五两于肘间，则诸蛇莫能犯，他人中者，便磨以疗之。阴茎中卒痛不可忍，雄黄、矾石各二两，甘草一尺，水五升，煮取二升，渍。

《寿世保元》：……治呃逆服药无效者，用雄黄二钱，酒一杯，煎七分，急令患者嗅其热气即止。

《十便良方》：百虫入耳，雄黄烧燃，熏之自出。

（二）现代应用

1.内科疾病 复方中加入雄黄外用或内服，治疗慢性结肠炎、肿瘤等疾病。

2.其他疾病 双磺百部酊（硫磺、雄黄、百部、樟脑、密陀僧、蛇床子、冰片），治疗疥疮。雄黄粉调75%酒精涂敷患处，治疗带状疱疹疗效较好。白癜风外用方（雄黄、密陀僧、白芷、白附子），治疗白癜风患者，疗效显著。二味拔毒散（雄黄、明矾）联合达克宁霜，治疗体癣及股癣。另外，白塞综合征用雄黄粉熏肛、苦参汤洗前阴、甘草泻心汤加减内服等方法治疗有效。于复方中加入雄黄外用或内服，还治疗血吸虫病、牙周炎、疖痈等病。

【应用要点】

1.抓主症 皮肤黏膜局部瘙痒疼痛。

2.明病机 湿邪或虫毒侵袭肌肤。

第六节　头风摩散

【组成用法】

大附子一枚（炮）　　盐等分

上二味为散，沐了，以方寸匕，已摩疾上，令药力行。

【主治方义】 本方散风寒，止疼痛。主治发作性头痛、头眩类疾患(五·6)。

"药用外摩之法，法捷而无他弊，且驱壳之病，《内经》多用外法，如马膏桑钩及烫法皆是，今人不讲久矣。"（陈修园《金匮要略浅注》）

【临床应用】

（一）古代应用

《三因极一病证方论》：治沐头中风而出现恶风头痛之首风之附子摩头散，即是此方。药用外摩之法，法捷而无他弊。

《张氏医通》：偏头风遇寒即痛者，属寒伏于脑，用《金匮》头风摩散，一法用川乌末醋调涂痛处。……又云，头风摩散治中风，㖞僻不遂，专取附子以散经络之引急，食盐以治上盛之浮热。

（二）现代应用

1. 内科疾病 本方主要用于中风后遗症，如用生附子15克、食盐30克、蟅虫20克，共研细末。将百会穴周围头发剪至头皮，并用热水浴头或热毛巾热敷局部，然后置药末于百会穴处反复搓摩至皮肤热痛感止，立即予适量白酒融合药末，纱布覆盖并固定，热痛消失后可反复搓摩至皮肤热痛感，每日换药1次，并配合内服补阳还五汤，用于治疗中风后遗症。

2. 其他疾病 本方用于头麻疼痛、头顶冷痛、肢体麻木等的治疗。如用附子30克，青盐30克，共研极细末。嘱剪短头发，先用热水浴头或毛巾热敷局部，然后置药于手心在患部反复搓摩；5分钟后，局部肌肤有热辣疼痛感，继续搓摩少顷，辣痛消失，仅感局部发热。用3次后，头皮麻木疼痛消失。用附子15克，食盐15克，共研为细末，和水为3个饼。以敷料固定一饼在百会穴，2日换药1次，用于产后受风，头顶疼痛难忍，局部有冷感有效。用炮附子30克，青盐30克，白芥子15克，共研细末。局部分别热敷后以药末反复搓摩，每次约半小时，用于治疗肢体麻木不仁，遇冷加重有效。

【应用要点】

1. 抓主症 头痛、畏寒等。

2. 明病机 寒邪侵袭、络脉不畅。

第七节　矾石汤

【组成用法】

矾石二两

上一味，以浆水一斗五升，煎三五沸，浸脚良。

【主治方义】 矾石外用收湿澄浊，清热解毒。腿脚肿胀痛重，水湿上冲于心而见心悸气喘、呕恶等（五·10）。

【临床应用】

（一）古代应用

《千金翼方》：治小儿口疮，不能吮乳方。取矾石如鸡子大，置醋中，研涂儿足下，三七遍，立愈。

《备急千金要方》：治鼻中息肉，不闻香臭。烧矾石末，以面脂和，绵裹着鼻中，数日息肉随药消落。

《圣济总录》：治衄血不止。枯矾末吹之。

《本草纲目》：治腋下狐臭。矾石绢袋盛之，常粉腋下。

《御药院方》：治脚膝风湿，虚汗少力，多疼痛及阴汗湿痒。烧矾作灰，细研末一匙头，沸汤投之，淋洗痛处。

《孙真人食忌》：以矾石一两，醋半升煎之，投矾于醋中，浸螫处。

《灵苑方》：折伤止痛。白矾末一匙，泡汤一碗，帖蘸乘热熨伤处，少时痛止，然后排整筋骨点药。

《兰室秘藏》：独圣散治汤泡破、火烧破、疮毒疼痛。生白矾为细末，芝麻油调扫疮破处，不拘时候。

《寿世保元》：治无名肿毒、发背、痈疽疔疮等毒。白矾不拘多少为细末，入新汲水内，用粗纸三张浸内，将一张搭患处，频频贴之，更贴十数次，立消。

《经验良方》：治脚汗不止。白矾一两，水煎洗脚。

（二）现代应用

1. **内科疾病** 如肺结核咯血，用明矾 0.8 两，儿茶 1 两，研末混合，置有色瓶中备用。每次 0.1～0.2 克（最多可用 0.5～1.0 克）装入胶囊，口服 3～4 次，大咯血每 3 小时 1 次，连续服至咯血停止，再服 2～3 日。均在服药 2 日左右咯血停止，绝大多数在 1～10 日止血。

2. **肛肠科疾病** 治疗内痔，用明矾制成 15% 或 18% 注射液注入痔核，对各期内痔及混合痔合并黏膜脱垂，均有较好效果，且疗程短，副作用少。治疗脱肛，将明矾制成 10% 注射液，于肛门四周作点状注射，用于治疗脱肛。

3. **皮肤科疾病** 如控制烧伤创面绿脓杆菌感染，用 0.75% 的枯矾混悬液处理烧伤创面，由枯矾 7.5 克，冰片 2.5 克，羧甲基纤维素钠 3 克（湿敷时不加），生理盐水 1 升组成。苦参矾石汤（苦参 24 克，矾石 10 克，芒硝 12 克，花椒 12 克，土茯苓 30 克），此五味煎汤外洗或作散剂外用均可治疗脚气、前阴或肛门瘙痒、风疹、湿疹、神经性皮炎、日射性皮炎、牛皮癣、手癣等病症表现为湿热者。

4. 其他疾病　用白矾、干葛各等份，煎水洗涤、浸泡，治疗脚汗症。

第八节　矾石丸

【组成用法】

矾石三分，烧　　杏仁一分

上二味，末之，炼蜜和丸枣核大，内脏中，剧者再内之。

【主治方义】　本方清除湿热，杀虫止痒。主治妇人经水闭不利，脏坚癖不止，中有干血，下白物，矾石丸主之（二十二·15）。或带下，外阴瘙痒。

方中"矾石酸涩，烧则质枯，枯涩之品，故《神农本草经》以能止白沃，亦涩以固脱之意也，杏仁者，非以止带，以矾石质枯，佐杏仁一分以润之，使其同蜜易以为丸，滑润易以纳阴中也，此方专治下白物而设，未能攻坚癖，下干血也。"（程云来《金匮要略直解》）

【临床应用】

（一）古代应用

《千金翼方》：治妇人阴痒方。矾石熬，右一味末之，每日空腹酒和服方寸匕，日三服。

《医心方》：女子阴中疮，裹矾石末如枣核，纳阴中。

《寿世保元》：治妇人阴中生疮，杏仁，雄黄，矾石，麝香少许，右四味细末，和敷阴中。治阴痒方，杏仁烧作灰，乘热绵裹纳阴中，日二易之。

《太平圣惠方》：诃黎勒散，即诃黎勒三分（煨，用皮），白矾一两（烧灰）。上药，捣细罗为散。每服不计时候，以粥饮调下二钱。治老人久泻不止。又云：治小儿重舌舌强。白矾半两，桂心一分。上药，捣罗为末，每用少许，干敷舌下，日三上。

（二）现代应用

1. 妇产科疾病　用枯矾合剂（枯矾、儿茶、五倍子、白及各等份），冰片小于 10 倍量为基础方，并随症加味。白带多、秽臭者加黄柏、黄连、苦参；糜烂面较深者加蛤粉、煅石膏；子宫颈充血明显，伴小腹及阴道灼热者加青黛。上药共研细末，密封消毒，以消毒带线棉球蘸药粉贴于糜烂面，次日取出，隔日冲洗换药，治疗子宫颈糜烂。另外，枯矾配伍虎杖、猪胆汁等量，研制成粉敷于患处，3 日换药 1 次，用于治疗子宫颈糜烂效果显著。用猪胆汁合枯矾，以及适量冰片制成栓剂，置入阴道深处。隔日 1 次，5 次为 1 个疗程，用于治疗滴虫性阴道炎。治湿热带下，用枯矾 12 克，生杏仁 6 克去皮，捣极细末，混匀，加蜂蜜适量调匀，做成小丸如枣核大，以绢布包裹，棉线扎紧并留线头。每晚 1 丸，纳入阴道深处，留线头于外。

2.皮肤科疾病　内服中药合外敷二味拔毒膏（白矾、雄黄）治疗带状疱疹，疗效满意。

【应用要点】

1.抓主症　白带过多，或阴户湿痒。苔白或黄腻，脉滑小数。

2.明病机　胞宫内有干血凝结不去致使郁久化热，腐败而下。

第九节　蛇床子散

【组成用法】

蛇床子仁

上一味，末之，以白粉少许，和令相得，如枣大，棉裹内之，自然温。

【主治方义】　本方暖宫祛寒，燥湿杀虫。主治自觉阴中寒冷，带下绵绵，色白，质清稀如涕，或外阴瘙痒，舌淡脉迟（二十二·20）。

方中"蛇床子温以去寒，合白粉燥以除湿也。此病在阴中而不关脏腑，故但纳药阴中自愈。"（尤在泾《金匮要略心典》）

【临床应用】

（一）古代应用

《儒门事亲》：如圣丹，治妇人赤白带下，月经不来，即用蛇床子、枯矾等分为末，醋作面糊丸如弹子大，胭脂为衣，绵裹纳入阴户中，如热极，再换，日一次。

《集简方》：治妇人阴痒，蛇床子一两，白矾二钱，煎汤频洗。

《简便方》：痔疮肿痛不可忍，蛇床子煎汤熏洗。

《永类钤方》：男子阴肿胀痛，蛇床子末，鸡子黄调敷之。

《验方新编》：阴户生疮，或痒，或痛，或肿，地骨皮、蛇床子煎水，常洗甚效。

（二）现代应用

1. 妇产科疾病　取蛇床子燥湿杀虫止痒之功，与清热解毒药配合成复方，用于女性生殖系统炎症病变，如阴道炎、子宫颈炎等的局部治疗，且剂型不拘于丸散，多煎汤熏洗，每获显效。治老年性阴道炎，以蛇床子、黄柏、地肤子、苦参、白藓皮、生百部、紫槿皮、龙胆草、川花椒、苍术、枯矾，水煎去滓取汁，先熏后洗。或用消毒棉球缚以长线，饱吸药液，于睡前坐浴后塞入阴道，次晨取出。治阴痒，以雄黄、蛇床子、苦参、薏苡仁、薄荷、黄柏、苍术、当归为基础方，随症加减，若宫颈糜烂加蒲公英、减雄黄量；外阴水肿者加土茯苓。水煎该药，先熏后坐浴，每日1剂，早、晚各1次，治疗孕妇阴痒。或以蛇床子配伍芒硝、苦参、黄柏、川椒等药为洗剂，治疗阴痒。也可以蛇床子30克，苦参60克，水煎先熏后洗阴部，治疗阴痒有良效。治滴虫性阴道炎，以蛇床子、川椒、明矾、苦参、百部组方，用于治疗滴虫性阴道炎有效。治阴道假丝酵母菌病，用蛇床子30克，川椒20克，明矾20克，百部30克，苦参30克，黄柏20克，地肤子20克，煎汤趁热先熏后坐浴30分钟，再纳阴道达克宁栓1枚，治疗外阴阴道假丝酵母菌病有效。

2. 其他疾病　本方加味可用于病毒性疱疹的治疗。

第十节　狼牙汤

【组成用法】

狼牙三两

上一味，以水四升，煮取半升，以绵缠箸如茧，浸汤沥阴中，日四遍。

【主治方义】　本方狼牙性味苦寒，清热解毒，燥湿杀虫。主治阴中生疮，痒痛糜烂，带下淋漓，黄稠如脓，或赤白相杂，秽臭，或小腹痛，溲赤，舌红苔黄腻，脉象滑数（二十二·21）。

【临床应用】

（一）古代应用

《千金》：小儿阴疮方。即取狼牙煮汁洗之。

《外台秘要》：妇人阴痒，狼牙二两，蛇床三两，煮水热洗。又云：治寸白诸虫，用狼牙五两，捣末，蜜丸麻子大，隔宿勿食，明旦以水下一合，服完即愈。

《古今录验》：妇人阴蚀，若中烂伤，狼牙汤。狼牙三两，㕮咀，以水四升，煮取半升，去滓，纳苦酒和鸡子黄一杯，煎沸适寒温，以绵濡汤以沥阴中，日四五度即愈。

《肘后备急方》：治金疮出血，用狼牙草、茎叶、熟捣贴之。

《卫生简易方》：治小便溺血，金粟狼牙草焙干，入蛤粉、炒槐花、百药煎等分，为末，每服三钱。

《杨炎南行》：治虫疮搔痒，六月以前采狼牙叶，以后用根，生㕮咀，木叶裹之，糠火炮熟，于疮上熨之。

（二）现代应用

1. 内科疾病 狼毒 30 克，鸡蛋两个，加水煎煮半小时以上（至蛋黄变黑为度），去汁及药，剥蛋壳后食蛋，每日 1 次，并配合饮食，精神调养，治疗空洞性肺结核病。

2. 皮肤科疾病 用狼毒枣，治疗寻常型银屑病，即以狼毒煎汁浸枣，用文火再煎至药汁蒸发完为度，食枣，每服 6～7 枚，每日 3 次。

【应用要点】

方中狼牙究系何物，众说纷纭，迄今尚无定论。《医宗金鉴》认为"狼牙非狼之牙，乃狼牙草也"，然狼牙草又系何种植物，考《中药大辞典》仙鹤草条下，有狼牙草乃仙鹤草异名的记载，仙鹤草性味辛、苦、平，辛能散邪，苦可清热，又可燥湿，临床常以仙鹤草煎剂局部应用，对阴道滴虫病所致的阴部湿痒证，有良好效果。药理实验亦证明，仙鹤草具有抗炎、抗菌及抗寄生虫的作用。叶橘泉亦根据历代文献记载，详细地考证了这个问题，认为古代"狼牙草"就是后来的"龙牙草"，即是"仙鹤草"。因此，狼牙草乃仙鹤草之说，尚有一定参考价值。另《医宗金鉴》与《金匮要略浅注》均提出以"狼毒代之"。近代临床亦有应用狼毒的报道，但狼毒有剧毒，宜外用，服之宜慎。

第十一节　小儿疳虫蚀齿方

【组成用法】

雄黄　葶苈

上二味，末之，取腊日猪脂溶，以槐枝绵裹头四五枚，点药烙之。

【主治方义】　本方行气活血，消肿杀虫。主治小儿疳热生虫，牙龈糜烂，或牙齿蛀蚀（二十二·23）。方中雄黄、葶苈、猪脂、槐枝行气活血，消肿杀虫；用油脂溶化后，乘热烙其局部，具杀虫蚀虫之效。